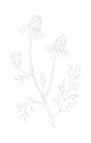
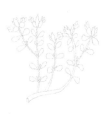
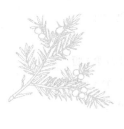
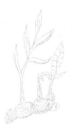

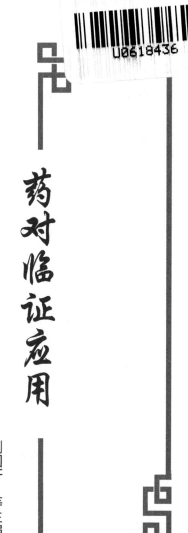

药对临证应用

刘国轩 等主编

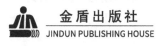
金盾出版社
JINDUN PUBLISHING HOUSE

图书在版编目（CIP）数据

药对临证应用 / 刘国轩等主编 . -- 北京：金盾出版社，2025.1
ISBN 978-7-5186-1635-0

Ⅰ. ①药… Ⅱ. ①刘… Ⅲ. ①中药配伍 Ⅳ. ①R289.1

中国国家版本馆 CIP 数据核字 (2024) 第 000387 号

药对临证应用
YAODUI LINZHENG YINGYONG

刘国轩　等主编

出版发行：金盾出版社	开　本：710mm×1000mm　1/16
地　　址：北京市丰台区晓月中路29号	印　张：17·彩页8面
邮政编码：100165	字　数：218千字
电　　话：（010）68276683	版　次：2025年1月第1版
（010）68214039	印　次：2025年1月第1次印刷
印刷装订：北京凌奇印刷有限责任公司	印　数：1～4 000册
经　　销：新华书店	定　价：108.00元

编 委 会

主　编　刘国轩　曾宣淳　曾林飞　赵　勋

副主编（以姓氏笔画为序）

　　　　付伟涛　刘金虎　李艳峰　张　莉

　　　　贺占生　韩学医

编　者（以姓氏笔画为序）

　　　　兰根权　任文华　刘柏林　张玉环

　　　　陈华阳　郑硕玲　曹丽君　魏珍琴

前　言

　　药物配对（简称药对），在中药配伍中为最小的固定单位，却演绎了同气相求、异气相使、相得益彰的配伍原则。因其药简理奥、力专效宏、配伍存神、用之中的、应手取愈，妙不可言，且在临证中针对性、灵活性和适应性较强。

　　药对不是简单地将两味药叠加在方剂中，也不是信手拈来、任意杜撰地贯穿于方剂中，而是遵循中医最基本的药物配伍原则，以及简单明了、行之有效的组方法则。汉代张仲景《伤寒论》所载方剂足以体现药对衍变组方思想，如辛甘化阳的桂枝甘草汤，衍生诸多桂枝方剂；辛甘发散的甘草麻黄汤，衍生诸多解表散寒、化气行水的经方；麻黄桂枝同气相求的配伍法则，衍生诸多既能发散风寒、通阳和营，又能温肺化饮、止咳平喘的麻桂合剂。同时，经方中体现了多个药对组合，合之为方，分之为药对，如桂枝甘草汤中有桂枝与甘草配对、芍药与甘草配对、桂枝与芍药配对；甘草麻黄汤中有四个药对，麻黄与甘草配对、麻黄与桂枝配对、麻黄与杏仁配对、桂枝与甘草配对；麻杏石甘汤中有六个药对，麻黄与甘草配对、石膏与甘草配对、杏仁与甘草配对、麻黄与石膏配对、麻黄与杏仁配对、石膏与杏仁配对。历代的经方涵盖了各种复方配伍的基本方式，许多时方，如左金丸、金铃子散、六一散、枳术丸、二妙散等，亦涵盖了各种复方配伍的基本方式。

在守正创新的新时代，中医发展贵在传承与创新。我们融合了历代医家的学术思想，以君臣佐使，相使相须，阴阳相求，寒热、润燥相合，补泻、散敛相使，升降、开阖相因，刚柔、动静相应为药物配伍的核心理论，编写了《药对临证应用》一书，便于读者提高复方应用水平，顺利地打开遣方用药的便捷之门。本书的编写具有以下特点。

1.撷取常用的17味中药配对，阐明药物的作用机制、加工炮制、性味归经、主要功效及注意事项。

2.逐一叙述药物之间的相互关系，药对的功能与作用、配对点睛、配伍剂量、使用禁忌。

3.按中医通行的名词术语对药对的临床应用进行适当规范。为了便于指导临床处方用药，药名以正名为主，用量以克为单位。

4.逐一医案举隅揭示药对奥义，医案书写工整，详细记录了疾病的病因、病理、临床表现、舌象、脉象、临床诊断、处方用药与分析等，以供读者参考。

5.书中撷取的医案涉及阻塞性肺气肿、头风眩晕头痛、发作性睡病、突发性视物模糊、支气管哮喘、肺间质纤维化（肺痿）、缺血性股骨头坏死、血栓闭塞性脉管炎、肝胃病、阳痿早泄、糖尿病足、高血压、心包积液、硬皮病、胆囊炎、甲状腺结节、耳聋耳鸣、划痕症、抑郁症、头汗症、脏结证哮喘、外感后咯吐血等疾病。

由于本书涉及内容广泛，融传统中药药性与医案举隅为一体，加之编者水平有限，书中可能有不当乃至讹误之处，祈盼专家与读者提出宝贵意见，以便再版时修订完善。

刘国轩

2024年1月

目录|CONTENTS

第一章　绪论

一、药对概述及含义

随着中医事业的不断发展，中药配伍应用已超出了"七情"的范畴，逐步形成了一整套理论，其出发点有二：其一，从中药性能本身出发；其二，从不同的适应证出发。这样的配伍更为详细具体，更能适应不同病证的需要。

我们所要论述的药对，贯穿于中药与方剂之间，不是随机取用两味药物的简单凑合，而是从针对一定的病证、提高临床疗效出发，即从历代医家的用药经验中提炼出来，参考了前贤的有关论述，而且是确实有效的配对。

二、药对的含义

药对指两味药成对相配，多有协同增效或减毒作用，亦可将二味或二味以上药物配对，但大多数是将两味药物配合在一起使用的用药形式，是中药配伍中最小的固定单位。

药对具有药味简单、理论深奥、药力专一的特点。其目的在于获得比单用一种药物更好的治疗效果，配伍存神，用之中的，应手取愈，妙不可言。

经过数千年的实践与探索，神农尝百草，辨味而知性；伊尹做汤液，随时而制宜；雷公配药对，方渐成雏形。在漫长的中医药发展史中，药对的形成标志着中药由抽象药性、形性药性、向位药性、功能药性，走向综合药性、配伍药性，方剂药性的发展经历了单一用药到配伍用药的过程，形成了中药配伍规律，奠定了中医配伍理论的精髓。

三、药物的线性关系

（一）药物七情配对的线性关系

药物配合应用，相互之间必然产生一定的作用。《神农本草经·序例》将各种药物的配伍关系归纳为"有单行者，有相须者，有相使者，有相畏者，有相恶者，有相反者，有相杀者，凡此七情，合和视之"。这"七情"之中，除单行者外，谈的都是药物配伍关系。药物的这种配伍应用，有的可以增进原有的疗效，有的可以相互抵消或削弱原有的功效，有的可以降低或消除毒性作用，也有的可以产生毒性作用，或为临床所宜，或为临床所忌，这种作用变化有一定的规律可循，这就是《神农本草经》所谓的"七情"。七情配伍是中药配伍用药必须遵循的准则，其高度概括了中药临床应用的七种基本规律，是中医遣药组方的基础。

（二）四气五味配对的线性关系

四气就是通常所指的药性。药性是药物在煎煮服用后所显示出来的功能，一般指寒、热、温、凉。多数人认为，寒与凉、热与温是等差问题。寒是凉之甚，的确，寒性药比凉性药的凉性大些。可是，把热与温也完全认作等差问题就不一定准确了。温性的药物一般起温养机体的作用，是扶正的，但不等于热药化寒邪，温药也能化寒邪。寒邪不能去，不是因为寒邪的顽强，而是正气不足之故，应该改用扶正的方法为治，如甘温的黄芪、人参、熟地黄、桂圆肉等，均有扶正的作用。如果其味兼有辛味，则辛温就有热性的成分，其功能既是助阳，也可扶正。辛苦温性药物之祛寒邪，并非直接祛寒。

疾病是机体一个反常的现象，症状又是机体对病邪斗争的结果。机体抗邪常常是通过聚力加热而上冲、向外，目的是把病邪祛除。但有时疾病即成，邪势较强，正气反弱。前人有"邪之所凑，其气必虚"的说法，于理正是如此。正强则邪难留，何病之有？故治疗即属于扶正以祛邪。若寒邪过盛，机体加热亦不能即予化除，遂见寒证，寒则热之，治就需要热性药物的帮助；若热邪中人，机体仍然是加热机制，邪势就日益扩大，而成为热证，热则寒之，治就应采取寒性药物杀其热势；寒热之邪成病是如此，其他如风、湿、燥、火之邪中人也是通过机体同样的加热方式，因而临床上有湿、热、燥、火的症状。

尽管治疗方法多样，仍不出寒热祛邪的大法。具体使用药物时，应根据客观病理病机的具体情况而以复杂的药物应对。这是配伍问题，后面再讲。至于药性中尚有平性一类，其性不寒不热，即前人所指的五气。这是药物之性，温凉不甚明显。实际上，它们也有偏凉、偏热的倾向，可用来治寒热轻微者。

成偏即正不敌邪的表现，治就需用纠偏，其实质还是正气不足，所以平性药物仍不出祛邪扶正的范围。例如，茯苓的强心作用是因其利湿作用，故药性仍然应该以五气看待，不能舍平性于不顾。

五味是人服用药物后味觉的提示。药物繁多，各具其味，前人已将其归纳为五味，即辛、酸、苦、甘、咸。由于这五味的性质不同，服后也表现出不同的作用。

众所周知，辛主散，有发散和行气的功能。人体在接受辛味药物的刺激后血液流动增快。风寒束表正是因一时力弱，未能将邪气驱之使去，则药物的助力就是所谓的发散作用，辛味的药物多具有这样的能力，如麻黄、桂枝配对，苏叶、薄荷相用等。体内由各种因素造成的气机欠畅，也应该用辛味的药物助正气以推动，在治法上叫作行气，如木香、厚朴、香附之类合用。总之，辛味能开散，是通过临床实践反复证实的。

酸主收，有收敛固涩的作用。前人有望梅止渴的故事，说明酸在人的味觉上能起到敛聚津液的功能。本来渴是缺水的表现，通过酸味的刺激，机体能够敛聚一部分津液来滋润。实践更证明，凡是气虚失敛而出现自汗、盗汗、滑精等症，用酸味药同样可以得到改善。

人体功能，气随血行。倘若津血不足，气就失其所恋而散放无制，服酸味药后，气得收敛，这仍是收津血而气得固的原因。其他如肠滑久泻亦用酸，也是固涩肠间气血，使肠蠕动复常，而达到止泻的效果。当然，酸味药仅能收涩，至于具体应用在某一种疾病上，则又必取其他兼味而与之协同作用，才能达到治疗目的。诸如乌梅、甘草配对，取乌梅涩肠止泻，甘草益气和血。

苦主坚，有燥湿和泻下的性能。有清热作用的苦味药为什么可主坚呢？因其清热祛湿的功能可使机体恢复强壮坚实。当然，苦味的药并不是都具这两种功能，恰恰相反，只是某些有清热功效，却又不能燥湿。例如，栀子清热解毒、泻火除烦，连翘散风清热、凉血解毒，二药为用，清解三焦郁热。

选药治病一方面根据病机，一方面依药物所具的特性，以补偏救逆。苦寒药物不止一种，热性疾病不但病因复杂，而且有时很难弄清热的形成原因。我们在毫不主观的情况下，针对热邪的性质运用清热的药物，如此热邪才能得以清除。

甘主缓，有补益缓和的作用。正邪斗争时由于气血不足之偏衰引起的平衡失调，治就必以补益。甘味药物皆具补性，如人参、黄芪配对益气培元，熟地黄、肉苁蓉合用有补津益血之功，至于甘草、饴糖缓中和解，实际也是另一种补益作用。

所谓需用缓中的病机，则是脾胃过虚、升降失调，用甘温益气药物予脾胃以添补，就能安和复常。不论药物另兼其他何种性味，只要具有甘性，都能起到补正作用，故每有正不敌邪的病机时，于祛邪的同时加用甘味的药物，意义就在于此。

咸主软坚，有软坚滋润的作用。人体之所以长期保持润泽，乃津血充沛之表现，实际津较血尤为重要。因为脏腑筋骨皮肉，甚至毛发爪甲，俱需要津液滋养，而在神经对各个器官的调节方面，津液又为不可或缺的中间环节。故津液不足时非但各个器官功能低落，而且形体消瘦、肌肉干燥，这就是失去滋养的表现。

咸味药的主要作用是滋润，乃改善干燥的措施，前人认为是软坚，说的就是这个功能。但是，咸味药物并非全属生津增液，也能改善流通。若津液不能正常流通所致的疾病，药中必兼咸味，才能"至津液"而软坚，这就是咸能软坚的道理。前人谓能下者，指肠道润滑后排便爽畅之意。正如芒硝、玄明粉之化燥结，是结粪得咸而软化，起苦寒下泻的协和作用。

总之，药具咸味对结燥有软化功能，前人在临床实践中已充分理解药物的使用是起到"至津液"的目的，无论是机体缺乏津液，还是属热实证的燥结致津液失其流通，用不同的配伍，最终皆须达到软坚恢复其自然湿润的目的。例如，玄参、牡蛎、浙贝母角药配对，三药合用，可使阴复热除，痰化结散，使瘰疬自消，亦可用于痰核、瘿瘤属痰火结聚者。

以上将药物的五味做具体分析，使我们掌握五味线性关系对疾病所起的不同作用和功能，如甘酸化阴、辛甘化阳、辛开苦降、咸甘以治阳等配对理法。我们应该明确，疾病的形成是复杂多样的，相应的五味在药物上来说也常是兼杂而非单纯的，可是用药物治病的目的是纠正病理，在正确诊断之下，如何使药、病完全相宜，又是一个细致的工作。然只要先对药物性味熟悉，以疾病的需用为依归，具体使用就容易了。

另有所谓淡味，即俗语"淡而无味"，不具任何明显之味，如茯苓、猪苓，但在药效方面则有渗湿利水之功，实际二药同具甘味，然而甘味极微，细尝始见。于此则知前人所谓之淡，即为此义，故淡味并非单独成味，仍以列为甘味药中为是。

茯苓性平和，所言利水，与一般之除湿有别，盖其利水功能，乃渗湿致津，助心脾以成津液之用。猪苓亦微甘，稍兼苦味，治气不化津而停蓄成湿。当然，猪苓所主是水潴问题，单用不易为功，必视病机所在而适当予以配伍。根据茯苓之用为水不化气、体虚气弱之故，用为益心脾之气；猪苓则属气难化津，津血之阴液不足所致者，治主在下焦，有通利水道功能，甘味虽薄，毕竟也有益气力之不足之效，微苦使降则下焦气化为水之力方显，至于驱水使去，故必配泽泻才能完成。总之，淡味近甘仍是甘缓一类，前人将之列入甘味药，所以五味之中不单列淡味，就是此意。

（三）药物升降浮沉的配对关系

药物治病，乃以药物的性能助正祛邪，然须依正气祛邪的趋势为助。当然，病之成原具有一定的复杂性，而辨证施治又是根据病理病机和邪的属性依法选药立方。但是，必须视机体祛邪的意图才能更好地发挥药物的协调性。如风热头痛，邪是外感之风，又挟体内之热，内外合邪，冲于头面，脉浮数，且有舌苔黄腻，并兼见身痛、便结现象，浮脉为表证，须向上求解，只是内热随冲而上，反致难于疏散。这时一味予以辛散，则辛燥必助热势，若专为清里，风邪即趁势而陷，里热就益形加甚。故前人在实践中逐渐创出了苦寒之药用酒制，其性则可上行，以符合新的病机，使之与新药为配，则上能散风、下能清热，常用酒浸大黄合荆芥穗之类，这就是药物升降浮沉之义。

人身气血运行原理本具升降，药亦有升降之性者，用则意欲使其升降之性能助复机体升降之障碍。例如，桔梗原为宣肺祛痰之药，若肺为痰壅，肺气为闭，以桔梗使肺气得以宣通后痰液自去之理，因此凡肺气不畅时，用之肺气必舒。痢下不爽，里急后重，纯属气机之阻结，肺主气宣则气通壅消。据此，只要由于肺不主宣所成之各种疾病，悉用桔梗升提肺气则病可除。如柴胡由于其能疏肝解郁，凡疾病之属于肝郁气滞者，用之可解，然肝虚气亦常郁，每亦为升提肝气之药。升麻素称其有透疹、清解、升提三个作用，实则同属于升清阳之气，亦即为升提心气之用。盖心气足则血运和畅，气血和畅非唯百病可抑且生机旺盛。如心气不足，本借升麻为助，补力方显。

故桔梗、升麻、柴胡三味，临床虽不单取，但在方药使用时每因宜作配，则扶正祛邪之治，更能突出效能，实则是助机体充分发挥其祛邪之趋向和意图，这就是所谓药性之升的表现。药性之降并非全属泻药，如代赭石、牛膝、龙骨、牡蛎至降冲平逆，却能复机体气机病理之改变。

总之，用药治病的目的虽无大的差别，但疾病形成后在生理上造成的病理则复杂多样，因此前人通过实践中的具体需求，如机体清浊升降紊乱，用药力升降之特性来纠正病理的偏差也是极其重要的。

（四）药物配对的协调关系

在遣药配伍中，具体运用时通过细致而又复杂的方法，去适应人体随时出现的复杂病理所形成的综合征。在单味药物难以全面取效的新问题上，先贤又逐渐形成了用几味不同性味的药物来共同治疗复杂的病理，这就是中药的配伍方法，也就是所谓的协调观。因为病理的复杂性，必须统筹兼顾才能更好地协同完成治疗任务。这就是后来的方剂学基础。

例如，在形证上都是少阴咽痛，本来少阴病的主证脉微细但欲寐，属于机体的肾气虚寒，咽痛虽说喉部有发炎情况，但与肺胃郁热的红肿溃烂有别，就不能用苦寒清热的药物，它是一时的气聚咽间、黏膜肿胀，气聚为肿，治虽必为消散，但是此气之聚为气虚难以自为流畅之故，散则气益不足。这就需用益气之法，但气聚再益，气必更聚，况气聚咽喉及肺气之虚而失降，益气再升，肿就更不能消，在这种矛盾的情况下，先贤通过实践，创出既予益气又能消肿的办法，就用《伤寒论》中的三个汤头，用甘草汤、桔梗汤、半夏散及汤治少阴病咽痛。

针对疾病的发作时间和程度上的不同，分别使用使药治与病理吻合，以达到消除疾病矛盾的目的。这就是中医中药在具体使用时的复杂化。尽管中药使用的起源是自单味始，由于社会的进化，疾病成因复杂，中医使用中药也就逐渐发展为多味配伍，配伍方法协调观就是这样形成的。单味药有它自身的性能，是由它具体的气味所决定的，但是有时疾病的变化特殊，气味和缓的药物不能胜任，而气味剧烈的药物对人体有伤，在这种不用不行、用又不可的情况下，另造一些兼制的药物一同使用，这就叫药物线性关系发挥的协调作用。

例如，半夏为治湿痰要药，只以味辛开泄，体滑多液，生用蜇人口舌，多用难以下咽，然病之需要开泄结、降气滞、定逆者，非服不可。前人于实践经验中总结出以生姜佐之则半夏之弊除。盖以其辛散开郁是升宣作用，与半夏之降甚者却能济之使和，且同具祛痰之能，故可共用不悖。

痰饮之成原属脾胃之虚，水不化而积液，液聚成饮，饮停为痰，无论所聚者为水为液为饮为痰，既成中阻，气机必雍结失通，用半夏则力能降逆舒气，然病由脾胃失健，既已聚液阻气，再经半夏之开降，胃降益伤，脾必更虚，所谓半夏有毒者，恐即本此。今以和胃之生姜佐之，既能助半夏以祛痰，又可和胃，不使再伤，以达祛邪扶正之意图。这就是配伍协调观的理念。

譬如，有时病邪顽强，清淡平和药物不足以制，而烈性药物能引起人体不良反应，人体难以适应，于是另选能化解其不良反应的药物协同使用，则安然无虞。如口腔溃疡，口舌时时溃烂，病情顽固，经年不愈。这是湿热积滞、湿重于热、久不化解，用一般的推化药物不易触动，胡黄连经临床反复使用，初步获得满意效果。可是服用后腹中绞痛尤甚，殊难推广，经屡次实践，加入大量生甘草，则可矫正腹痛之弊。从此，胡黄连与甘草配对就能够广泛地治疗湿热型口腔溃疡。

还有临床上常常遇到气阴大亏的患者，于理应该给予养阴药物，可是疗效不好，因而进一步从病理上分析，这种气阴并亏的情况是先成为气亏而后逐渐阴亏所衍成的，然病变突出的表现则为阴虚失敛、火浮扰神的局面。由于气亏是本，故阴虚不见渴饮，火浮并非热炽，若单纯用寒药养阴，气则更伤，所以疗效不好。养阴则是只顾次要的一方面，忽视了气亏的根本，而错把阴虚火浮当作本质，哪能获致疗效？愚通过临床实践，反复摸索，跳出执业范围，站在至高点，以360°的角度看待问题，重用甘草之甘以补中、其性平不助热的和缓性能，而以至酸之乌梅，使其敛阴降火，多数病例疗效满意，诞生乌梅与甘草配对的临床应用。

根据这样的配合运用，又细致地找出肺气阴不足时用甘草、乌梅配对，心气阴亏虚时用甘草、五味子配对，脾气阴大伤时用甘草、木瓜配对，肝气阴亏损时用甘草、芍药配对。同样的甘草和酸味药物，只以各味又具有各自的特性，去应付各种病理上同中有异的情况，超出了各种单味具酸性药物的性能，更好地为治疗服务。这也是药物协调中新的途径。

以上简单阐述了中药协调作用在中医治疗疾病时的两三个具体范例，还很不全面。我们在实践中还要不断地总结经验，打破以往对中医药学过于保守，既不整理，又不准备提高的旧框框，大胆创新，在中西医结合的道路上，积极地边学边用，边用边学，在学中用，在用中学，实践出真知。

辨证论治时应以整体观、系统观和协调观为核心，高度看待整个病机，三者之间既有区别，又不能完全割裂开。把整个病机演化过程分成三个较明显不同的状态，有利于辨证明细清晰，有利于抓住疾病的演化规律和疾病的本质。在实际操作中，三者并不是决然分开的，它们之间还有千丝万缕的联系，必须考虑有其病机症状相互交叉性和病机演化的延续性，如此方能辨证完整精准、细节完备。

临证应从大局观的整体性和系统的灵活性出发，不能刻舟求剑、画地为牢，认识到这是人为划分，为方便起见，把病理演化的流动性过程归结为易于区分的三段，所以，从整体观、系统观和协调观来把握辨证论治，方能游刃有余。医患相应，方药与病相应，这就是感应灵动。莫要把辨证论治看小了、看浅了、看死了。

第二章　麻黄配对的临床应用

　　麻黄为麻黄科草本状小灌木草麻黄、木贼麻黄和中麻黄的干燥草质茎，其味辛、微苦，性温。现代中药学教材多认为麻黄归肺、膀胱经，具有发汗解表、宣肺平喘、利水消肿的功效，常用于治疗风寒感冒、咳嗽气喘及风水水肿等病证。但在临床实践中，麻黄与他药配对的临床应用远远超出教材所述的适应范畴。

　　诸如中医理论认为的"湿盛则泻"，而麻黄宣肺利水，可利小便以实大便；散风发汗，使湿从表而散；麻黄味辛性升浮，升举清气，可防泄泻无度。医遇肝郁脾虚、湿浊内生而致泄泻者，治以燥湿止泻之法，可用麻黄、苦参配对给予调理，如生麻黄12g、苦参12g、苍术12g、秦皮12g、防风9g、白芍12g、香附12g施治，疗效显著。

　　再叙肺气虚寒或脾气下陷、肾虚失固等导致膀胱失约而引发尿频、尿漏或遗尿。而麻黄辛温，开宣肺气，宣上而制下，可使膀胱加强对津液的制约。若阴虚火旺，虚火上炎，气化失司，不能约束水道，症见白天欲尿时急迫难忍，常尿湿裤子，夜间手足心烫，每晚尿床1～2次，或情绪郁郁寡欢、沉闷少言、学习成绩较差、两颧发红、倦怠、舌红少苔者，治宜滋阴固摄，可选用麻黄与黄芪配对治疗。药用麻黄15g、黄芪12g、山萸肉30g、生地黄18g、山药45g、黄柏9g、牡丹皮9g，给予调理，疗效卓著。

方中黄芪补益肺气，麻黄开宣肺气，两者相配增强肺气宣发肃降、通调水道之功，生地黄、山萸肉、山药滋补肾阴，黄柏、牡丹皮清退虚火，诸药伍用，标本兼顾，使气通阳回，膀胱有制，遗尿乃愈。同样，麻黄也可用于治疗肺肾虚寒、膀胱失约之遗尿。

第一节　麻黄的功能与作用

麻黄味辛、微苦，性温，入肺、膀胱经。本品中空而浮，长于升散，通九窍而利血脉。它既能发汗散寒而解表，用于治疗外感风寒，以致恶寒发热、头痛鼻塞、无汗、脉浮紧等表实证；又能散风止痒、散邪透疹，用于治疗麻疹透发不畅，以及风疹身痒等症；还能宣肺平喘、利尿消肿，用于治疗风寒外束，肺气壅闭，以致咳嗽气喘、胸闷不舒，以及水肿兼见表证者。

《本草经解》麻黄气温，禀天春和之木气，入足厥阴肝经，味苦无毒；得地南方之火味，入手少阴心经，气味轻升，其目阳也。

心主汗，肝主疏泄，入肝入心，故为发汗之上药也。伤寒有五，中风伤寒者，风伤卫，寒伤营，营卫俱伤之伤寒也。麻黄温以散之，当汗出而解也。温疟，但热不寒之疟也，温疟而头痛，则阳邪在上，必发表出汗，乃可去温疟邪热之气，所以亦可主以麻黄也。

肺主皮毛，皮毛受寒，则肺伤而咳逆上气之症生矣。麻黄温以散皮毛之寒，则咳逆上气自平，寒邪郁于身表。身表者，太阳经行之地，则太阳亦病而发热恶寒矣，麻黄温以散寒，寒去而寒热除矣。

症坚积聚者，寒气凝血而成之积也。寒为阴，阴性坚，麻黄苦入心，心主血，温散寒，寒散血活，积聚自破矣。根节气平，味甘无毒，入足太阳脾经、手太阴肺经，所以止汗也。

制方配伍：麻黄同桂心，治风痹冷痛；同桂枝、甘草、杏仁、生姜、大枣，治伤寒营症；同白芍、甘草、炮姜、细辛、苏梗、北味，治肺寒而喘；麻黄根同黄芪、牡蛎末，小麦汤下，治自汗。如治麻疹透发不畅，兼有咳嗽气急症状时，可在辛凉透疹药中酌加麻黄，因肺主皮毛，本品既能宣肺，又能发散，可收透疹、平喘的效果。至于用治风疹身痒，可与薄荷、蝉衣等药配伍应用。麻黄能宣畅肺气而止咳平喘，故临床往往用治外邪侵袭、肺气不畅所致的喉痒咳嗽、咳痰不爽或咳嗽紧迫、胸闷、气喘等症。如寒邪咳喘，多与杏仁、甘草同用；外有寒邪，内有痰饮，常与细辛、干姜、五味子、半夏等同用；至于肺热咳喘，常与石膏、杏仁、甘草等同用。麻黄既能发汗，又能利尿，故适用于水肿而伴有表证者，常与白术、生姜等同用。

麻黄一药，始载于《神农本草经》。自从汉代《伤寒论》中收载麻黄汤一方后，后世医家都认为麻黄是一味发汗解表、止咳平喘的要药。本品的作用以发散与宣肺为主，如配桂枝则发汗解表，配杏仁则止咳平喘，配干姜则宣肺散寒，配石膏则宣肺泄热，在麻黄附子细辛汤中配附子则温经发表，在阳和汤中配肉桂则温散寒邪、宣通气血。综上所述，麻黄的临床应用主要是取其宣、散两个方面的功效。

主治病症：凡风寒湿邪以致耳目口鼻病、心病、脑病、玄府病，以及前阴之精窍，后阴之粕窍，故诸窍闭塞不通、血脉不利所致的各种病症均可应用。譬如太阳伤寒法，当开太阳以散风寒，故用之发汗解表，以开玄府之毛窍，宣降肺气，常用于治疗发热恶寒、无汗头痛、身痛腰痛、肌肉疼痛、关节疼痛、咳嗽气喘、痰多清稀色白、心悸心烦、心痛、胃痛等。

主治疾病：麻黄在相应的方剂中，能治疗伤寒感冒及流行性感冒、病毒性感冒、急慢性支气管炎、急慢性支气管哮喘、风湿性关节炎、类风湿关节炎、血栓闭塞性脉管炎、骨髓炎、骨膜炎、骨结核、淋巴结核、过敏性皮肤疾病；五官科疾病之耳聋耳鸣、中耳炎、急慢性鼻炎、鼻窦炎、鼻息肉、眼病、口腔溃疡、咽喉炎；循环系统疾病之高血压、冠心病、风心病、肺心病等；消化系统疾病之肝胃病、胃肠炎、习惯性便秘等；生殖系统疾病之女性不孕、月经不调、子宫肌瘤、带下病、乳房疾病、男子不育、阳痿早泄、前列腺炎等。

运用指导：麻黄除了解表平喘之外，还可以用其行水消肿。主要用于上半身水肿明显的，或头面四肢水肿或急性水肿兼有表证的治疗。麻黄可以温宣肺气、开发腠理、助上焦水气宣化而达到行水消肿的作用。用麻黄治水肿，可能出现以下情况：水从汗解而消肿；小便增多而消肿；大便水泻而消肿；身有微汗出而小便明显增多使水肿消退。这与"肺主皮毛，肺布津液下输膀胱，肺与大肠相表里；水肿病其本在肾，其标在肺"等理论有关。根据这些经验，用越婢加术汤（麻黄、生石膏、苍术、甘草、生姜、大枣）加减，治疗肾炎水肿；麻黄加苍术汤治疗湿证，也取得了一定的疗效。

主治太阳伤寒证，如麻黄汤；主治寒凝关节、肌肉疼痛，如乌头汤；主治阳气郁滞而不得发越者，如麻黄升麻汤；主治寒饮郁肺证者，如小青龙汤；主治心下坚大如盘者，如桂枝去芍药加麻黄附子细辛汤；主治水气凌心证者，如半夏麻黄丸；主治肢体水肿证者，如麻黄附子甘草汤等。除此之外，我们还可以将其用于发挥麻黄通利九窍、逐风蠲痹、破症散结之功，治风湿痹痛、阴疽痰核诸症。

注意事项：凡表虚自汗，阴虚盗汗；肺虚有热，多痰咳嗽以致鼻塞；疮疱热甚，不因寒邪所郁而自倒靥（天花患者疮毒外发时身上、脸上长的疱疹）；虚人伤风，气虚发喘；阴虚火炎，以致眩晕头痛；南方中风瘫痪及平日阳虚腠理不密之人，皆禁用。阴血虚弱及阳气不足者，慎用。

麻黄用量：主要包括常用量及张仲景最小用量、最大用量三部分。常用量为3～9g；最小用量为1g，如麻黄杏仁薏苡甘草汤；最大用量为18g，如大青龙汤。

第二节　麻黄与前胡配对的临床应用

中药方剂的配伍理论有很多种，在君臣佐使的基本框架下，有性味配伍、七情和合、去性存用、升降相因、五行配伍等配伍形式，共同构成方剂配伍理论。其中的"去性存用"配伍法，从字面上理解，即去掉其寒热温凉之药性，存留药物的某种作用，发挥其独特的、难以被取代的功效。医圣张仲景是使用"去性存用"配伍法的高手，经方中不少方剂中寓存此法，譬如《伤寒论》麻杏石甘汤之用麻黄与石膏配对，治疗风热袭肺，或风寒郁而化热，壅遏于肺所致的病证。当邪气结滞壅塞，气机不畅，内郁不宣，邪气不得泄越，蕴蓄于里，热郁则闭塞而不畅，虽有里热，但并不形于外，以致气机闭塞，泄越无门。察舌体失于濡泽，因而多见舌形瘦薄而舌面少津，甚则扣之干燥或舌面干裂。若因湿阻气机而致火郁者，多见舌红、苔白腻。在治疗上，若纯用寒凉之品，则易凝滞气机，使邪无出路，反成凉遏之势，是欲清而反滞，愈清愈郁，如斯郁愈甚则火愈炽，火愈炽则郁愈甚，不唯病无愈期，反恐招致他患，仲景用麻黄让邪气可以随汗而出，不再郁而生热，同时有助于利尿使湿从小便出。石膏的用量是麻黄的两倍，主要是补充津液，制约麻黄的温性，故而症见身热不解、喘逆气急，甚则鼻翼翕动、口渴喜饮、脉滑而数者，有汗无汗皆可用。

此方由三拗汤加石膏而成，方用麻黄，取其能宣肺而泄邪热，是"火郁发之"之义，但其性温，故配伍辛甘大寒之石膏，而且用量倍于麻黄，使宣肺而不助热，清肺而不留邪，肺气肃降有权，喘急可平，是相制为用，这就是"去性存用"配伍法，故而不谈麻黄发汗解表、止咳平喘之功效。

医者用古人之方，原宜因证、因时，为之变通，非可胶柱鼓瑟也。轩予以"去性存用"配伍法，宗仲景之学，但师古不泥，用经方善以变通。其所谓之变通，非仅指加减一端，而并有药代变通法与方代变通法，这种变通法在经方应用中很具特色。肺主一身之气，肺气得宣则肠中之气顺，盖因肺与大肠相表里，下病上取，腑病脏治，脏病治腑，故而取既能宣通肺气调畅大肠气机，又能急开支河，分利肠中水湿，利小便则实大便之麻黄，与能阻断寒热之邪滞留阳明，以防疾病绵缠难愈之前胡或大黄配对为用，使肺气通降，津液下承，里急得缓，便意得除，肠利自止，如伤寒寒热之邪，郁于胸中而成痰，或心肝之火刑肺，则肺之津液不下行，外感六淫所致腹泻，轩擅用三拗汤或麻杏石甘汤中的麻黄与前胡（大黄）配对以治，具有疏风宣肺、止咳平喘的作用。尤其治外感寒热，鼻塞声重，语声不出，或伤风伤冷，头痛目眩，四肢拘倦，咳嗽痰多，胸满气短，舌质红、舌苔薄白，或表邪解后之咳嗽数月缠绵不愈者，疗效可靠。

轩临证常用麻黄与前胡配对宣通肺气，调畅大肠气机。如临证遇麻疹见标，腮红隐隐不起，旋出旋没，发热烦渴，喘急神昏，不省人事，谵语发狂，身干无汗，大便闭塞者，轩予以麻黄15g、石膏30g、杏仁12g、前胡15g、炒枳壳9g、黄芩15g，水煎，温服。狂躁便结，齿板唇焦舌黑，加大黄9g。若麻疹发热胀痛，咳嗽连声，寒湿郁毒以致标闭，轩予以麻杏石甘汤加前胡、瓜蒌、大力子、生石膏、川贝、竹叶以治，验之多效。

在临床中愚善用麻黄、前胡治疗肺与大肠相关疾病，故本章节篇幅较长，望细致、耐心地阅读，获取其中知识。

一、麻黄与前胡配对的作用

历代医家运用麻黄、前胡配对的方剂有164首之多。但在《伤寒论》《金匮要略》之经方中未显前胡，是故诸多医者不解。前胡最早出于《名医别录》，在《名医别录》以前，有一部《神农本草经》（简称《本经》）是经方的基础理论之一。典籍中记载，张仲景学医于同郡张伯祖先生，赞誉他"识用精微过其师"，缘于仲景在《神农本草经》《汤液经法》中的理论指导下，奠定了《伤寒论》基础，形成了自己的学术体系，这个体系就叫作伤寒经方体系。

东汉末年，与西晋相衔接，医者咸师视此《名医别录》（简称《别录》）为奎臬，而其中有很多用药经验就是来源于医圣张仲景。在《别录》里有这么一段描述前胡："前胡，似茈（柴的异体字）胡而柔软，为疗殆欲同，而《本经》上品有茈胡而无此，晚来医乃用之。"这段话揭示了三方面的信息：一是前胡和柴胡是两种药。有些人认为柴胡和前胡是一种药，因为"柴"类似于"茈"，这是错解。在《别录》中，我们看到柴胡是上品上药，前胡为中品，这两味药处在不同的篇章之中，其实是两种不同的药。二是"为疗殆欲同"，就是它们的主治和功效有相似之处。三是《本经》上未记载前胡，但是在汉末之际用得比较多。

在《本经》中没有出现而在《伤寒论》中出现的药物还有很多，我们列举几例：栝楼，经方常用，但是出自《别录》，豆豉也一样出自《别录》，还有艾叶也是这样。还有很多在《别录》中没有记载的药，只是记录于《伤寒论》中。所以说仲景垂妙于定方，他不断将自己的方子重新打磨，不同于任何一家。比如说苦酒，只是见于《伤寒论》，《本经》和《别录》中都没有；还有红蓝花，只是见于《金匮要略》。然麻黄与其他中药配伍尚有其他特殊的功效。前胡味苦微寒，能散能降，为治外感咳嗽要药；清肺热，化痰热，败风邪，为痰气要药（《本草纲目》)。历代医著中用前胡组方治疗外感痰喘者不胜枚举。本章节陈述麻黄与前胡配对的临床应用，谈到前胡，不得不联想仲师经方对前胡的认识。

麻黄辛开苦泄、宣肺通便之法，古今皆用之，其理亦明。然而，宣肺止泻之法，则鲜为人知，且颇不易理解。愚以麻黄桔梗治疗慢性结肠炎久泻不愈时，除重用山楂消食化积、车前利水止泻、赤石脂收敛固涩外，每加前胡一味。其理旨在肺与大肠相表里之故。考前胡善宣肺降气，而肺主一身之气，肺气得宣则肠中之气顺，津液下承，里急得缓，便意得除，泄泻自止，故须明前胡之理法，临证方能运筹帷幄、决胜千里。其作用机制在于麻黄宣肺发汗以解表，前胡降肺消痰以泄肺热，一宣一降，寒热同调。纵观二药之宣降功能与作用，现具体分析如下。

（一）麻黄与前胡配对的功能

人身之气，左升右降，心火乘肺，肺不能降，则升亦不升而胁中痞矣，前胡辛甘苦寒，畅肺理脾，解膀胱肝经热邪，性阴而降，功专下气，气下则火降而痰消，能除实热，专治肝胆经风痰，故有清心降气，肺气降，则升者亦升，而胸胁中痞，心腹结气，风头痛，去痰下气则痞愈。凡因风入肝胆，火盛痰结，气有余便是火，暨气实哮喘，咳嗽呕逆，前胡主之。

《本草经解》载明前胡气微寒，禀天初冬寒水之气，入足太阳膀胱经；味苦无毒，得地南方之火味，入手少阴心经。气味俱降，阴也。胸者肺之部也，心火刑肺，则肺之津液不下行，郁于胸中而成痰矣。前胡味苦清心火，所以主痰满胸也。心腹结气，邪热之气结于心腹也。寒能下气，苦能散结，所以主之。风头痛，伤风而头痛也，风为阳邪，苦寒抑阳，故止头痛。去痰下气，清心宁肺之功也，伤寒寒热，乃阳盛阴虚之风热症也，苦寒清热，所以治之。苦寒之味，行秋冬肃杀之令，所以推陈出新，盖陈者去而新者方来也。味苦清火，所以明目，气寒助阴，所以益精也。

麻黄之实，中黑外赤，其茎宛似脉络骨节，中央赤，外黄白。实者先天，茎者后天（《本草思辨录》）。先天者物之性，其义为由肾及心；后天者物之用，其义为由心及脾肺。由肾及心，所谓肾主五液，入心为汗也；由心及脾肺，所以分布心阳，外至骨节肌肉皮毛，使其间留滞无不倾囊出也。此论麻黄性用，致为精审，远胜诸家。按《灵枢·本藏篇》云："肾合三焦膀胱。"三焦膀胱者，腠理毫毛其应。麻黄虽入肾而中空轻扬，故为太阳伤寒泄表发汗之要药。肺之合皮毛，入太阳即入肺，入肺入心即入营卫。太阳本寒标热，上与心下与肾为缘，太阳热闭，则心肾皆为之扰。风寒束表、袭肺，肺失清肃，不能主气，宣降失常，发为咳喘。麻黄味苦，苦温化湿除饮，辛开苦泄，以畅气道，宣肺通便，所以止咳逆上气。症坚积聚为寒气凝血而成。麻黄苦入心，心主血，温能散寒活血，则症坚积聚自散。

《素问·五脏别论》指出，脏是"藏精气而不泻"，腑是"传化物而不藏"，也就是说，五脏是贮藏精气的。但是，五脏之"气"的作用必然要和六腑发生密切的联系，这样才能体现脏和腑的综合功能。它们在生理活动和病理变化方面存在着特殊相合关系。这种关系是根据阴阳相合的道理，以五脏为阴、六腑为阳、一阴一阳相互表里配合的观点来说明的。在疾病的发展过程中既可以从表入里、从腑入脏，又可以由里达表、由脏出腑。脏腑之间的密切联系不仅在生理上息息相关，而且在病理上相互影响，脏腑这种阴阳表里的配合，主要通过经脉联系和生理功能的相互配合而体现。

诸如肺合大肠，肺的经脉和大肠的经脉互相络属，故肺与大肠构成了表里关系。在生理功能上肺司呼吸、主肃降、行气于腑。肺气降则六腑气皆通，传化糟粕，实现"大肠传导之官，变化出焉"的功能。大肠主传导、主津，有赖肺气下降。如《素问·阴阳应象大论》曰："清阳出上窍，浊阴出下窍。"肺气肃降，则大便正常。若大肠热结，腑气不通，也能影响肺气的肃降，而产生胸满、喘咳等症。如在临床上由于发热、咳嗽造成肺失肃降，津液不能下达，而出现大便干燥，甚至排便困难，用通腑泄热之法使热自退，咳嗽自愈，大便恢复正常。肺气虚弱，气虚推动无力，则可出现"气虚便秘"，也就是肺的疾患，能影响大肠的功能；大肠实热又可影响肺气不降而作喘，上窍不通，下窍则不利，故有脏病治腑、腑病治脏之法。

麻黄既能宣通肺气，调畅大肠气机，又能急开支河，分利肠中水湿，有效治疗泄泻；前胡既能升降肝气以调畅气机，则胃气和消痰化气，又能降肺气，肺气通降和畅，则大肠气机得以顺行，而重坠解除。两者配对为伍，去性存用，寒热相使，升清降浊，表里同调，共奏宣散风热、降气化痰、宣肺整肠、止泻止痢之功能。愚将本药对常行走在肺与大肠疾病的相应方剂中，如厚朴七物汤，佐入生麻黄6g、紫前胡12g、苦桔梗12g，用于治疗肺癌、肠癌、肝癌。

（二）麻黄与前胡配伍的作用机制

中医讲究天人相应，气机升降，在天者清阳之气，在地者浊阴之形，在人者形气之用，清阳和浊阴是脏腑相互转化和气机升降出入的物质基础。在生理上，正如《素问·阴阳应象大论》中说："故清阳为天，浊阴为地。地气上为云，天气下为雨，雨出地气，云出天气。故清阳出上窍，浊阴归下窍；清阳发腠理，浊阴走五脏；清阳实四肢，浊阴归六腑。"生理气化之常理矣。

在病理上，正如《素问·六微旨大论》所云："出入废则神机化灭，升降息则气立孤危。"故非出入则无以生长壮老已，非升降则无以生长化收藏。是以升降出入，无器不有，故器者生化之宇，器散则分之，生化息矣。故无不出入，无不升降。化有大小，期有近远，四者之有而贵常守，反常则灾害至矣。肝气郁滞可以导致气机不调畅，阴阳升降失调；气机壅滞，责肝之实，如肝气胆火挟冲胃之气上冲而作喘，痰涎壅滞冲气上冲于贲门，二便不通，与肝有关，因肾为二便之关，肝主疏泄为肾行气。或龙雷之火不居下焦之宅，浮越于上，以致虚火上泛，真阴不藏，也可以导致阴阳升降失调；脾气不升，胃气不降，也可以导致阴阳升降失调；痰湿凝滞，气不得降，积郁于上，以致浊阴不得沉降，也可以导致阴阳升降失调。然肝火乘肺，或湿阻上焦郁于胸中，灼液成痰，则肺气上逆咳喘；气机逆乱，肺气不能宣降，津液不得下承，则升亦不升而胁中痞满，大肠失于传导，大便泻痢或秘结导致闭肺诸证。症见咳喘、支气管肺炎、大叶性肺炎、支气管哮喘、面部痤疮等。

　　肺与大肠相表里，热结胃肠，腑气不通，肺火不泻，血热难清，在治疗上，脏病治腑，上病取下，通下泄热之二法引火下行，使胃肠积热从大便而出，法当开上郁，佐中运，利肠间，宣通三焦，故而用麻黄能开肺利水，开提肺气则托举大肠，利小便则实大便；前胡能清宣肺气，肺气得宣则肠中之气顺，津液下承则实大便，使里急得缓，便意得除，泻痢自止。二药配对为伍，开天气而惠风和畅，合地气而大地敛藏，既能清降胸中郁热痰浊，又能消心腹邪热气结，具有降火消痰、止咳平喘的作用。在遣药时佐以中运，取桔梗宣发肺气则真阴下降，肾水充盈，脾土得温，脾湿去而利自止。

　　（三）麻黄与前胡配伍应用点睛

　　凡外感六淫所致腹泻，愚多从肝肺入手，运用"去性存用"配伍法，宣肺止泻，独出心裁。盖因肺与大肠相表里，下病上取，腑病脏治，充分体现了中医的整体观念。方中的麻黄既能宣通肺气，调畅大肠气机，又能急开支河，分利肠中水湿，利小便则实大便。前胡既能升肝气，调畅气机升降，则胃气和而消痰化气，又能降肺气，肺气通降和畅，则大肠气机得以顺行，里急得缓，便意得除，肠利自止。但脾虚不运或其他虚证泄泻者不宜。

凡气极之病，本于肺，肺主气，以应皮毛，若肺有病，则发于气，故气为之极。所谓气极者，五脏内虚，邪气多，正气少，不欲言是也。然气有极实热，有极虚寒，皆因肺受邪气。阴伤则极寒，虚寒故咳逆短气，昼瘥暮甚，此为气极虚寒，喘咳短气，胸中迫急，皮毛枯燥，津液不通，轩予以培土温补汤加味以治。

培土温补汤：生晒参12g，炒白术12g，白茯苓12g，法半夏12g，黑附子9g，上肉桂6g，筠干姜6g，炙甘草6g，北黄芪18g，五味子6g，紫菀12g，麻黄6g，前胡9g，桔梗9g。

阳伤则极热，实热故气喘胸满不得息，常欲自恚，心腹满痛，内外有热，烦呕不安者，甚则唾血，治法宜以阳调阴，以阴调阳，治其微为善，大前胡汤主之。然气极伤热而用麻黄、前胡开发于外，半夏、枳实消豁于内，芍药、黄芩清解于中，生姜、大枣兼和中外之理。

大前胡汤：紫前胡12g，生麻黄12g，姜半夏12g，白芍药12g，炒枳实12g，枯黄芩9g，生姜30g，大枣12枚。上药为粗末，以水1800ml，煮取600ml，去滓，分温三服。

若肺热咳嗽或由外邪袭肺，蕴郁化热或饮食不节，过食肥甘，蕴积化热，火热上乘或情志抑郁，肝经蕴热，木火刑金导致肺内郁热，炼液为痰，痰盛生热，肺失宣肃，故而咳嗽频作，痰难咳出。症见反复咳嗽、咳黄痰，伴有口干、咽痛、便秘、尿赤、身热或伴有喘息等症状，舌质红，舌苔薄黄或黄腻、少津，脉滑数或细数。轩予以清泻肺火、宣肺平喘、化痰止咳以治。方用炙麻黄9g，紫前胡9g，炙枇杷叶12g，苦杏仁9g，苦桔梗6g，桑白皮12g，地骨皮12g。水煎内服，日服两次。轩验之多效，值得推荐。

　　麻黄与前胡配对治疗肺胃积热之天行赤眼（红眼病），因患者肺胃素有积热，复感疫疠之气，内外合邪，故症见患眼灼热疼痛，胞睑红肿，白睛赤丝鲜红满布，眵泪黏稠，兼有头痛烦躁，或便秘溲赤，舌红苔黄，脉数者，皆为里热实证的表现。治宜清热泻火，解毒散邪。方用生麻黄6g，生石膏30g，紫前胡15g，枯黄芩12g，香白芷6g，羌活6g，刺蒺藜15g。水煎内服，早晚各温服一次。

　　凡脾气亏虚，或久咳伤肺，或感受寒湿等外邪所引起湿浊阻肺者，或外邪袭肺，肺宣降失常，肺不布津，久之水液停聚而为痰湿；或脾气虚输布失司，水湿凝聚为痰，上贮于肺；或久咳伤肺，肺输布水液功能减弱，聚湿成疾。以上三种原因都能导致痰湿阻肺、肺气上逆，故痰湿阻滞气道，肺气不利，胸闷气短，甚则气喘痰鸣。症见乏力，无发热或低热，微恶寒，咳嗽少痰或多痰，痰质黏、色白，易于咳出，纳呆，便溏或大便黏腻，舌质淡或淡红、边有齿痕、苔白腻或腐腻，脉濡或滑。轩用麻黄、前胡配对，亦佐入宣肺透邪、清热化浊的方剂中，疗效卓著。本方由炙麻黄9g、茅苍术12g、法半夏12g、羌活6g、莱菔子9g、青连翘12g、炒前胡9g、苦桔梗6g、炙甘草6g组成。每日一剂，水煎内服。

　　鉴别应用：前胡生用化痰，兼散表邪；炒用下气祛痰力胜；蜜炙润肺祛痰功强。

　　使用禁忌：麻黄、前胡二药配对，宣散苦泄，易耗气阴，故阴虚久嗽、咳嗽咯血者禁用；又《本草经集注》谓前胡"恶皂荚、畏藜芦"，组方时应注意相恶相畏之训。

二、麻黄与前胡配对的临床发挥

　　披阅历代医家应用麻黄、前胡配对的医案中，悉知用于治疗时性疫病、外感风寒伤肺所致的呼吸系统疾病，无论是阴寒，还是阳热，均可佐入相应的方剂中辨证施治。如咳嗽哮喘，痰涎壅盛，头目眩晕，身痛鼻塞，憎寒壮热，头痛鼻塞，腰脚酸倦，背脊强急，浑身疼痛，以及虚阳水泛所致的急慢性支气管炎、支气管哮喘、肺气肿、肺源性心脏病等。

众所周知，肺为华盖，为娇脏，主治节，主呼吸。一呼一吸有节律地进行，维护气体出入正常有序。肺为寒邪入侵的第一道屏障，是故肺最容易受伤，易于诱发咽痒、咳嗽、咳痰、气喘等症状。如自然之气过于寒凉，或者过于干燥，或者过于潮湿，都可能造成肺气的损伤，引发感冒等呼吸道疾病。肺虚的人群对气候也很敏感。肺气虚弱的人，呼吸气短、动辄出汗，稍有寒气就会感冒。

从六经而言，外邪侵犯人体，作用于六经，致六经所系的脏腑经络及其气化功能失常，从而产生病理变化，出现一系列证候。经络脏腑是人体不可分割的有机整体，故而任何一经发生病变，都可能涉及另一经病变，六经之间可以相互传变。六经病证传变的一般规律是由表入里，由经络而及脏腑，由阳经入阴经。病邪的轻重、体质强弱，以及治疗恰当与否，都是决定传变的主要因素。如患者体质衰弱，或医治不当，虽阳证亦可转入三阴；反之，如护理较好，医治适宜，正气得复，虽阴证亦可转出三阳。因而，针对临床上出现的各种证候，运用六经辨证的方法来确定何经为病，进而明确该病证的病因病机，确立相应的治法，列出一定的方药，这正是六经病证分类的意义所在。

太阳中风、太阳伤寒袭肺及兼太阴、少阴二证者均可导致呼吸系统疾病，此乃由于邪束于外，肌腠失宣，影响及肺，则肺气不利，或医治不当，由表入里，关门闭寇，宿疾由生，迁延不愈，变证出焉，或发生邪水上僭，或子盗母气，或母病及子，是故切勿忘了开太阳一法，遣药当首选麻黄类经方。

　　就阴阳寒热辨证而言，吴佩衡先生曾总结了阴阳寒热辨证的十六字诀，颇切实用。阴证者，身重恶寒，目瞑嗜卧，声低息短，少气懒言；兼见口润不渴或喜热饮，口气不蒸手。阳证者，身轻恶热，张目不眠，声音洪亮，口臭气粗；兼见烦渴喜冷饮，口气蒸手。其中，"兼见口润不渴或喜热饮，口气不蒸手"与"兼见烦渴喜冷饮，口气蒸手"十分重要。但在临床实践中，阴证者居多。

　　从舌象鉴别阴阳寒热，轩尤其重视舌象，凡舌质淡或淡红、暗淡，舌体肥厚胖大，边有齿痕，舌苔白腻、灰腻、白滑者，即舌无热象者，均为阴证，诸如麻黄与前胡配伍应用点睛章节之气极虚寒的使用指征，可配合附子类方剂，如四逆汤、大回阳饮，不失为一大特色。反之，不言而喻。

　　从阴阳寒热用药方面，轩亦善用附子疗愈阴证。使用附子的指征：神疲，面色㿠白，肢冷，脉软，尿清，便溏。临床只需抓住一二主证，即可放手使用。尤其小便清长者，常重用附子，如小便量少者，则改用肉桂。凡阳虚证端倪既露，变幻最速，如惧附子辛热而举棋不定，必待少阴证悉具而后用，往往贻噬脐莫及之悔。现举隅如下。

　　（一）治疗阻塞性肺气肿医案举隅

　　患者男，49岁，公务员。素有宿疾，患慢性支气管炎，每遇隆冬感寒诱发宿疾，因此常住院治疗，如此迁延不愈十余年。时值伏天，房事后乘凉感寒，诱发支气管哮喘，经医院住院诊断为肺气肿，治疗两周未见好转，于2000年7月16日前来就诊。患者体稍胖，刻下症见语言低微，气不足息，两颧及唇赤黯，胸部呈桶状，双肺叩诊呈过清音，听诊两肺呼吸音略低，可闻及散在干、湿啰音，心率95次/分，心律齐，偶有期前收缩。症见恶寒发热，上气喘满，心下悸动，喘咳大作，痰涎壅盛，肩背胀痛，背寒中冷，饭后饱胀，习惯性便秘，小溲清多。脉沉小细软，舌质淡白，舌苔灰白厚腻（图2.1）。

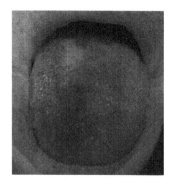

图2.1

既往病史：否认有既往病史，有支气管哮喘家族史。有嗜烟酒陋习，有房事过度史。

临床诊断：从脉证分析，此为肾阳不足，肺气亦衰，阴来搏阳，故脉反小数；从舌象分析，此为脾肾阳虚，痰湿阻滞，故见舌质淡嫩，舌边齿痕，舌苔灰白厚腻。综上脉舌证合参，其病少阴，虚阳上攻，气不升降，上盛下虚，涉及肺、脾二脏亏虚，伴肺气不足，痰湿瘀阻为其特点。法宜扶先天之元阳，镇纳浊阴之气，宣降气机，平喘化痰，方用蜀山降气汤施治。

药物组成：生麻黄3g，炙前胡15g，姜五加15g，生晒参9g，茅苍术12g，半夏曲12g，制厚朴15g，炒莱菔子15g，黑附子9g，炮干姜9g，上肉桂12g，沉香木6g，苦桔梗9g，岷当归15g，炙甘草6g。上15味，同作粗末。每服9g，水一盏半，入苏叶3片，生姜3片，大枣1枚。煎至七分，去滓，食后与黑锡丹同服，一剂可服用半个月。亦可直接煎汤剂服用。

服药禁忌：服药期间不要吃黄鱼、带鱼、虾、蟹、肥肉等食物。

本案按太阴、少阴证论治，前后六诊，以本方加减化裁，服药3个月，服至3剂而恢复工作，已年余未再复发。

按语：本案从脉舌证分析，辨证为肾阳不足，肺气亦衰，以致脾肾阳虚、肾不纳气、痰湿蕴肺所致的综合征。其病少阴，虚阳上攻，气不升降，肺失清肃，上盛下虚，久咳瘀阻肺络，故两颧及唇赤黯。可见涉及肺、脾、肾三脏亏虚，伴肺气不足，痰湿瘀阻为其特点。法当扶先天之元阳，镇纳浊阴之气，治宜解表散寒，宣降气机，除湿化痰，解痉平喘，以蜀山降气汤送服黑锡丹，殊有奇效。倘若误认热伤阴络，轻投滋阴凉血之剂，非但无效，反损膻中阳气，助长阴邪，轻则胸脘发满，便泄食衰，重则引动阴火暴发，大吐大衄，变生叵测。

患者语言低微、气不足息、中阳不振，故方中参术姜草益气建中。症见腹胀，乃因久病误用寒凉，遂致太阴少阴同病，阳虚寒凝，升降气机失常，则加黑附子、肉桂、五加皮，助振奋脾肾之阳，恢复升清降浊功能；久咳必脾虚，或有误治、饮冷损伤脾阳之嫌，致脾运失健，痰湿内生。故方中麻黄、前胡、苍术、桔梗、莱菔子、半夏曲、厚朴升脾宣肺，化湿除痰；前胡与厚朴合用又有疏邪之能。根据张仲景《金匮要略·痉湿暍病脉证治》第二十条："湿家身烦痛，可与麻黄加术汤发其汗为宜。"苍术升脾气，使困脾的水湿得行，麻黄疏风散寒，宣通肺气，助苍术健脾渗湿，将湿邪予以通调下输，水精各得其所。麻黄、苍术二药合用，一肺一脾，一散一燥，苍术四倍于麻黄，旨在宣利肺气以助燥湿运脾，并行表里，泄湿发汗，平喘止咳；半夏、厚朴两者相伍，辛开苦降温通，厚朴行肺胃之气，半夏散内结之痰。厚朴行气，可助半夏化痰；半夏散结，亦可助厚朴行气。两者相须为用，共达温中下气消胀、温肺降逆平喘、行气开结化痰功效；桔梗开启肺气以祛痰浊，前胡助桔梗宣肺化痰，莱菔子降气化痰。用药后痰消湿化，脾复健运，痰无所生，则咳痰自愈。

《景岳全书》中有言："肺为气之主，肾为气之根。"一句话囊括了肺、肾两者之间的关系。肺负责呼吸大自然的空气，也是贮存气的一个重要场所，肾可以使肺的呼吸保持一定的深度，如果肾的功能异常，就会呼吸表浅，人体就得不到足够的气。肺气肿病程较久，正气有所损伤，但仍以咳喘为主，方中肉桂、沉香二药合用，能温中下焦，暖脾肾而散寒行气，通脉止痛，顺气降逆，助肾纳气而平喘；麻黄宣肺发汗以解表，前胡降肺消痰以泄肺热，二药配对，寒热并用，可宣散风热、降气化痰，治痰热咳嗽及风热咳嗽等证；佐以少量当归养血，合肉桂以温补下元而止咳，配桔梗、莱菔子宣降肺气，补气通便。

蜀山降气汤临证常用于治疗脾肾阳虚、痰湿蕴肺所致的虚阳上攻、气不升降、上盛下虚者；膈壅痰实喘满、咳嗽，咽干不利，烦渴引饮，头目昏眩，腰脚无力，四肢倦怠者；支气管炎喘咳、肺气肿、风心病因湿邪困脾，脾阳不振而波及肺、肾气化功能失调者；或禀赋虚弱、脾胃失健是其发病的基础，寒湿伤脾、积湿酿痰为主要病理因素者。故湿邪的生成虽与脾、肺、肾三脏有关，但多以脾为辨证要点。

临床表现为咳嗽痰多、色白黏稀，易于咳出，甚或痰鸣喘促，胸脘痞闷，纳食不佳，肢体困重，面色萎黄甚或水肿，大便溏泄或黏滞不爽者；或有嗜好烟酒、贪食生冷或肥甘厚味、饥甚暴食、饮食不节等不良习惯者；或舌质淡白或暗红，舌苔白腻，或舌苔薄腻中稍厚，脉象濡滑或缓怠，或细数或沉迟无力者，均可应用本方随证化裁施治。

本方具有宣降气机、除湿化痰、解痉平喘之功；主治慢性支气管炎、肺气肿、支气管哮喘等呼吸系统疾病；适用于肺气肿病程较久，正气有所损伤，但仍以咳喘为主的患者。临床应用本方治疗多例，疗效显著，实为中医历史悠久的传世秘方。如肾虚非常明显之患者，不适合使用本方。

（二）治疗头风眩晕头痛医案举隅

众所周知，六淫外袭，盖头为"诸阳之会""神明之府"，又为髓海所在，凡五脏精华之血，六腑清阳之气，皆上注于头。若气血充足，阴阳升降如常，则头脑清晰，轻劲有力。倘六淫之邪外袭，上犯巅顶，邪气稽留，阻抑清阳，则头脑眩晕不清。大凡外邪入侵，多因起居不慎，劳倦太过，或坐卧当风，易感风、寒、湿、热之邪，而又以风为先导。所谓"伤于风者，上先受之""巅顶之上，惟风可到"。故外邪自表侵袭于经络，上犯巅顶，清阳之气受阻，气血不畅，阻遏络道，故而致眩。且风为百病之长，多夹时气为患，若挟寒邪，寒凝血滞，络道受阻；若挟热邪，热扰清空；若挟湿邪，湿蒙清窍，清阳不展，皆可致眩晕。若伴有湿邪中阻，则清阳不升，浊阴不降，呈现恶心呕吐、苔腻淡黄等症。

综上所述，眩晕一证，致病因素以内伤为主，但也不可忽视外感致病因素，每遇临床由于外感致眩，或素有眩晕，招致外邪而眩晕更甚，徒从内伤辨治，非但眩晕未能治愈，反致闭门留寇，愈治愈甚。《内经》云"伏其所主，先其所因"，做到"审证求因，辨证论治"。中医在分析疾病时，首先要弄清是外感还是内伤，尽管眩晕一证多数由于内伤所造成，现在教科书中未谈及外感病因及辨证类型，仍然要遵循《内经·至真要大论》所指示的"谨守病机，各司其属，有者求之，无者求之，盛者责之，虚者责之"精神，严格区分有邪与无邪。简而言之，有邪当先祛邪，倘若有邪不祛，徒治内伤，不但眩晕未愈，恐他病丛生，甚至变成坏证。现举隅如下。

医案举隅：患者女，56岁，退休公务员，2003年10月17日初诊。间断性头目眩晕七年余，重时眼前景物旋转，站立不稳，伴剧烈头痛、恶心呕吐，医院诊断为梅尼埃病，经中西医综合治疗，终归绵缠难愈。本次复发于半个月前外出散步回家后，突感头部胀痛，随即头目眩晕、恶心呕吐，口服西药（未详）有许缓解。次日上厕所，突然晕倒，呕吐频繁，吐出大量清涎，头晕似天旋地转，在当地中医药应用天麻钩藤饮、半夏白术天麻汤、泽泻汤等方剂，寸效未进，遂于今日来诊治。患者体形适中，刻下症见脸色青黄，眩晕欲倒，眼旋屋转，未能转侧，头脑疼痛，伴有恶寒无汗、咳嗽。饮食无味，脘腹胀满，大便溏稀，小溲短少。脉沉细，舌质偏淡，舌体肥厚，舌苔微黄，余尚可。

临床诊断：患者素体阳气不足，既往外感治疗不当，寒邪直中少阴而致气化不利，遂成水饮内停，故易感风寒，诱发本病。可见此为太阳证，寒邪闭阻，水饮内停而致眩晕。宜祛风清热，祛痰降逆，温化寒饮，健脾利湿，按之而治，方用四逆定眩汤，处方如下。

药物组成：生麻黄12g，紫前胡12g，北防风9g，炒枳实9g，云茯神12g，辽细辛6g，川芎9g，苦杏仁9g，黑附子9g，炮干姜12g，清半夏12g，炙甘草6g。轩予以3剂，去滓，入鲜竹沥60g，再沸，分两次，早晚各温服一次。

二诊：干呕消失，咳嗽、头部胀痛、眩晕明显改善，痰涎减少，效不更方，继服7剂，忌服食生冷食物。

三诊：药后诸症悉除，体征健硕，病中即止，临床治愈。3年后偶遇，随访其病，未见复发。本案切中肯綮，共服药10剂，可谓痊愈。

按语：外感眩晕在临床中最为常见，但往往被医者忽视，延误病情，愈加严重缠绵难愈。就本案而言，其病为外感，前医徒治内伤，不但眩晕未愈，丛生水饮，遂成坏证，缠绵难愈矣。凡外感眩晕或内伤眩晕，脉见沉细，舌质偏淡，舌苔微黄者，均可选用本方。

愚善于崇土建中，斡旋中州气机为第一要素。故方中茯苓四逆汤为回阳救逆、益气化饮之剂，又称温阳利水、扶正救逆之剂，旨在回阳救逆，扶正固本。心、肾、脾三阳得回而本固，阳复则阴生也，使寒湿之邪得姜附之温阳而从小便利之；重用茯神，得中正之气味，和脾肺，位一身之天地，所以能辟不祥也。诸风皆属肝木，木虚则风动而眩，其主之者，味甘性缓，可以益肝伤，气平清金，可以定风木，合四逆汤相配，益气健脾，又土以制水也；茯神能安神、定魂魄，除烦而宁心。可见茯神平气益肺，肺气下降，则心亦下交，味甘益脾，脾气上升，则肾亦上交。盖天地位则水火宁，土金实则风木定，五行相制之道也。其开心益智者，皆气平益肺之功。肺益，则水道通而心火有制，所以心神开朗而光明；肺益，则金生肾水，所以伎巧出而智益也。肝者魂之居，肺者魄之处，如斯善疗风眩风虚诸证，故取之以治。

本案眩晕伴有头痛，此乃外感所致，故方中取川芎之辛温，气香升散，走而不守，可上达巅顶，下达血海，外彻皮毛，旁通四肢，有较强的活血行气、祛风止痛作用。《本经》谓其"主中风入脑头痛"。《珍珠囊》谓能"散诸经之风，治头痛颈痛"。川芎祛风止痛，为治诸经头痛之要药，尤善治少阳、厥阴经头痛，故有头痛必须用川芎之记载。细辛辛温性烈，外可解表散寒，内可温肺化饮，上疏头风，下通肾气，善于通利耳鼻诸窍，散寒止痛，治少阴头痛之要药。《医方集解》云："头痛必用风药者，以巅顶之上，惟风可到也。"风为阳邪，头为诸阳之会、清空之府。风邪外袭，循经上犯头目，阻遏清阳之气，故头痛乃作。两药配伍使用，能上行头目，增强其祛风止痛作用，常用于治疗外感风邪所致之头痛。配麻黄辛温解表以开太阳，细辛辛温，风药也，风性升，升则上行，辛则横走，温则发散（《本草经疏》），长于驱逐寒气，故其疏散上下之风邪，能无微不入，无处不到（《神农本草经百种录》）。防风辛甘微温，疗风最要（《本草纲目》），通治一切风邪（《本草正义》），能遍行周身，称治风之仙药，上清头面七窍，内除骨节疼痛，外解四肢挛急（《医宗金鉴》）。因其以祛风见长，且微温不燥，素因"风药中润剂"著称。四药配伍，祛风散寒，胜湿止痛力增，以助阳蠲邪，头痛自愈。

方中麻黄辛温，入肺与膀胱经，发汗散寒力强，凡表真有寒邪者，始为相宜，发表第一药（《本草通玄》）；素解肌第一，治感第一要药之称（《本草正义》）；主治风寒表实证。附子本是辛温大热，其性善走，故为通行十二经纯阳之要药，外则达皮毛而除表寒，里则达下元而温痼冷，彻内彻外，凡三焦经络，诸脏诸腑，果有真寒，无不可治（《本草正义》）。细辛味辛气温，达肾肝之阳气，力更猛于麻黄，是以在至阴之分，虽不同于补阳诸味，然能就阴分而散寒邪（《药义明辨》）。麻黄走表以开腠散寒，祛邪外出。附子温里以振奋阳气，鼓邪达外。细辛归肺、肾二经，性善走窜，通彻表里，既能助麻黄祛风散寒以解表，又能助附子温里以鼓邪外出。三药并用，表里同治，内外兼顾，使外感风寒之邪得以表散，在里之阳气得以维护，则阳虚外感寒邪可愈。

患者咳嗽，此乃外感风热所致，故见舌苔微黄。方中前胡降肺消痰以泄肺热，与麻黄配对，寒热并用，可宣散风热、降气化痰。前胡辛散风邪，苦泄肺气，寒能清热，降可除痰，专主风热，配杏仁降气宣肺，止咳平喘，一散一降，治疗风热犯肺、肺失清肃之咳嗽、气逆、痰壅等症，肺之清肃的功能恢复正常。

方中半夏、枳实、干姜、鲜竹沥，暗合温胆汤之寓意。方中半夏辛温，燥湿化痰，化饮散结，降逆止呕；干姜辛热，温脾暖胃，温阳散寒。两味相伍，温中化饮，降逆止呕，既能温胃化饮止呕，亦能温肺化饮止咳，浆水煮服，取其甘酸能调中开胃，畅达气机，降逆止呕。顿服之，使药力集中而取效迅捷。枳实配半夏，枳实下气除胀，消食导滞；半夏化痰止呕，散结消痞。二药合用，辛开苦泄，消积导滞，降逆止呕。四药相用，善疗饮食无味、脘腹胀满、胃热夹痰气逆、恶心呕吐等症。

甘草，味甘性平，能解百毒而有效，协诸药而无争（《绀珠经》）。诸药中甘草为君，治七十二种乳石毒，解一千二百般草木毒，调和众药有功，故有国老之号（《药性论》）。所谓国老，即帝师之称，虽非君，为君所宗，是以能安和草石而解诸毒也（《名医别录》）。大凡毒药得之解其毒，刚药得之和其性，表药得之助其外，下药得之缓其速（《本草正》）。凡用纯热纯寒之药，必用甘草以缓其势；寒热相杂之药，必用甘草以和其性（《本草汇言》）。据考，《伤寒论》《金匮要略》两书中，凡为方二百五十，用甘草者，至百二十方。非甘草之主病多，乃诸方必合甘草，始能曲当病情也。凡药之散者，外而不内；攻者，下而不上；温者，燥而不濡；清者，冽而不和；杂者，众而不群；毒者，暴而无制。若无甘草调剂其间，遂其往而不返，以为行险侥幸之计，不异于破釜沉舟，可胜而不可不胜，诅诚决胜之道耶（《本经疏证》）。可见，甘草最为众药之主，经方少不用者，甘草是临床最常用的调和药性和解毒药物。细辛为小毒之品，每与甘草配伍，相制为用，可以减低或消除细辛的毒性或不良反应。

"是动则病"，出自《灵枢·经脉》，包括本经脉气异常变动引致所联络脏腑的病证，如手太阴肺经是动则病肺胀满，嘭嘭而喘咳。经脉循行路上所发生的病症，如手厥阴心包经是动则病手心热，臂肘挛急，腋肿。因其病主要由经脉传来，非本脏腑所生。总归是动则病，是外因所致之病；所生病，是内伤所生之病，为经脉病候的一类。凡是动则病所致的心、肺、脾、肾病变者，均可选用本方化裁以治。

本方诸药为伍，具有崇土建中、斡旋中州气机、寒热同调的作用，有效发挥温化寒饮、祛风清热、祛痰降逆、疏风定眩而止痛之功，是朱针门治疗风头眩欲倒、眼旋屋转、头脑疼痛、恶心呕吐的方剂，亦是治疗内伤外感、是动则病的首选方剂。故常用于治疗外感风寒风热之咳嗽、外感头晕头痛、外感寒热夹错等症；内伤咳嗽，肺心病，心悸病（悸动不安、阵发性心悸），脾胃不和，食欲缺乏，脘腹胀满，恶心呕吐，急慢性腹痛、腹泻，肠炎痢疾，耳源性眩晕，梅尼埃病；内伤头痛，如症见两目欲脱、烦躁欲死、以头冲墙、高声呼烦、面色青黑、精神极惫、气喘不足以息；或心悸气喘，伴有咳嗽、食欲减退、食后恶心呕吐，如此发作持续不愈，不能平卧，卧则诸症加剧者；或见舌赤胖润，苔根黄，脉左沉滑数软，右滑数软寸弱；或舌淡苔白滑、脉微欲绝者。

三、麻黄与前胡配对应用小结

由于麻黄的性味特性，扩大了其应用范围，决定了临床配对的作用机制。例如，雷诺病是由血管神经功能紊乱所引起的肢端小动脉痉挛性疾病。以麻黄6～9g，当归尾12g，水煎服，对雷诺病有良好的疗效。但有高血压者慎用。麻黄具有缓解胃肠道平滑肌痉挛的作用，因此有较好的治疗腹痛的作用。如配合芍药甘草汤，则效果更好。

麻黄9g，当归12g，前胡9g，白芍30g，炙甘草12g。

白带过多的女性因寒邪凝聚，阳气被抑，致水湿不能运化、白带过多，用麻黄效果甚佳。可用麻黄9g，白芷12g，前胡6g，炙甘草6g，水煎服，每日一次，连用七日。

脑梗死后肢体瘫痪患者，在使用活血化瘀药物的同时，加入适量麻黄，可增强疗效，促进患者的肢体恢复活动功能。可用麻黄6g，桂枝12g，川芎30g，前胡9g，炙甘草6g。

对湿阻中焦困脾而引起的食欲缺乏、消化不良者，在使用行气化湿、健脾开胃的药物时，加入麻黄6～9g，可使患者食欲明显好转，改善消化功能。麻黄6g，苍术12g，前胡9g，莱菔子12g。

麻黄对疲劳综合征有良好的疗效。人参30g，麻黄12g，黑附子9g，细辛6g，炙甘草6g，配伍使用则效果更佳。麻黄有加强心脏收缩力及升高血压的作用，且能使血压上升较持久，可用麻黄9～15g煎服，常能取得明显的效果。

正常性交而不能射精者，谓之功能性不射精。麻黄可通九窍，调血脉，以麻黄9g，水煎5～10分钟，每晚睡前服下；同时以麻黄研末，敷于神阙穴，连续7～10日，性交即可射精。

前胡清热下气，化痰止咳，宣散风热，下气消痰。常用于感冒、流行性感冒、急性或慢性支气管炎、细菌性痢疾、肠炎等。因其降气祛痰之功，善疗痰热咳喘，故用于治疗痰热壅肺，肺失宣降之咳喘胸满、咳痰黄稠量多，常与杏仁、桑白皮等同用，如《普济方》之前胡散，治疗温饮停留肢体，时疼痛，气膈，痰热客于上焦，心下痞闷，不欲饮食，头目眩昏。因性微寒，也可用治湿痰、寒痰证，常与白前配伍为用。前胡有疏散风热之力，善疗风热咳嗽，故用于治疗外感风热、身热头痛、咳嗽痰多等，常配伍桑叶、牛蒡子等同用。用于治疗风寒咳嗽，配伍荆芥、紫苏等同用，如杏苏散。能宣能降是本品之特点。

肺为"水之上源"，从肺论治，疏通水道，"启上闸，开支河"，才能达到宣畅肺气、上开下利、"急则治其标"的效果。若肝硬化腹水在常规从肝、脾、肾论治的基础上注重宣肺利水的临证思路，比单纯运用健脾补肾法治疗肝硬化腹水疗效更佳，从而进一步开拓和深化了肝硬化腹水的中医临床辨证治疗。

鉴于此，麻黄、前胡配对的临床应用，旨在宣肺开上行治节，俾治节行而灌溉输，天气开则地气收，二药相用，寒热同调，可宣散风热、降气化痰，故常用于治疗痰热咳嗽及风热咳嗽等证。如麻杏石甘汤加前胡、白前；麻黄汤加前胡、桔梗。如《医学入门》之麻黄杏仁饮治太阳病，发热恶寒、头痛无汗、咳嗽、脉浮紧者。又如宣肺化浊方治疗普通型新型冠状病毒感染，蜜麻黄6g、连翘15g、前胡9g、法半夏12g、麸炒苍术12g、广藿香6g、羌活9g、酒大黄6g、陈皮6g、黄芩6g，水煎分服，每日一剂。《宋·太平惠民和剂局方》之旋复花汤，治产后伤风，感寒，暑湿，咳嗽喘满，痰涎壅塞，坐卧不宁。由旋覆花、五味子、前胡、麻黄、赤芍药、半夏、炒杏仁、茯苓、炙甘草、荆芥各等量组成。《墨宝斋集验方》之金玉散，疗愈诸般咳嗽喘急。由人参、白术、茯苓、干葛、紫苏、半夏、荆芥穗、桔梗、杏仁、麻黄、防风、陈皮、甘草、桑白皮、枳壳、前胡各等量，上为散，每料五钱（25g），加生姜3片，乌梅1枚，用醋和匀浸一宿，挤去醋，文火炒干，以前醋拌炒，醋尽为度，待干，研极细末备用。如此，从含有麻黄、前胡的方剂中均可明其配对理法，为临证遣方用药提供了组方依据，更好地发挥配对的治疗作用。

"去性存用"配伍法虽属寒热并用，但与寒热错杂证中寒热共用有别。

"去性存用"法多用于纯寒或纯热证,加反佐药意在用某药之独特功效。寒热错杂证中寒热共用,则是寒证热证并见、虚证实证共存,病情较为复杂,治疗时应寒热共用、虚实兼顾方能取效。麻黄味辛,微苦,性温,归肺、膀胱经,临床上用于发汗、平喘、利尿,是临证常用的辛温解表之品。然麻黄与其他中药配伍尚有其他特殊的功效。前胡味苦微寒,能散能降,为治外感咳嗽之要药;清肺热,化痰热,败风邪,为痰气要药(《本草纲目》)。历代医著中用前胡组方治疗外感痰喘者不胜枚举。此章节陈述麻黄与前胡配对的临床应用,谈到前胡不得不联想到仲师经方对前胡的认识。

附:《辅行诀》用药法式

陶弘景是养生道家,隐居深山修道,为了干预疾病,勤于耕读《伊尹汤液》,书中有300多个方剂,他就摘录了《伊尹汤液》中一些好用的方,撰写《辅行诀》。书中约有60个方,在紧急和修道的时候用。在《辅行诀》未发现之前,认为阴阳旦汤有三个,即阳旦汤、阴旦汤、正阳旦汤。《辅行诀》出土之后,这一古佚经方才露出其庐山真面目,即阴、阳旦汤共有五个。

《辅行诀》对此有云:阳旦者,升阳之方,以黄芪为主;阴旦者,扶阴之方,以柴胡为主;青龙者,宣发之方,以麻黄为主;白虎者,收重之方,以石膏为主;朱鸟者,清滋之方,以鸡子黄为主;玄武者,温渗之方,以附子为主。此六方者,为六合之正精,升降阴阳,交互金木,既济水火,乃神明之剂也。张仲景撰《伤寒论》,避道家之称,故其方皆为正名也,但以某药为名,以推主为识耳(图2.2)。

这段话是怎么理解的呢?足明汉代是经方非常繁荣昌盛的时代,大部分经方临床家都是学《汤液经法》(图2.3),以此为蓝本,开始研究临床

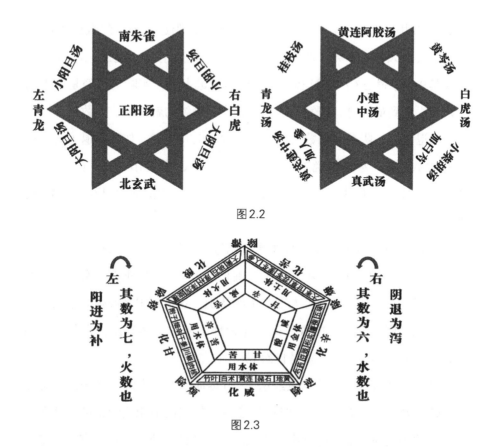

图2.2

图2.3

的。但是每个人如张仲景、吴普、范东阳等，都形成了自己的特点，其中最优秀的代表就是医圣张仲景的伤寒经方体系，有实际的临床奇效，所以能生机勃勃两千年而热潮不减。

《道德经》道经第十六章言："万物并作，吾以观其复。"这里"复"是规律之意，相较"数"偏重规律周期而言，"复"偏重规律状态。"河图"用生数和成数说明天地、阴阳、奇偶的消长和对立统一的关系，即"天一生水，地六成之，地二生火，天七成之，天三生木，地八成之，地四生金，天九成之，天五生土，地十成之"。

阳进为补，阴退为泻，关于补泻，《汤液经法》既给了定义，又给了说明。说明有两点：第一，其数七，火数也，阳进为补，怎么进呢？ 1、3、5、7、9天数、阳数、奇数，阳进为补。由小到大，1到3到5到7到9，最大是9，为啥是7？物极必反，阳数达到最大时，实际上已经是要走向阴数了，走到最大时，阳气不纯，阳数禀气最纯的就是火，火数7。

阴退为泻，阴数是偶数、地数，2、4、6、8、10，如果阴退为泻，最小的阴数为2，为何不说2呢？因为2是火数，火属阳，2藏于7中，阴数中禀阴气最纯的是水，天一生水，地六成之，水的成数是6，故以6代表阴。

《汤液经法》还有一个指导思想，阳进为补为左旋，阴退为泻为右旋，水数火数是阴阳的属性标示，左旋右旋是对阴阳运动的把握，必然是左升右降，实际上左升右降是古人很基本的认识，这个认识来源很简单，就是面南而立，阳气左升，阴气右降，是天地阴阳的必然规律，人与天地相参，就像水往低处流，这就是自然规律。

可见张仲景做空了《汤液经法》，虽然他的思想来源于《汤液经法》，但"或致新效"。这段话在同时期很多医家的理论中能找到论证，西晋离张仲景的年代并不远，所以说皇普谧的很多说法是值得我们研究的。皇普谧的《针灸甲乙经》中说："华佗，存精于独识；仲景，垂妙于定方。"皇普谧说华佗和张仲景有什么区别呢？华佗这个人认识疾病非常精确，例如，我们读《华佗传》，里面说华佗看到对面走来一个人，便告知对方应该是得了虺虫病，应该吃大葱蘸酱，这个人吃了以后吐下虺虫，病就好了。华佗望一眼患者就知道他得了什么病，认识疾病特别不得了。而仲景的学术特点"垂妙于定方"，说的是仲景会把方子锤炼得十分精妙。

我们看很多《辅行诀》的方子时可以感觉到，《辅行诀》其实就是一个简略版的《汤液经法》，而和我们现在学的《伤寒论》的方子有相似之处，又不尽相同。这是因为仲景在其中已经做空了《汤液经法》，他在

《汤液经法》的基础上，升华到了一个新的高度。

汉代《汉书艺文志》记载经方有11家，这么多经方家，每个学派都有自己的特点，有五脏六腑痹、五脏六腑胆、五脏六腑疝等。我们从名字可以知道这家是以治痹为主的，那家是以治疗胆为主的，再一家又是以治疝为主的，这和经验性用方用药有很密切的联系，就会使中医有很多流派产生。但是，这种体系有什么弊端呢？它很难有圆融、圆满的理法体系，只是经验性用药，很难突破临床的瓶颈，所以在历史的长河中被淘汰了。并不是说它们毁于战火，战乱是阻断不了文明的，一种有生命力的学术肯定会被学者口口相传，师传徒，父传子，是不会灭绝的。凡是湮没在历史长河中的学术，都是因为其经不起历史的考验。现在出土的很多文献，如《五十二病方》《武威汉简》这样的方子，在我们看起来就显得浅陋、呆板，前边出一个症状，后面一味或者几味药。这和我们现在读的那些经验方是一样的，它没有圆融的理法，所以在临床实践中就会捉襟见肘，医师也不喜欢去学习这种学术。而仲景的学术既有其理论，又有其精妙的处方，所以形成了理法方药法度严谨的体系，会被后世医者推崇。

第三节 麻黄与石菖蒲配对的临床应用

在临床实践中，五味之辛主散，有发散和行气的功能，简称辛散之品。风寒束表，正是因为一时抵御能力较弱未能将风寒外邪祛除，因此药物为机体提供的助力就是所谓的发散作用，凡辛味的药物多具有这种能力。药对配伍之间有选择性，亦有助推性，其功效常随配伍而变化。习岐黄之术须剖析前人处方用药的法则，紧扣病机，辨证论治，才能避免不利情况发生。

就麻黄与石菖蒲配对而言，因麻黄味辛性温能解表，石菖蒲辛温独具醒脾化湿的功能，对表实阴寒而嗜睡一候，予以麻黄与石菖蒲佐入相应的方剂，均可获得很好的疗效。但多寐症，医者因证测方，咸以《伤寒论》第281条："少阴之为病，脉微细，但欲寐也。"紧扣"但欲寐"字眼，显然，医者经常从少阴阳气亏虚或者痰湿困阻阳气的角度考虑治疗，却忽视了"表实阴寒"之时亦会致使肺失宣降引起水液聚积形成痰湿，遂成痰湿蒙蔽心窍之证，使心阳不振，继而导致精神倦怠而多寐，白天昏昏沉沉，无精打采，或伴有尿频尿急，甚则尿漏，舌质淡白，舌体胖大，舌苔白腻，脉迟缓或沉细等。予以麻黄汤合苓桂术甘汤佐入石菖蒲与麻黄配对施治，形成药对复方，复方中有药对的精准组合。

处方用药：麻黄9g，桂枝15g，杏仁12g，苍术15g（苔薄白湿润者用生白术），茯苓15g，炙甘草6g，制半夏12g，石菖蒲12g，琥珀12g，香附15g，细辛6g。解表散寒，燥湿化痰，振奋阳气，疗效显著。尿频、尿急、尿漏，加大菟丝子剂量；中耳炎，加黄连3g，菊花9 ~ 18g，验之多效。

一、麻黄与石菖蒲配对的作用

早在东汉末年，《伤寒论》六经定法能将伤寒、中风、温病等多元化疾病进行导向归纳，把不同的热性症状列为三阳病，表现阴寒者列入三阴病范围，使学者便于掌握，有利于学习和临床。可见导向归纳是一项执中致和的高级定法，其中包括分类法、系统论和方法论，实属医学技术科学研究的进步，代表着社会与医学的发展。就药对配伍学来讲，为提高对《伤寒论》中药对配伍的认识与理解，在四气五味、七情配对及特殊药对的经方中不断挖掘新的学识，深入研究药对配伍用药经验，使两药合用，不仅可提高药效，扩大药物的应用范围，降低毒性作用，适应复杂病情，还可开展复方研究，剖析方剂的主体结构，掌握遣方用药规则。随着中药复方药效研究的深入发展，经方药对配伍规律深受医者青睐。麻黄与石菖蒲，其性味均为苦辛温，虽相恶而为用，却能同气相求，有相互助推的线性关系，共同建立散寒化湿而通诸窍的药理作用，也是开药对配伍之先河。

石菖蒲是手少阴、足厥阴之药。感百阴之气，冬至后五十七日始生，盘水石间，吮拔水液，不借土力，即便凋萎，稍有泥滓，四时长青，阴气特足，感阳而盛，故曰昌阳（图2.4）。第阴之感阳而盛者，至质成于阴之凝，而气禀于阳

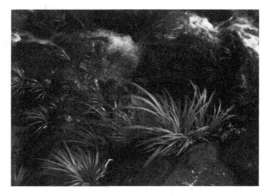

图2.4

之达，则石菖蒲所独。皇甫氏谓其开心帅气者，心为君火至阳，根于至阴也。非至阴之贞，不发至阳之光，发至阳之光，乃益畅至阴之用。

石菖蒲能于水石中横行四达，辛烈芳香，则其气之盛可知，故入于人身，亦能不为湿滞痰涎所阻。凡物之生于天地间，气性何如，则入于人身，其奏效亦如之。盖人者得天地之和气以生，其气血之性，肖乎天地，故以物性之偏者投之，而亦无不应也，余可类推（《神农本草经百种录》）。石菖蒲益心，心灵则智生，高志不老者，水精充足，则肾志高强，其人能寿而不老（《本草崇原》）。

（一）麻黄与石菖蒲配对的功能

《本经》："主风寒湿痹，咳逆上气，开心孔，补五脏，通九窍，明耳目，出音声。"《别录》："主耳聋，痈疮，温肠胃，止小便利，四肢湿痹，不得屈伸，小儿温疟，身积热不解，可作浴汤。聪耳目，益心智。"石菖蒲辛温微苦，秉芳香清冽之气，入心宣气通窍，醒脾逐痰，振发清阳，宣

通窍道，利玄府，聪耳目，故有开窍豁痰、醒脾化湿而和中、醒神益智、抗菌解毒的作用。主风寒湿邪之痹证，治咳逆上气者，以寒饮湿痰之壅塞膈上、气窒不通者言之。辛能开泄，温胜湿寒，凡停痰积饮、湿浊蒙蔽、胸痹气滞、舌苔白腻垢秽或黄厚者，非此芬芳利窍不能疏通，非肺胃燥咳及肾虚之咳逆上气可用。

麻黄味苦辛，其性温，故上能开宣肺气以启上源，下输膀胱以利州都，通诸窍，利血脉。凡足三阳表实之证，必宜用之。若寒邪深入少阴、厥阴筋骨之间，非用麻黄、官桂不能逐也。但用此之法，自有微妙，则在佐使之间，或兼气药以助力，可得卫中之汗；或兼血药以助液，可得营中之汗；或兼温药以助阳，可逐阴凝之寒毒；或兼寒药以助阴，可解炎热之瘟邪；此实伤寒阴疟家第一要药，故仲景诸方，以此为首，实千古之独得者也。

麻黄与石菖蒲配对主要是取麻黄之辛温以上能开宣肺气以启上源，下能输膀胱以利州都，其共性是止咳平喘、醒脾通窍、利血脉，也兼有宣肺降气、散寒通滞的功能；而石菖蒲取其辛温以开发脾气之力，又补五脏通九窍气之力，其共性是降逆止咳、化痰平喘、醒脾通窍、利血脉。两者配对有开玄府、通九窍、调血脉、开气厥、除痹痛、破癥瘕、散积聚、醒神开窍、涤痰平喘的功能，用于治疗痰湿壅滞，咳逆上气之喘。

（二）麻黄与石菖蒲配对的作用机制

本草有灵，它的特性决定了它的功用。人为天地之灵，感天地之灵气所生，用天地诸灵之所聚。万物有灵也。人所用者，物之灵也。石菖蒲气味芳香，苦温性燥，能化湿浊，燥脾湿，调壅滞，和中州，为化湿和胃之良品，又为手少阴、足厥阴之妙药，心气不足者用之，谓之"虚则补其母"矣。

麻黄能兴奋呼吸中枢、血管运动中枢、大脑皮质和皮质下中枢，对骨骼肌有抗疲劳作用；石菖蒲既能解除胃、肠平滑肌痉挛，又能阻断乙酰胆碱、5-羟色胺、组胺对离体豚鼠气管的收缩作用，其对抗致痉剂的作用与氨茶碱相似（《中药形性经验鉴别法》）。可见二药配对为用，能祛风散寒、醒脾化湿、消积宽中、逐痰平喘，共奏燮理肺脾气机、化湿醒脾开胃、宣通窍道开灵的作用。如临证治疗湿困脾土，症见纳呆腹胀、脘腹痞满时，但见舌苔黄腻为据，均可在辨证的基础上应用本药对以达中焦转枢之用。药后出现打嗝，转矢气，其痞塞满闷顿时消除，为中病佳兆。

（三）麻黄与石菖蒲配伍点睛

石菖蒲辛温，芳香走窍，为舒心气、畅心神、怡心情、益心志之妙药也。清解药用之，赖以祛痰秽之浊而卫宫城；滋养药用之，借以宣心思之结而通神明。温疟亦时行之戾气，而兼有湿痰蒙蔽，石菖蒲涤痰辟秽，裨助正气，故能治之，如甘露消毒丹是也。石菖蒲清芬之气，能助人振奋精神，故使耳目聪明，九窍通利。凡寒饮闭塞，肺气不宣，则令人音喑，石菖蒲能逐饮宣窍，而声自开，以视虚劳金破之不鸣，显然有别。

麻黄宣肺气疏理脾气；石菖蒲芳香化湿醒脾。二药合用，调理肺脾气机，化湿醒脾运脾，相得益彰。予以临证体会，麻黄不仅走表，亦可用于里证，祛内里之寒湿，故而治疗肾气不足、下焦虚寒、膀胱气化不利、闭藏失司、不能约束水道而遗尿者。治宜温补下元，固摄膀胱为法，予以菟丝子30g，盐巴戟9g，补肾阳以暖膀胱，共为君药；以益智仁12g，桑螵蛸9g，滋肾敛阴以缩小便，共为臣药；以淮山药18g，卵菱子18g，健脾益气，增强固肾气以固缩小便，共为佐药；以麻黄3g，石菖蒲12g，化湿醒脾，通调水道，促进肾之气化功能，遗尿自愈。另外，麻黄还有醒脾之功，与石菖蒲相伍，起醒脾消胀开胃之效，用于治疗湿困脾胃之证，效果显著。

譬如治疗痞满之证，在辨证的基础上加麻黄、石菖蒲可达转枢之用，药后出现打嗝，转矢气，其痞塞满闷顿时消除。因脾胃同居中焦，脾主升清，胃主降浊，共司水谷的纳运和吸收，清升浊降，纳运如常，则胃气调畅。若因表邪内陷入里、饮食不节、痰湿阻滞、情志失调、脾胃虚弱等各种原因导致脾胃损伤，升降失司，胃气壅塞，皆可发生痞满。如外邪侵袭肌表，治疗不得其法，滥施攻里泻下，脾胃受损，外邪乘虚，内陷入里，结于胃脘，阻塞中焦气机，升降失司，胃气壅塞，遂成痞满。症见脘腹痞满闷塞不舒，胸膈满闷，头重如裹，身重肢倦，恶心呕吐，不思饮食，口淡不渴，小便不利，舌体胖大，边有齿痕，苔白厚腻，脉沉滑。治当燥湿化痰，理气宽中。生麻黄3g，茅苍术12g，石菖蒲12g，法半夏12g，姜厚朴18g，紫前胡9g，苦桔梗6g，炒枳实9g，炙甘草6g。若胃痞壅塞，平调升降，症见胃脘滞塞、纳呆、气短、自汗、腹中鸣响、大便溏，为虚痞，或痞满食后加剧，空腹则胃饥思食，大便时溏时秘，肢节烦痛者，为虚实夹杂之痞，治宜益气健脾，醒脾化湿，升发脾阳，自拟生黄芪18g，生晒参9g，生麻黄3g，茅苍术12g，石菖蒲12g，炒枳实9g，柴胡3g，升麻3g，炙甘草6g，诸药为伍能升降并调，使胃气自转，痞满自消。

二药配对，辛温香散，易伤阴耗气，凡阴血亏虚及滑精，烦躁多汗者均不宜服用。干品不宜久煎，久煎效差；鲜品用量应加倍。虽《本草纲目》记载，石菖蒲恶麻黄，但由于药理的线性关系，具有燮理肺脾气机、化湿醒脾开胃、宣通窍道开灵的作用，因此用能化湿醒脾、涤痰平喘、通利九窍。《日华子本草》上有石菖蒲忌饴糖、羊肉，勿犯铁器之说，临床中应了然于心。

常用剂量：麻黄内服煎汤3～12g；石菖蒲6～15g。

二、麻黄与石菖蒲配对的临床发挥

鉴于本药对有镇静安神、降温解痉、化湿祛痰、镇咳平喘、抗癫痫的功能，常用于治疗目窍不利、玄府闭塞所致的眼科疾病，如目昏视渺、玻璃体混浊；视神经乳头轻度充血，视网膜静脉略显充盈；视网膜有边界模糊之黄白色渗出病灶，或中央色白、周围色素沉着的陈旧病灶。视网膜黄斑区水肿模糊，色暗红，外围有圆形或椭圆形反射光晕，中心凹反光减弱或消失，黄斑区尚可见到黄白色细点状或灰黄色圆形渗出，抑或不规则的色素沉着。亦常用于治疗咳嗽哮喘、鼻炎、耳聋耳鸣、声音嘶哑、性功能障碍、小便不利等疾病。

凡湿浊中阻、脘闷腹胀、痞塞疼痛、食欲缺乏、苔厚腻者；寒湿所客、身体沉重、胃脘胀痛、面色萎黄者；咳逆上气、以寒饮湿痰之壅塞膈上、气窒不通者；湿浊上犯、阳虚寒痹以致玄府闭塞所致的眼科疾病，均可伍入生麻黄、石菖蒲给予施治。如甘露消毒丹、三仁汤、麻杏石甘汤、麻杏薏甘汤、桂星散、苓桂术甘汤、泽泻汤、防风通圣散、麻黄附子细辛汤、阳和汤等方剂。

（一）治疗发作性睡病

曾治一嗜睡症患者，女，65岁，嗜睡年余，浑身无力，发呆1个多月。于2019年6月16日首诊。患者于2017年7月初，因体检不能饮水，复以天气炎热，口干较甚，就直接饮用自来水。事后急发高热，体温39℃以上，当时高热昏迷，在乡镇医院诊治无效，转至市立医院急诊，又转至感染科住院治疗一周，诊断为病毒感染，造成败血症，给予输液治疗，病毒感染及高热痊愈出院。但是，治疗期间检查发现肺部右下叶有结节，医师建议出院观察。观察期间经检查肺部结节增大，于2018年3月8日前往市立医院做微创治疗，对结节实施摘除术，术后恢复不错。术后至今伴有咳嗽、嗜睡、乏力现象。于2019年5月开始发呆、健忘，曾在某医院神经内科诊为"发作性睡病"，服用中西药治疗无明显好转，遂慕名来就诊。

临床表现：患者脸色发黄，体形偏胖，双下肢水肿，头晕昏沉，神疲食少，倦怠懒言，恶寒背冷，手足不温，吃饭或与人交流时都能入睡，呼之即醒，继而又入睡，整日睡觉依然感到乏困，喜热饮，大小便正常，未见口干、口苦、口渴，舌质色青，舌体肥厚，舌苔白腻而散布舌面（图2.5右图，右图示治疗后舌象），脉沉细无力。有三高病史。

临床诊断：综上脉舌证合参，患者素体脾肾阳虚，舌体色青为三阴虚寒；舌体肥厚为痰湿困脾；舌苔白腻而满布为脾虚湿盛，气机郁滞。此为太阳表实，阴寒内盛，肺失宣降引起水液聚积形成痰湿，遂成痰湿蒙蔽心窍使心阳不振，继而导致精神倦怠而嗜睡，治宜醒脾逐痰，振发清阳，宣通窍道，利玄府而消肿。

处方用药：生麻黄12g，柳桂枝15g，苦杏仁12g，茅苍术45g，制香附15g，香白芷12g，黑附子30g，云茯苓15g，法半夏30g，石菖蒲12g，辽细辛12g，炙甘草12g。予以7剂，每日一剂，早晚各温服一次。

2019年6月23日二诊：停服西药，只服用中药。剂尽时已不发呆，也不头晕头昏，白天睡眠明显减少，吃饭、聊天不见嗜睡状态，精神状态良好，下肢水肿痊愈，但是健忘还存在。察舌见肥厚及白苔散布已退，且见舌质色青，舌形左路偏短，舌前三分之一苔薄白，舌根苔白而厚腻，

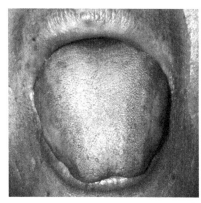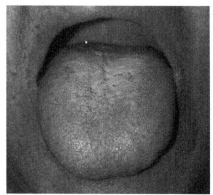

图2.5

可见病退不少（图2.5右图），但见肝气不升，原方去香附、茯苓，易生麦芽60g，生麦芽与肝木同气相求，既能疏肝解郁，又能升发肝气而和胃。健忘皆因痰浊闭窍及湿阻中焦所致，故而在原方药物的作用上佐入炙远志（12g）与方中石菖蒲配对，既能开心气而宁心安神，又能通肾气而强志不忘，使气自顺而壅自开，气血和畅不复上逆，痰浊消散不蒙清窍，神志自可清明。

处方用药：生麻黄12g，柳桂枝15g，苦杏仁12g，茅苍术45g，生麦芽60g，炙远志12g，法半夏30g，石菖蒲12g，香白芷12g，黑附子30g（另包，用冷水泡2小时，煎2小时，再与其他药同煎1小时），辽细辛12g，炙甘草12g。予以15剂，每日一剂，早晚各温服一次。药后诸症悉除，继服7剂巩固疗效，随访两年未见复发。

按语：发作性睡病属中医"嗜睡""多寐"等范畴，多与阳虚阴盛或脾虚湿阻、清阳不升有关。足太阳有通项入于脑者，正属目本，名曰眼系，头目苦痛取之，在项中两筋间，入脑乃别。阴跷阳跷，阴阳相交，阳入阴，阴出阳，交于目锐眦。《灵枢·寒热》说："阳气盛则瞋目，阴气盛则瞑目。"《伤寒论》有"少阴病，脉微细，但欲寐"。医咸但欲寐是阳虚阴盛、阴阳失调所致；或痰饮遏阻，脾阳受困，清阳难升，致清窍不利，故困顿欲眠。明代朱丹溪进一步明确指出，"脾胃受湿，沉困乏力，怠惰嗜卧"，可见嗜睡主要是因脾虚湿胜相关，却忽视太阳表实，阴寒内盛，肺失宣降引起水液聚积形成痰湿，遂成痰湿蒙蔽心窍使心阳不振，继而导致精神倦怠而嗜睡的病机。治宜醒脾逐痰，振发清阳，宣通窍道，利玄府。

本方用麻黄汤合麻黄附子细辛汤加茅苍术、制香附、云茯苓、法半夏、石菖蒲、香白芷组成。诸药合用，燮理肺脾气机，化湿醒脾开胃，宣通窍道开灵，使阳复寒蠲，阴阳相和则嗜睡自愈。

（二）治疗突发性视物模糊

曾治福建一黄姓男性患者，59岁，于2003年9月11日首诊。诉2001年5月21日，开车穿过隧道出来时双目突然视物昏蒙，伴黑花飞舞，视瞻有色及视大为小，视直为曲。经医院眼科检查，结果是眼底中央静脉闭塞，缺血型黄斑囊性水肿引起的视力急剧下降，眼底可见视网膜、脉络膜有边界模糊之黄白色渗出斑，中心凹反光不清。在此期间内服中药、中成药、西药和眼底激光治疗，依然未见好转。西医要求立即住院进行手术治疗。患者恐惧手术后失明，选择中医治疗。

临床表现：刻下症见双目视物昏蒙，夜间几乎看不见，头重昏沉，肢体乏力，胸膈胀满，痰涎上壅，舌质淡红，舌体胖大，苔白腻微黄，边有齿痕，脉沉涩。

临床诊断：综上脉舌证合参，其病脾虚湿盛，玄府壅塞所致。治宜健脾利湿，活血祛瘀，通关开窍。

【处方1】生麻黄60g、石菖蒲180g、生水蛭180g、血竭30g，共为细末，装入4号胶囊，每日三次，每次九粒，温开水送服。

【处方2】生麻黄3g、石菖蒲15g、苦杏仁12g、滑石粉30g（包煎）、白蔻仁18g、姜厚朴15g、白通草6g、车前子15g（包煎）、薏苡仁45g、清半夏12g、茅苍术15g、云茯苓15g、炙甘草6g。每日一剂，水煎内服，早晚各温服一次。

守方共服药6周，视力恢复正常，医院检查一切正常，可谓临床治愈。可见麻黄、石菖蒲治疗玄府闭塞所致的眼科疾病有明显的疗效。医遇瘀血、湿邪、寒邪、水饮上犯以致青光眼等眼科疾病均可伍入麻黄、石菖蒲，如水饮上犯所致的青光眼可用泽泻汤加生麻黄、石菖蒲、车前子、白豆蔻施治，以此效法。

三、麻黄与石菖蒲配对应用小结

麻黄主含麻黄碱和伪麻黄碱，主要在髓部；挥发油主要在皮部。麻黄碱与伪麻黄碱主要是平喘、祛痰、止咳、利尿作用。挥发油可兴奋汗腺，主要是发汗作用。蜜炙麻黄在温度的作用下挥发油减少而使发汗力有所减弱，但祛痰、止咳、平喘、利尿作用未受到影响，并在蜂蜜的协同作用下有所提高；而麻黄绒仅损失其髓部的麻黄碱和伪麻黄碱，即止咳、平喘、祛痰、利尿作用降低，而皮部的挥发油成分并未受到多大损失，相对而言在同等剂量情况下有所提高，即发汗作用并没有降低。

诸书所载，石菖蒲均为芳香化湿、开窍宁神之药，然祛痰化浊实为其基本功用，此《本经》所旨也。前人有"怪病皆生于痰"之论，寻常之病与痰浊有关者实不为少数。其代表方有平胃散、二陈汤、保和丸、茯苓丸、三子养亲汤、清气化痰汤等，临证可在除痰消积方中稍佐本药对，使诸方消痰化气，除痞利湿而化浊之力则有所增加。

在补益方剂中佐入麻黄与石菖蒲，借其行痰湿之力，则方有流动上下之性，无有滞涩之害也；若痰湿阻于经络，致肢节疼痛、关节肿胀之痹证，则诸痹方中可用本药对。若咳逆上气，无论寒热多有湿痰阻于气道，若为脾不化湿，痰涎壅滞，用本药对佐入相应方剂治之。

若冠心病之发作每有寒热之痰阻于行血之心窍，可于益气化瘀、行气化瘀诸方中加石菖蒲；若癫狂、痴呆诸证，其神明之心窍为痰所蒙蔽，石菖蒲为常用之药。中风、温病热邪内扰，痰浊蒙闭心包，以致神昏失语，痰盛气粗，菖蒲郁金汤可用之。

若慢性咽炎类梅核气，声音不利，为痰结气郁之证，以半夏厚朴汤加石菖蒲、蝉衣等治之有良效；若神经性耳鸣并听力下降，早期用麻黄、石菖蒲、茯苓、蝉衣、生龙齿、生地黄、丹参，时日稍长则须石菖蒲与左右归丸为方。

若老年人智力减退而健忘，辨事物皆不明，并精神抑郁，性情孤僻，所谓老年痴呆也。此因肾虚脑髓渐空，复有痰浊阻于清窍，以致精神不爽，神志混淆。可用还少丹益肾，并加石菖蒲除痰。又有古方读书丸（石菖蒲、炙远志、熟地黄、菟丝子）治心肾亏损，记忆力减退，也可用于老年痴呆。

就本章节发作性睡病医案，选用麻黄、石菖蒲配对佐入麻黄汤，随证化裁以治，获得良好的效果。《伤寒论》少阴病有"但欲寐"一候，但均未出方。后世医家有主痰湿者，有主脾虚者，多用燥湿化痰、健脾益气等法治之。《诸病源候论》指出："气短好眠，为诸痰之候。"就其表面征象而言，与不寐截然相反，但因痰浊所致的发作性睡病，就其发病机制来说，与痰不寐具有内在的联系。无论是因脾虚生痰，还是因其他而痰湿内停，皆可导致痰湿困脾，脾气不升，则心神失养，胃气不降，浊气反上蒙心神，故而嗜睡。痰证嗜睡在临床上并不少见，但往往为虚实夹杂之候，临床上多兼脾气虚、肾阳虚候，要在祛痰的同时分别予以健脾、补肾，标本同治。亦可见于体质肥胖之人，或于雨湿之季，伴有头重如裹，精神萎靡，肢体倦怠，呕恶纳呆，胸脘痞闷，苔白腻，脉弦或濡缓，本方疗效甚好。

本例的主要临床表现和病机与少阴寒化证相符。足太阳有通项入于脑者，正属目本，名曰眼系，头目苦痛取之，在项中两筋间，入脑乃别。患者因阳气不支，不能充养头脑，而精神疲惫，记忆力下降，兴趣淡漠，欲寐嗜睡；阳气无力鼓动血脉，则脉沉细，阳气不能达于表，卫外不固，则易感受寒邪侵袭，如受邪后又无力达邪出表，成为太少两感证，复方以麻黄汤合麻黄附子细辛汤加石菖蒲、半夏、白芷化痰降浊，宣通清窍。下肢水肿为脾阳失温、中焦阳虚、气不化水而致，故暗合苓桂术甘汤，由少阴直达肺部，而皮毛为之开泄，化水行气，除湿健脾，振奋中阳以助心肾之阳。

凡医遇风寒湿邪，痰湿中阻满闷，玄府闭塞，九窍不利，疫疠湿毒，其舌苔厚腻者，均可应用麻黄、石菖蒲配对合用，二药配伍具有开玄府、通九窍、调血脉、开气厥、除痹痛、破癥瘕、散积聚、醒神开窍的功能，有效发挥燮理肺脾气机、化湿醒脾开胃、宣通窍道开灵的作用，使其中焦枢转，消积宽中，止咳平喘，开窍通络，平和阴阳。

第四节　麻黄与胡颓叶配对的临床应用

中药归经理论的最早论述见于《黄帝内经》，提出药物的五味对机体脏腑有选择性，如《素问·宣明五气篇》曰："五味所入，酸入肝，辛入肺，苦入心，咸入肾，甘入脾，是谓五入。"另一方面，还说明五色合五味对机体不同部位有选择性，如《素问·五藏生成篇》曰："色味当五藏，白当肺、辛，赤当心、苦，青当肝、酸，黄当脾、甘，黑当肾、咸。"植物药之五味及色泽，启示后人遣药的法则。张仲景《伤寒杂病论》中的脏腑辨证、六经辨证和分经用药理论，对中药归经理论的形成产生了深远的影响。后世出现的六经用药归经方法，如麻黄、桂枝为太阳经药；知母、石膏为阳明经药；附子、细辛为少阴经药等都始于此，这为中药归经理论的形成奠定了坚实的临床基础。

本章节主要直陈麻黄与胡颓叶配对的临床应用。谈到胡颓叶的应用，不得不联想人与自然和谐共生共享的法则，人与植物皆是自然的一部分，也是自然进化的产物。人类在进化的过程中，处于食物链的最顶端，不能一刻不呼吸，而且吸入的是氧气，呼出的是二氧化碳，而植物在生长发育时，同样也要呼吸。白天植物在太阳光下行光合作用，制造葡萄糖和淀粉等有机物质时，把二氧化碳从气孔吸入，作为制造葡萄糖和淀粉的原料，同时把氧气从气孔中释放出来。但到了夜间，植物极力发挥呼吸作用，它和我们人类一样，也是吸入氧气，呼出二氧化碳。这种气体的一进一出，主要赖于叶子的气孔来完成。换句话说，叶子的呼吸作用如同人体的肺，所以植物之味酸性温的叶类，中医可用于宣肺气、散邪气、调肺气、如胡颓叶、盐麸叶等。

在自然界中，即便在非常严酷的环境里，仍有植物发芽、抽叶，竭尽全力地努力存活。叶子为了完成制造有机物、释放氧气的重要使命，必须面对恶劣的自然环境。植物的叶片飘摇在大气之中，风吹日晒，经霜沐雨，还有一些叶子非常坚强，能够在寒冷的环境里生存，叶子内部自然要产生一类用于对抗风寒的物质，这些具有特色的叶子被人筛选出来就成了上好的药物，如辛温解表的胡颓叶、紫苏叶、香薷、荆芥等。

胡颓叶，其味酸性温，入厥阴、太阴二经，可温肺敛肺，下气平喘，长于宣肺气、散邪气、调肺气，具有止咳平喘、解毒消肿、收敛止血的功能，可治咳逆上气、肺虚气短，咯血、痈疽等。但凡见久咳不止，喘息逆气，无论新旧，愚选用收敛肺气的胡颓叶与宣肺散寒的炙麻黄配对，酌情择方，随证遣药，以达平喘止咳之功效，临床多用于治疗虚寒型之外感咳嗽、慢性喘息及哮喘、肺结核咯血，验之多效。

一、麻黄与胡颓叶配对的作用

就麻黄一药，辛温气薄，肺家专药，而走太阳，能开肺散寒，堪称疗伤寒解表第一药。故而麻黄治咳喘多用于风寒犯肺之寒实证。数千年来，中医治病者已不止于此，凡咳喘之证，麻黄均可选用。通过临床适当配伍，广泛地用于各种证型的咳喘病。

胡颓叶出自《本草纲目拾遗》，其味酸，性微温，专入肺经，亦入厥阴经。叶呈椭圆形或长圆形，长 4 ~ 9cm，宽 2 ~ 4cm，先端钝尖，基部呈圆形，全缘或微波状缘，革质，上表面浅绿色或黄绿色，具光泽，散生少数黑褐色鳞片；叶背面被银白色星状毛，并散生多数黑褐色或浅棕色鳞片，主脉在叶背面突出，密生黑褐色鳞片，叶片常向背面反卷，有时呈筒状。叶柄粗短，长0.5～1cm，灰黑色。质稍硬脆，气微，味微涩。以叶大、色浅绿、上表面具光泽、无枝梗、无碎叶杂质者为佳。肺虚短气，胡颓叶治喘咳方（《纲目》）；治喘嗽上气，甚者亦效（《中藏经》）。大抵皆取其酸涩，收敛肺气耗散之功耳。依据本品其性味，胡颓子有收敛肺气耗散之功，对久咳肺虚者尤为合适。常用于治疗虚寒性咳嗽、气短、哮喘等症。

（一）麻黄与胡颓叶配对的功能

依据麻黄、胡颓叶的气味及其功能，两者均为治疗咳逆上气之证。喘咳之病名、症状及病因病机，首见于《黄帝内经》。《灵枢·五阅五使篇》曰"肺病者，喘息鼻张"，《本脏篇》曰"肺高则上气肩息"，《素问·藏气法时论》曰"肺病者，喘咳逆气，肩背痛，汗出……虚则少气不能报息……肾病者，腹大胫肿，喘咳身重，汗出憎风"，可知喘的主要病变在肺和肾。肺主一身之气，肾主纳气，故虚者以肺、肾二脏之虚为主。实者，为邪气实，六淫、水饮、痰热等皆令肺气失于宣发，肃降不行，上逆为喘。然肺气宜宣又宜降的生理功能特征，当肺失肃降之时，予常用辛酸化甘、开阖相济之法予以调理。

麻黄辛温，专疏肺郁以宣泄气机而平喘，祛实邪外出以散风寒而解表，故为温通阳气、调和血脉、宣肺平喘之药；胡颓叶味酸能收敛肺气而平喘，温能化肺中痰饮，使肺气下归于肾为治咳逆上气之去路，去路清则气肃降，亦为温肺敛降下气、纳肾气降逆之药。合两药而言，宣敛通降，则为一开一阖，当开而阖是为关门逐盗，当阖而开则恐津液消亡，此为开阖相济之奥配，具有止咳平喘的功能，用于治疗肺虚咳嗽、气喘等症。

（二）麻黄与胡颓叶配对的作用机制

咳逆上气之故，缘肝疏泄太过，乘所不胜，气机不畅，横逆犯脾，脾病及肺而咳逆上气；或肝木枯则火炎，风木挟火气而乘金，肺气郁闭在肺内不能往外发散，宣发功能随即失常，其病因虚而咳逆上气。

麻黄既入肝又入心，心在液为汗，故为发汗之上药；肝主疏泄，阳气由疏泄转向收敛，阳郁闭塞而肺失肃降，故为宣发肃降之上品。胡颓叶气温以遂木气之发荣，味酸以敛木气之归根，使阳气由疏泄转向收敛，故有收敛固涩、益气生津之功效。二药配对，共为君药，一宣肺而调水之上源，一敛肺而固水之本，一散一敛，一升一降，其作用机制为肺肾肝同治，相互促进，相互制约，使宣肺不至于收敛过度，敛肺不至于肺宣发太过，既有宣敛肺气以平咳喘，温肾纳气以降咳逆上气；又有温阳通气以遂木气之发荣，疏通气机以敛木气之归根的作用，共奏开肺散寒、宣敛肺气、止咳平喘之功效。

现代药理研究表明，胡颓叶含羽扇豆醇、熊果酸、齐墩果酸、β-谷甾醇和熊竹素。熊果酸具有抗致癌、抗促癌、诱导F9畸胎瘤细胞分化及抗血管生成作用，极有可能成为低毒高效的新型抗癌药物。临床上有显著而迅速降低血清转氨酶、消退黄疸、增进食欲、抗纤维化和恢复肝功能的作用，具有见效快、疗程短、效果稳定的特点。齐墩果酸主要具有护肝降酶、促进肝细胞再生、抗感染、强心、利尿、抗肿瘤等作用，还具有降血糖、降血脂、镇静的作用，是开发治疗肝病和降血糖等药物的有效成分。临床用于治疗传染性急性黄疸型肝炎，具有明显的降低谷丙转氨酶及退黄效果，改善病毒性和慢性迁延性肝炎患者的症状、体征和肝功能；还可用于银屑病、风湿性关节炎、肾炎水肿、肝硬化腹水、胃痛淋浊、血崩、跌打损伤、痈肿、腰膝酸软、胎动不安等症。而β-谷甾醇、熊竹素，具有止咳平喘、止血、解毒的功效。

（三）麻黄与胡颓叶配对应用点睛

炁箴门国轩依据汤液经法之辛酸化甘的用药法式理论，将其与辛温之麻黄配伍共为君药之对，收敛肺气耗散。但凡久病及肾，肾不纳气，肺气不敛，予拟定“麻颓定喘汤”治寒热错杂之喘证，并根据病证寒热之所偏来调整麻黄与胡颓叶的用量。经多年实践，发现虚喘在辨证论治的前提下，掺入味炙麻黄，确有立竿见影的近期疗效，并经临床验证，虚喘用麻黄，概无不良反应，且常因喘势能及时缓解病情逐步转机，对喘病有特殊的疗效，无论寒热虚实皆能奏效。尤其对虚喘，若畏麻黄治虚喘有害正之嫌而不敢用，则失之偏颇。然麻黄并非猛峻克伐之辈，再者配入益肾纳气药中，能奏宣肺平喘之功，有治标固本之用而绝无害正之弊，可放心用之。

尤其慢性阻塞性肺部疾病所致的喘证，不仅有肺肾两虚、摄纳失常的虚喘本证，同时还可见痰瘀阻肺、肺失肃降、气道壅塞的实证。因此，在辨证论治的前提下，合理配用麻黄，起到宣畅肺气以治标实的目的。如哮喘反复发作、气阳虚弱以致喘而汗出者，常以麻黄配生黄芪、黑附子、山茱萸，既可以收温补阳气、滋肾纳气、敛汗止喘，又可增强抗御外邪的能力，以减少感冒而控制哮喘发作。

麻颓定喘汤：由生晒参12g、炙麻黄9g、炒胡颓叶15g、炙枇杷叶12g、炒黄荆子9g、紫前胡12g、炙甘草6g组成，每日一剂，水煎，早晚饭后各温服一次。本方具有宣肺散寒、降气涤痰、止咳平喘之功效。

方中用辛温之麻黄温化水饮，又伍酸温之胡颓叶，酸涩收敛，辛酸并用，一辛一散，一酸一收，既能温肾纳气，又能止咳平喘；既无肺气耗散太过之弊，又无敛肺遏邪之虞，有相反相成之妙。本方师法前人治疗风寒束肺，兼有燮理喘咳的一大用药特点。

临床上常可见肺气失宣致咳嗽倏作，肺失肃降而出现咳嗽气喘。这两者都属病理反应。据此，调整肺脏的"出纳"功能，常采用麻黄与胡颓叶配伍，亦取开阖同用的方法，取得了显著疗效。麻黄辛苦而温，为发汗解表、宣肺平喘之要药。《本经》云："止咳逆上气。"现代药理认为，麻黄碱有松弛支气管平滑肌的作用。历代医家尝用麻黄治咳，不论新久，每能取得良好的效果。胡颓叶味酸性平，有收敛肺气之功，主要应用于久咳不止之症。即使外感咳逆，配麻黄同用，亦每获神效。但凡见寒热夹杂而痰壅气实者非胡颓叶所宜，须遣药佐证以治，方见奇效。

凡虚寒型咳喘、急慢性支气管炎者，亦可用炙麻黄30g、炒胡颓叶75g、生晒参60g、炙枇杷叶60g、炒黄荆子30g，上五味共研成细末为散或炼蜜为丸，日服两次，每次6g，散者酌加蜂蜜，饭后温开水冲服。

本药对的常用剂量为炙麻黄3 ~ 9g、胡颓叶9 ~ 15g，水煎内服或散剂开水冲服。愚常用胡颓叶代替五味子，故配伍原理与其有异曲同工之妙。凡阴虚火旺、舌红少苔者不宜使用。

二、麻黄与胡颓叶配对的临床发挥

综上所述，本组药对主要用于治疗虚寒型支气管哮喘。本病属中医"哮证""喘证""痰饮"等范畴。哮证特点呈发作性，发无定时，以夜间较多见。发时痰鸣有声，呼吸困难，不能平卧。至于病势的轻重，发作频率的多寡，发作时间的长短，则随人而异，各有不同。发作短者仅几分钟，或几小时，甚者持续数天。一般说来，发作和缓解均迅速，多为突然而起，亦可有先兆症状，如鼻喉作痒、喷嚏、鼻流清涕、呼吸不畅、胸中不适、嗳气、呕吐、情绪不宁等。继则咽塞胸闷，微咳干呛，以至呼吸困难，呼气延长，喉中痰鸣有声，痰黏量少，咯吐不利，甚则张口抬肩，目胀睛突，不能平卧，端坐俯伏较舒，烦躁不安，面色苍白，唇甲青紫，额汗淋漓，或伴有寒热。若能将大量黏痰畅利地咳出，则窒闷之势得以渐减，呼吸渐感通畅，痰鸣气憋随之缓解，似如常人，或感疲劳，食欲缺乏。若病程日久，反复发作，导致身体虚弱，可常有轻度哮证，在大发作时甚至持续难平。

在理论辨证上，本病总属正虚邪实，已发作的以邪实为主，未发作的以正虚为主。邪实当分寒痰、热痰的不同；正虚应审其阴阳之偏虚，区别脏腑之所属，了解肺、脾、肾的主次。在治疗上，法当根据"发时治标，平时治本"的原则。倏作时攻邪治标，去痰利气，寒痰宜温化宣肺，热痰当清化肃肺，反复日久，倏作时正虚邪实者，又当兼顾，不可单纯拘泥于攻邪。平时应扶正治本，阳气虚者应予温补，阴虚者则予滋养，分别采取补肺、健脾、益肾等法，以期减轻、减少或控制其发作。如寒热虚实错杂者，当兼以治之。《景岳全书·喘促》曰："扶正气者，须辨阴阳，阴虚者补其阴，阳虚者补其阳，攻邪气者，须分微甚，或散其风，或温其寒，或清其痰火，然发久者，气无不虚……若攻之太过，未有不致日甚而危者。"堪为哮证辨治的要领，临证应用的准则。

汉代张仲景的《伤寒杂病论》，阐述了喉间哮鸣有声、不能平卧的发病特点，所制小青龙汤、越婢加半夏汤等，迄今仍为临床所常用。唐宋时期，无论对本病的临床证候及方药治疗都有进一步的认识。至金元时期，自《丹溪心法》一书开始，将哮喘独立成篇，并提出"未发以扶正气为主，既发以攻邪气为急"的观点，对后世有较大影响。明代戴原礼就本病病因，明确提出宿根之说。清代对哮病的认识有更大的进展，在病因上，清代李用粹将其概括为：内有壅塞之气，外有非时之感，隔有胶固之痰。在辨证论治上，《医宗金鉴》将其分为寒、热、虚、实四类。在治疗上，不少医家根据自己临床实践，对前人的经验进行了总结和整理。现举隅说明如下。

（一）治疗支气管哮喘医案举隅

患者杨某，男，58岁，于1998年12月3日遂来就诊。诉咳喘病十余年，每至冬春季节，情志怫郁，则气喘憋闷，夜不能平卧，苦不堪言。辗转于许多大医院就诊，诊断为慢性支气管炎。在此期间屡医迭药，效果不理想，住院期间就缓解，出院则复发。

临床表现：患者面色晦滞带青，精神萎靡，恶寒肢冷，呼吸急促汗出，气喘憋闷，耸肩提肚，动则尤甚，长引息为快。咳吐稀白痰，每到夜晚则加重，不能平卧，早上起来则吐痰盈杯盈碗。胃脘痞满，倒凉气上逆咽喉，食欲缺乏，不思饮食，背部恶寒，喜卧不起。舌质淡白，舌体肥厚，舌边齿痕，舌苔白滑，脉弦紧。

证候分析：胃为肾之关，水饮入于胃，由脾上输肺，肺气肃降，水饮下流归于肾，从膀胱、尿道排出体外。如阴寒内盛，肾气不化，关门不利，水液聚积中焦，寒饮成痰，责成痞满，胃脘发凉，寒痰伏肺，遇感触发，痰升气阻，痰气相搏，以致呼吸急促而哮鸣有声。痰不能从咳而出，肺气郁闭，不得宣畅，则见胸膈满闷如塞，咳反不甚而咳痰量少，面色晦滞。阴盛于内，阳气不能宣达，故面色晦滞带青，形寒怕冷，喜卧床不起。病因于寒，内无郁热，故口不渴而喜热饮。外寒每易引动内饮，故天冷或受寒则发，舌质淡白，舌体肥厚，舌边齿痕，舌苔白滑，脉弦紧。此皆为寒痰之象。

临床诊断：综上脉舌证合参，可见患者素有宿疾，久病不愈，所涉脾肾阳虚，气化不利，以致寒饮上僭，聚饮生痰，寒痰伏肺，胃气不降，遇寒触发，遂成本病。在辨证上，内有壅塞之气，外有非时之感，膈有胶固之痰，或言少阴阳衰阴盛，气不归元，寒饮上逆，此病乃正虚邪实。在治疗上，法于三阴同调、宣敛通降、温肾纳气、开阖相济之理，治宜温中疏土、宣肺散寒、降逆化痰、止咳平喘。方用麻颏定喘汤化裁，暗合附子理中汤之寓意。

药物治疗：炙麻黄9g、炒胡颓叶15g、炒黄荆子9g、筠干姜9g、五味子6g、旋复花15g、法半夏15g、生晒参12g、生白术12g、黑附子9g、炙甘草6g。予以7剂，每日一剂，水煎内服，可分两次，早晚饭后各温服一次。

本病因中焦脾胃虚寒、风冷相乘及寒湿内生所致诸病证。而肺与中焦脾胃的关系密切，从经络循行上看："手太阴肺经起于中焦，下络大肠，还循胃口，上膈属肺。"二者密切联系，相互络属；从生理功能上看，脾主升清，将精微上输于肺，肺主宣发肃降，将脾转输来的精微向外周布散于全身，外达皮毛，二者亦密不可分，相互协同完成人体气血津液、精微的传输代谢。因而在病理上亦相互影响，故有"脾为生痰之源，肺为贮痰之器"之说。此亦指因中焦虚寒而导致肺气虚寒，使津液的输布代谢障碍停滞为痰，痰浊壅肺，其肃降失职，上逆为咳。据五行学说，脾属土，肺属金，土能生金，故脾为肺之母，脾气有生养肺气的作用，脾土虚寒不能升清以养肺，则母病及子致肺气亦虚寒，而肺气虚寒，日久亦可影响到脾，脾肺虚寒并见，成为母子同病。因此，在治疗上也必须脾肺同治，麻颏定喘汤合附子理中汤化裁施治。

二诊：服上方7剂后哮喘减轻，胃中倒凉气消失，效不更方，续服7剂。哮喘明显减轻，继服上方三旬，诸症悉除，后更方为炁箴门理脾涤饮汤加补骨脂、益智仁，以温肾纳气，巩固疗效。方用生黄芪30g、生白术15g、法半夏15g、缩砂仁24g、白豆蔻18g、黑附子9g、炮姜12g、益智仁15g、补骨脂15g、炙甘草6g。连续服用月余，2010年春节追访，12年未见复发，至今80余岁，身体健硕。

按语：本例气急喘促，不能续接，张口抬肩，得长引一息为快，应属元气不足之虚证。这与气促壅塞、不能布息、得呼出余气为快之实证不同。气藏于肺而根于肾，此证虚喘汗出，动则尤甚，恶寒肢冷，面色晦滞带青，精神萎靡，胃脘痞满，倒凉气上逆，痰涎稀白，舌淡苔白，一派太少虚喘之象。

本案宗李东垣《脾胃论》所言，脾胃一虚，肺气先绝，因虚作喘之理，肾为气之根，肾阳衰惫，摄纳失常则气不归元，上逆作喘之论。在治疗上，予始终未用止咳平喘之法去套方套药，坚持首辨阴阳，在治疗风寒致喘或暑热致喘时不忘顾护胃气。对内伤致喘，在建中的基础上，随证遣药，或是清热，或是滋阴，或是行气，或是行瘀，或是化痰，或是逐饮，或是温里，或是解表，或是解郁，形成了以脾胃为核心的治喘理论体系。

方中麻黄宣肺散寒，止咳平喘利于出，胡颓叶收敛肺气，止咳平喘利于纳，以其性味而配，酸散相济，开阖同用，二药合用，共为君药之对药，出纳相济，止咳平喘，不伤肺气。患者久病必虚，太阴为湿土，主水液代谢，脾虚则易生痰积饮，痰饮阻滞气机，肺气上逆作喘。脾主升清，脾不升清，浊阴不降，清浊相干，三焦气乱作喘。愚在遣方用药之时，始终不忘顾护中州之理论，脾胃不足，中气亏虚，湿自内生，助热为邪，身重短气，骨乏无力，阴火犯肺，则喘嗽蒸热，以甘补之，故用白术、人参、炙甘草，苦甘温补脾缓中为臣，俾精气升降出入之枢纽通畅，四象得以滋养。

脾阳不足，中焦虚寒，肠外血与津液凝结成积，迫肺作喘。以干姜辛温开太阴之生门，助参术草升发脾气之力，上输于肺；黄荆子辛温，以降肺胃之气，温胃散寒，镇咳平喘，即可助麻黄祛风散寒，逐阴邪外出，又能助旋复花、法半夏降逆化痰，开胃消食。由是以姜、荆、旋、夏四药辛温微苦为佐药，遂成辛开苦降之法，既有健脾和胃、温中散寒、降逆化痰的作用，又有开胃消食、镇咳平喘的功能。

肾为气之根，肾阳衰惫，摄纳失常则气不归元，上逆作喘。肾司二便，肾水不足，大便坚涩，肺与大肠相表里，腑气不通，肺失肃降作喘。法当宣降肺胃气，此时，借佐药之作用以助五味子、胡颓叶之酸敛温潜之性，以正温肾纳气、止咳平喘之法，更加黑附子扶阳驱阴，引气归元，与干姜、甘草遂成四逆汤，而四逆不独为少阴立法，凡太阳病脉沉与寒入三阴及一切阳虚之证，俱能治之。且麻黄为太阳证伤寒之主药，又为肺家专药，能开腠散寒，用以发汗解表，附子温经扶阳，麻、附配伍，使汗出表解无损于阳气，阳旺阴消，哮喘自平。

（二）治疗肺间质纤维化医案举隅

肺间质纤维化，也称间质性肺疾病或间质性肺炎。瘢痕形成使肺间质增厚，氧气就很难从肺泡转运到血液中，患者感到气短，活动耐力下降。

1.中医对肺间质纤维化的认识

本病属中医"咳嗽""喘证""肺痿"等范畴。肺痿是指肺叶枯萎不荣或痿弱不用，以胸憋气短、咳吐浊唾涎沫为主要表现的疾病。为肺的慢性虚损性疾患。肺痿首见于《金匮要略·肺痿肺痈咳嗽上气病篇》，该篇指出："寸口脉数，其人咳，口中反有浊唾涎沫者……为肺痿之病。"历代医家多在《金匮要略》的基础上予以引申阐述，共同认为总属肺虚不足之疾，并有"肺伤善痿"的解释。《外台秘要》十卷"肺痿门"，出炙甘草汤以治肺痿涎唾多，心中温温液液者。后世对虚热肺痿的治疗，主张用金匮肺痿篇中的麦门冬汤，或喻嘉言的清燥救肺汤，补充了该篇的不足。

根据《金匮要略方论》旨义及后世医家认识，本病多属肺部多种疾患伤肺，进一步演变发展成痿。如肺痈、肺痨、久嗽、喘、哮等伤肺，均有转化成为肺痿的可能。《金匮要略方论》将肺痿与肺痈、咳嗽上气并列一篇加以讨论，不仅是为了对照鉴别，还提示肺痈实热证，误治失治，或溃脓后正气渐虚，余邪不清，热毒结于上焦，熏灼肺阴，可以转为肺痿的虚热证。

《外台秘要·咳嗽门》引许仁则论云："肺气嗽经久将成肺痿，其状不限四时冷热，昼夜嗽常不断，唾白如雪，细沫稠黏，喘息气上，乍寒乍热，发作有时，唇口喉舌干焦，亦有时唾血者，渐觉瘦悴，小便赤，颜色青白，毛耸，此亦成蒸。"说明肺痨久嗽进一步发展则成肺痿。他如内伤久咳，或喘、哮反复发作，伤津耗气，亦可形成肺痿。"肺为娇脏，其位最高，不耐寒热"。"肺主一身之气，司呼吸，朝百脉"。肺喜润而恶燥，燥邪最易伤肺。肺开窍于鼻，咽喉为肺卫之门户，中医认为肺气与天地之气是相通的。

肺作为呼吸系统的中枢，每时每刻都在进行着繁重的工作，当空气中有害物质通过呼吸道进入肺时，肺泡的毛细血管会被这些有害物质黏附住，使肺泡壁增厚，日久不清除，就会层层叠加，使我们呼吸不畅。支气管、毛细血管周围的弹力纤维和胶原纤维增生也变得更为明显，同时还伴有大量的炎性细胞及渗出液，其中含有大量的纤维素，肺泡表面变得凹凸不平，部分肺泡管扩张。肺纤维化到了晚期，细胞间质纤维增生，伴有肺气肿。肺泡的毛细血管被纤维组织所侵蚀和破坏，数量减少，大量的纤维化导致肺组织变硬变厚，肺功能严重衰竭，肺泡无法进行正常的气体交换，从而发展成急慢性支气管炎、哮喘、肺气肿、肺心病、肺结核等病。

2.肺间质纤维化（肺痿）的病因病机

肺痿因肺叶枯萎而命名。其病因可分肺燥津伤和肺气虚冷两个方面，而以前者为主。发病机制为肺虚，津气亏损，失于濡养，以致肺叶枯萎。因发病机制的不同，而有虚热、虚寒之分。

肺燥津伤为肺有燥热，重亡津液。如肺痨久嗽，耗伤阴津，虚热内灼，肺痈热毒熏蒸伤阴，消渴津液耗伤，热病邪热伤津。或因误治（汗、吐、下利等）消亡津液，以致热壅上焦，消灼肺津，变生涎沫，肺燥阴竭，肺失濡养，日渐枯痿。《金匮要略·肺痿肺痈咳嗽上气病篇》云："热在上焦者，因咳为肺痿，肺痿之病……或从汗出，或从呕吐，或从消渴，小便利数，或从便难，又被快药下利，重亡津液，故得之。"肺气虚冷为大病久病之后，如内伤久咳、久喘等，耗气伤阳。或虚热肺痿，久延阴伤及阳，以致肺虚有寒，气不化津，津反为涎，肺失濡养，痿弱不用。此即《金匮要略方论》所谓"肺中冷"之类。

虚热肺痿，一为本脏自病所转归，一由失治误治或他脏之病导致。因热在上焦，消亡津液，阴虚生内热，津枯则肺燥，肺燥且热，清肃之令不行，脾胃上输之津转液从热化，煎熬而成涎沫，或因脾阴胃液耗伤，不能上输于肺，肺失濡养，遂致肺叶枯萎。

3.肺间质纤维化（肺痿）的辨证论治

肺痿的特征为咳吐浊唾涎沫。临床症见咳嗽，或竟不咳，咳吐浊唾涎沫，或唾白如雪，细沫稠黏，或有时唾血，气息短促，或时有寒热，形体瘦削，皮毛干枯，头昏，神疲，面㿠色青等。

肺痿与肺痈二者同属肺脏疾患，但肺痿以咳吐浊唾涎沫为主症，而肺痈以咳则胸痛，吐痰腥臭，甚则咯吐脓血为主症。虽然多为肺中有热，但肺痈属实，肺痿属虚，肺痈失治久延，可以转为肺痿。

肺痿与肺痨二者有轻重因果的关系，肺痨主症为咳嗽、咯血、潮热、盗汗等。肺痨后期可以转为肺痿重症。

由于病机不同，辨证有虚热、虚寒之分。如《医门法律·肺痿肺痈门》云："肺痿者，其积渐已非一日，其寒热不止一端。"一般以虚热为多见，如久延伤气，亦可转为虚寒，但究属少数。《金匮要略·肺痿肺痈咳嗽上气病脉证治》："热在上焦者，因咳为肺痿。肺痿之病，从何得之？师曰：或从汗出，或从呕吐，或从消渴，小便利数，或从便难，又被快药下利，重亡津液，故得之……肺痿吐涎沫而不咳者，其人不渴，必遗尿，小便数，所以然者，上虚不能制下故也，此为肺中冷，必眩，多涎唾。"

治疗肺痿以补肺生津为原则。虚热证，治当生津清热，以润其枯；虚寒证，治当温肺益气，而摄涎沫。临床以虚热证为多见，但久延伤气，亦可转为虚寒证。治应时刻注意保护津液，重视调理脾、肾。脾胃为后天之本，肺金之母，培土有助于生金；肾为气之根，司摄纳，温肾可以助肺纳气，补上制下。不可妄投燥热之药，以免助火伤津；亦忌苦寒滋腻之品碍胃，切勿使用峻剂祛逐痰涎，犯虚虚之戒。

4.医案举隅

患者，男，58岁。2001年1月5日首诊。诉胸前发紧，夜间阵咳无痰，活动后气短，须深呼吸畅快些，休息后可以缓解，膝关节发胀，指关节发紫，遇冷刺痛2个月余。逐渐转变咳吐白痰，出现活动后气短、喘息，活动耐受力逐渐减低，稍动即喘，日常生活难以耐作。

2000年12月18日胸部CT：两肺弥漫网格状阴影，纵隔淋巴结肿大，双肺间质纤维化，间质性炎症。肺功能检查：限制性通气功能障碍，弥散功能下降。血气分析：二氧化碳分压4.67kPa（35mmHg），氧分压6.67kPa（50mmHg）。血常规：白细胞16×10^9/L。住院治疗：口服泼尼松，每日30mg，咳嗽减轻。遂来就诊。既往有吸烟史累计15年，有肺气肿、肺心病病史。

临床表现：刻下症见患者面色晦暗，体形消瘦，咳嗽，伴白色痰涎，活动后气短、喘息，伴有唇甲色紫黯，日常活动症状明显加重，休息后可自动缓解；咽痒，夜间口干，易疲乏，恶风，易出汗；关节遇冷刺痛减轻，双手指关节发胀，不能握拳，食欲佳，小便频数清长，夜尿多，大便日数次难排，如挤牙膏样，舌体肥大，舌质淡红，舌边齿痕，舌苔白厚腻，脉沉迟。

证候分析：本病病位在肺，涉及脾、肾。肺主气，脾生气。脾所化生的水谷精气等营养物质，需赖肺气的宣发、肃降方能散布全身，而肺主宗气的生成，则又依靠脾化生的水谷精微上输以补充。由于本病病变日久，肺气虚而失其所主，宣降无力，气机郁滞，必然累及脾土，导致脾虚失运，精微不化，而出现咳喘无力、自汗易感、纳食呆滞、腹胀便溏等肺脾两虚之证。肺气虚寒，气不化津，津反为涎，故咳吐多量清稀涎沫，因非阴虚火旺故不渴，肺虚不能主气，则短气不足以息，脾肺气虚则神疲食少，清阳不升故头眩，阳不卫外则形寒，上虚不能制下，膀胱失约，故小便频数或遗尿。舌质淡，脉虚弱，皆属气虚有寒之征。肺脾气虚，则血行无力而血瘀，津液不化，变生痰饮，痰瘀阻肺，加速肺间质纤维化的发展（图2.6）。

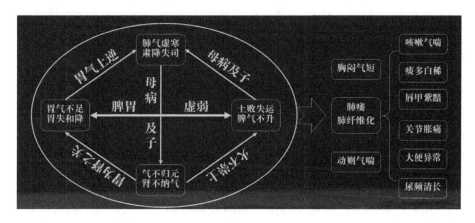

图2.6

临床诊断：肺司呼吸，肾主纳气，肺肾金水相生，因此，肺气虚日久病必及肾，可使原有的呼吸障碍日益加重，呼吸浅表，气喘急促，张口抬肩，胸中憋闷难耐。由此可见，肺间质纤维化后期，肺、脾、肾三脏亏虚，痰浊、水饮、血瘀三者并存，肺、脾、肾三脏功能失调，虚实夹杂，出现五脏皆损、正虚邪实的病理局面。愚诊断为肺痿，属肺肾气虚、痰瘀阻滞、肺气虚冷，则失宣降。治以温肺散寒，调补肺肾，化痰降气，宣肺平喘。小青龙汤化裁施治。书方如下。

药物组成：炙甘草45g、干姜18g、人参12g、五味子9g、炙麻黄6g、炒胡颓叶18g、生半夏30g、苍术12g、炒黄荆子15g、矮地茶15g、诃子肉

9g、补骨脂15g、淫羊藿30g。予以15剂，每日一剂，水煎内服，日服两次，早晚各温服一次。嘱其停用泼尼松。

2001年1月20日二诊：药后夜间咳嗽明显减轻。活动后喘息、胸闷憋气均有改善，且可平卧；双手发胀明显好转，近一周未见遇冷刺痛。因春节将至，原方予以继服药30剂，以观后效。

2001年2月25日三诊：药后病情稳定，呼吸舒畅，日常生活未见症状加重，且可散步慢行，爬三层楼回家时有气短的感觉，但未见咳嗽、手指关节发胀或刺痛，病情大见好转，建议患者坚持每天下午5点出去散步。舌淡红，苔白，脉沉细。原方继续服药2个月观察。

2001年4月29日四诊：病情平稳，无咳嗽、胸闷、气短，诸症悉除，每天散步1小时，无喘息，纳可，二便调。更方苈箴门理脾涤饮汤加补骨脂、益智仁、淫羊藿，连续服用2个月。随访，患者精神佳，能做少量家务劳动，间断郊游或游泳，食纳正常，睡眠佳，二便调。2002年11月复查肺功能示功能恢复正常，本案以收全功。

按语：肺间质纤维化（肺痿）常因外邪犯肺，肺气受损，耗气伤阴，日久及肾，以至肾不纳气，动则气喘；或因风邪犯肺，或因痰浊、毒邪损络，瘀血阻络，经常反复感染，也表现出毒损肺络、肺痹不畅、气滞血瘀，而成本虚标实之证。本虚不唯在肺，尚关乎脾、肾；标实则多为风、痰、瘀。病机转化，由气及血，由肺及肾，故以益气养阴、调补肺肾、纳气平喘、活血化瘀为治疗大法，间以疏风、化痰、祛瘀、解毒。急性期患者以疏风化痰、化瘀解毒为治，缓解期患者以益气养阴调补肺肾、纳气化瘀为法。

本案虚寒肺痿，皆因肺气虚冷，不能温化布散脾胃上输之津液，反而聚为涎沫，复因治节无权，上虚不能制下，膀胱失于约束，而小便不禁。《金匮要略·肺痿肺痈咳嗽上气病篇》说："盖肺为娇脏，热则气灼，故不用而痿；冷则气沮，故亦不用而痿也。遗尿或小便数者，肺金不用而气化无权，斯膀胱无制而津液不藏也。"指出肺主气化，为水之上源，若肺气虚冷，不能温化，固摄津液，由气虚导致津亏，肺失濡养，亦可渐致肺叶枯萎不用。

予宗仲师之意，肺气虚寒重用炙甘草与干姜，甘辛合用，甘以滋液，辛以散寒。以补脾助肺，益气生津为主。药用甘草入脾益肺，取甘守津回之意；干姜温肺脾，使气能化津，水谷归于正化，则吐沫自止。喘息气短，取人参、五味子甘温补脾，益气养阴，降逆平喘。方中生半夏、炒黄荆子辛温微苦，以辛开苦降，和胃降逆，宣畅肺气，化痰止咳平喘。因病位在肺脾两脏，是以里寒为本的实证。病理变化属脾、肺、肾的气机失调所致，此肺虚受寒，脾虚健运失常，以致痰湿内生，久渍于肺，阻遏气机，使脾的上归与肺的下输功能减弱。法当宣肺理脾、宽中化痰，依据肺气宜宣又宜降的生理功能特征，当肺失肃降之时，常用开阖同用之法予以调理，故而取麻黄开肺散寒，以祛实邪外出，用胡颓叶收敛肺气，以纳肾气而降逆，二药合用，出纳相济，宣敛通降，与方中苍术升宣脾肺，以调畅脾之升运及肺之宣降，则祛邪的同时恢复正常生理气机，而咳喘速愈（图2.7）。

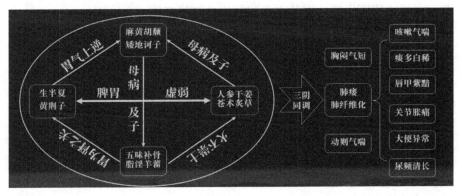

图2.7

患者双手指关节发胀，遇寒刺痛，膝关节疼痛，此乃肺气虚寒，肺胃失降，三焦输布失常，肾间之风湿，以致寒湿相搏，痹阻血脉，筋骨失养发为胀痛，遇冷刺痛。胃为肾之关，在生理病理上中焦脾胃既是湿气之来路，同样也是湿气之去路，故肾经风湿可借脾胃之道而出。故苍术、半夏、黄荆子健脾除湿，疏风散寒以利腰脐之气，祛肾间风湿，这便是胃为肾经风湿出路观点，在药物方面的具体应用。而黄荆子配矮地茶、淫羊藿以疏风祛湿，温经散寒，活血止痛，又能润肺降气，化痰镇咳；大便日数次难排，犹如挤牙膏样，此乃肺气虚寒，腑气不畅，寒湿滞留肠胃所致，故用诃子肉配方中五味子、胡颓叶以敛肺涩肠，止咳平喘，与健脾除湿之苍术为伍，四药相用，肺气降，腑气通，寒湿除，大肠涩，则大便滑泄自止。

肺主气，肾统气，方中淫羊藿、补骨脂温肾纳气。淫羊藿气寒，入足少阴肾经。味辛润泽之金味，入手太阴肺经，气味降多于升。寒益肾，辛润肺，故益气力也，气力既益，内养刚大；而补骨脂能暖水脏，阴中生阳，壮火益土之要药，其主五劳七伤。本病缘劳伤之病，多起于脾肾两虚，以其能暖水脏、补火以生土，则肾中真阳之气得补而上升，则能腐熟水谷、蒸糟粕而化精微，脾气散精上归于肺，以荣养乎五脏，故主五脏之劳，七情之伤所生病。固其本而阳气生，肺痿自除。

愚治肺痿，凡肺气虚寒，气不化津，津反为涎，肺虚不能主气，则短气不足以息，每用甘缓理虚，宗仲景甘药理胃，虚则补母之义，可谓得仲景心法矣。全方其甘温辛酸微苦，重用甘药，五味调和，辛甘化阳，酸甘化阴；苦甘化阴，辛开苦降。方中有药，药中有对；升中有降，降中有升。扶正祛邪，阴阳平和，以安五脏。诸药为伍，三阴同调，益肺气之虚，润肺金之燥，生津化热，以宣上焦之气，使胸中之阳不滞，而阴火自熄，咳喘依息自平。

（三）医案赏析

众所周知，脾胃为人体精气升降的枢纽，《素问·六微旨大论》中说："升降出入，无器不有。"李东垣在《脾胃论·天地阴阳生杀之理在升降浮沉之间论》中曰："万物之中，人一也，呼吸升降，效象天地。"即人和其他事物一样也是处于不停的运动变化中。并进一步指出，饮食入胃后，"精气先输脾归肺，上行……滋养周身，乃清气为天者也……升已而下输膀胱……传化糟粕转味而出，乃浊阴为地者也"。即强调人体精气的升降运动由脾胃所主宰，脾胃乃整个人体精气升降出入的枢纽。"夫脾胃虚者，因饮食劳倦，心火亢盛，而乘土位，其次肺气受邪"，即脾胃内伤，气虚无力升降，阴火内生，土虚则无力生金，导致金虚，肺金易受阴火侵犯。

上二则医案均为肺病，其病理性质多为虚实夹杂，或兼痰饮，或兼气乱，或兼阴火，或兼宿食，或兼积聚。发病机制与肺、脾、肾三脏功能失调密切相关。肺主气的宣发肃降，开窍于鼻，外合皮毛。若外邪侵袭，或他脏病气上犯，皆可导致肺气不利而致喘满。脾胃为气血生化之源，脾虚则营卫不调，易感外邪，导致肺失宣降作喘。脾气虚则阴火内生，阴火可直接耗伤元气，使肺虚作喘，又可直接上乘迫肺导致肺痿作喘。脾为湿土，主水液代谢，脾虚则易生痰积饮，痰饮阻滞气机，肺气上逆作喘。脾主升清，脾不升清，浊阴不降，清浊相干，三焦气乱作喘。脾阳不足，中焦虚寒，肠外血与津液凝结成积，迫肺作喘。

肾为气之根，肾阳衰惫，摄纳失常则气不归元，上逆作喘。肾司二便，肾水不足，大便坚涩，肺与大肠相表里，腑气不通，肺失肃降作喘。在治疗风寒致喘或暑热致喘时不忘顾护胃气。对于内伤致喘，在建中的基础上，或是清热，或是滋阴，或是行气，或是化痰，或是逐饮，或是行瘀，或是温里，形成了以脾胃为核心的治喘理论体系。

三、麻黄与胡颓叶配对应用小结

可见以麻黄与胡颓叶配对为君药，奇在麻黄之辛则温肺散寒，妙在胡颓叶之酸则收敛肺气，辛酸相用，出纳相济，具有止咳平喘的功效，二药合用，擅攻肺气虚寒，肃降失司所致的肺病，如咳嗽、喘症、肺痿等疾病。然在遣方用药上，借助仲景甘缓理虚，甘药理胃，虚则补其母之法旨。虽其病在肺，治以理脾和胃，此乃培土生金，斡旋中州气机，俾肺肾相济，升降出纳调畅，一气周流，五脏调和，阴阳相济，其病自安。

但凡见肺阴亏耗，虚火内炽，肺失肃降，则气逆咳喘；热灼津液成痰，故咳吐浊唾涎沫，其质黏稠；燥热伤津，津液不能濡润上承，故咳声不扬，音嘎，咽燥，口渴；阴虚火旺，灼伤肺络，则午后潮热，咳痰带血；阴津枯竭，内不能洒陈脏腑，外不能充身泽毛，故形体消瘦，皮毛干枯。舌红而干，舌苔微黄，或舌红少苔，脉虚数，即是阴枯热灼之象。亦可用炙麻黄（忌用生麻黄）、胡颓叶配对于益气养阴、甘缓补中的队伍之中，发挥敛肺止咳、平喘降逆的作用。如选用麦冬滋阴润燥；人参益气生津；甘草甘缓补中；伍入半夏下气降逆，止咳化痰，以辛燥之品，反佐润燥之功；枇杷叶可清肺胃之热。杏仁、枇杷叶味苦，降泄肺气，以上均为佐药。如火盛，出现虚烦、咳呛、呕逆者，加竹茹、竹叶清热和胃降逆。如咳吐浊黏痰，口干欲饮，则可加天花粉、知母、川贝母。津伤甚者，加沙参、玉竹以养肺津。潮热，加银柴胡、地骨皮以清虚热退蒸。用于治疗阴虚火旺，津液耗伤之肺系疾病，随证化裁。方用：炙麻黄6g、胡颓叶15g、人参12g、麦冬24g、法半夏9g（舌红少苔者忌用，可更为象贝母，或海蛤粉，或海浮石）、杏仁9g、炙枇杷叶12g、炙甘草30g。

又曾治一严姓患者，男，65岁。素有咳嗽，脸鼻尖发红。近又复感新邪，咳嗽阵作，痰多白沫而稠，咽喉瘙痒，动则咳嗽加剧，甚则胸闷气急。病久体衰，邪实正虚。脉稍数，苔薄微黄。治拟宣肺清热，化痰止咳。方用：炙麻黄9g、炒黄荆子9g、炒胡颓叶9g、太子参60g、北沙参12g、光杏仁9g、紫前胡12g、鱼腥草30g、蒲公英30g、象贝母12g、炙紫菀12g、冬瓜子30g。服7剂后，咳嗽明显缓解，痰亦减少，病情大见好转。继服7剂，配伍得当，相得益彰，以收全功。

病变无常，方难执一，善于化裁古方，以切合时用，灵活加减，能扩展成许多类方，所以医家临证运用成方，应根据治疗需要，知常达变，才能变化裕如，应用自得。固守成方不变或滥改滥削有失方义者，均非可取。诚然医者司命，不可不知。病无常形，医无常方，药无常品。成诠可袭，活法难通，在于善学善用。无论是学习前人，还是自己组合的药对，必须按照传统的法度和现代之认识配伍处方，诸如药之精选、量之轻重、配伍之合拍和效能之专注等都应周密考虑，细致地分析研究是否符合逻辑推理，对预计疗效要有所评估，谙熟反、激、逆、从的组方之道，自然熟能生巧，巧能应变，化裁成方，遣方用药，成竹在胸，随手拈来，体现治病者诊疗工作技术水平，这便是应用药对之巧。

第五节　麻黄与黄芪配对的临床应用

黄芪的临床应用历史悠久，在《神农本草经》中便列为上品，至张仲景的《金匮要略》中，更将黄芪在杂病的应用进行了比较全面的阐述，共有八方。这八方是黄芪桂枝五物汤、黄芪建中汤、防己黄芪汤、防己茯苓汤、乌头汤、桂枝加黄芪汤、黄芪芍药苦酒汤、千金三黄汤。但是，在《伤寒论》中无一方用黄芪；无独有偶，在《温病条辨》中，除借用清暑益气汤和补中益气汤外，吴鞠通自拟方中，只有用加减补中益气汤治疗"气虚下陷，门户不藏"。可见温热也极少用黄芪；而杂病多气血虚损之证，因而用黄芪的机会也就较多。黄芪味甘性温，能补气又能升提，故凡中气不足、气虚下陷之体倦乏力、气短头晕、食少便溏、气虚发热、内脏下垂、气虚易感、崩漏下血等症均能治疗。或又因"中气不足，溲便为之变"，故小便不利、大便泄泻、尿血膏淋、小便过多等亦有效。或又因气行则水行，气行则湿行，补气能行水行湿，故水肿湿停诸症，黄芪常用之。

众所周知，血为气之母，气为血之帅，补气能生血，气行则血行，故凡血虚、血瘀之证，常离不开黄芪。张锡纯更认为黄芪能疏肝补肝，认为"肝属木，应春令，其气温而性喜条达，黄芪之性温而上升，以之补肝，原有同气相求之妙用"。予自临证以来，凡遇肝气虚弱不能条达，用一切补肝之药皆不效，重用黄芪为主，而少佐以理气之品，服之复杯即见效验。

黄芪与人参的功能与作用不同点在于黄芪补而能走，人参补而能守，故水湿停留多用黄芪，而虚脱出血之证多用人参。黄芪炙用补中，生用固表，能表能里，故表虚自汗，气虚外感多用之；而人参以补气健脾益肺见长，故脾肺气虚多用之。

脾肺气虚或中气下陷之证多用黄芪。脾为生化之源，肺主一身之气，脾肺气虚则能出现食少便溏、气短乏力等证。如兼中气下陷，则能导致久泻脱肛、子宫下垂；如气虚不能摄血，则能引起便血、崩漏。可见黄芪能补脾肺之气，为补气之要药，且有升举阳气的作用，故可用于上述诸证，须随不同的气虚表现而做相应的配伍。如与人参同用，能增强补气功效，可治病后气虚体弱；配白术能补气健脾，可治脾气虚弱，食少便溏或泄泻；配当归能补气生血，可治气虚血亏；配附子能补气助阳，可治气虚阳衰，畏寒多汗；与人参、白术、升麻等同用，能补气升阳，可治中气下陷、久泻脱肛、子宫下垂，如补中益气汤；与人参、龙眼肉、枣仁等同用，又可用治气虚不能摄血的便血、崩漏，如归脾汤。

用于卫气虚所致的表虚自汗，黄芪既能补益卫气，故有固表止汗功效，如配伍牡蛎、小麦、麻黄根，可止自汗，即牡蛎散；又能益气养阴，故而用治阴虚引起的盗汗，但须与生地黄、黄柏、知母等滋阴降火药同用，如当归六黄汤。

用于气血不足所致的痈疽不溃或溃久不敛。本品补气，而有良好的托毒生肌功效。常与当归、穿山甲、皂角刺同用，如透脓散，可治痈疽不溃；与当归、人参、肉桂等配伍同用，可以生肌敛疮，如十全大补汤。

用于水肿尿少。本品有补气利尿退肿功效，故适用于气虚失运、水湿停聚引起的肢体面目水肿、小便不利之证。多配伍防己、白术等同用，如防己黄芪汤。

此外，还可用于气虚血滞导致的肢体麻木、关节痹痛或半身不遂，以及气虚津亏的消渴等证。愚细味经文，俱主表证而言，如六黄汤之寒以除热而汗止；芪附汤之温以回阳，阳回则汗止；玉屏风散之散以祛风，风平则汗止。诸方皆借黄芪走表之力，领诸药而速达于表而止汗，非黄芪自能止汗也。诸家固表及生用发汗、炒用止汗等说，贻误千古，兹特正之。

众所周知，黄芪有补气升阳、益卫固表、托毒生肌、利水退肿的功效。麻黄属麻黄科植物，药用其茎或根，味苦辛，性温。麻黄主中风，伤寒，头痛，温疟，发表出汗，去邪热气，止咳逆上气，除寒热，破症结积聚（《本经》）。水肿为肺系疾病中的常见并发症，"宣肺利水"为麻黄的重要效用之一，故麻黄治水肿，尤以治阳水为好。若将麻黄、黄芪配对用于临床，其适应证又如何辨证？

一、麻黄与黄芪配对的作用

在张仲景《伤寒论》和《金匮要略》中，麻黄的功能归纳起来大致体现在6个方面。一是众所周知的发汗功能。用来治疗太阳伤寒的表实证，头痛，身痛，腰痛，骨节疼痛，恶风，无汗而喘，这是大家常常说到的麻黄汤证，第一个作用就是用来发汗的。二是平喘。三是止咳，可以治疗咳嗽。四是消肿。归纳为一句话，麻黄有发汗解表、止咳平喘、消肿利尿的作用。五是可以驱湿退黄。在《伤寒论》中，用麻黄连翘赤小豆汤治疗黄疸，在《千金要方》中的麻黄醇酒汤，也是用来治疗黄疸的。六是蠲痹散寒，麻黄还有一个非常重要的功效是止痛，它主要治疗风湿历节这些疼痛。

麻黄味微苦，性温，为发汗之主药。于全身之脏腑经络，莫不透达，而又以逐发太阳风寒为其主治之大纲。故《神农本草经》谓其主中风伤寒头痛诸证，又谓其主咳逆上气者，以其善搜肺风兼能泻肺定喘也。谓其破瘕积聚者，以其能透出皮肤毛孔之外，又能深入积痰凝血之中，而消坚化瘀之药可偕之以奏效也。且其性善利小便，不但走太阳之经，兼能入太阳之府，更能由太阳而及于少阴（是以伤寒少阴病用之），并能治疮疽白硬，阴毒结而不消。

太阳为周身之外郭，外郭者皮毛也，肺亦主之。风寒袭人，不但入太阳，必兼入手太阴肺经，恒有咳嗽微喘之证。麻黄兼入手太阴为逐寒搜风之要药，是以能发太阳之汗者，不仅麻黄，而《伤寒论》治太阳伤寒无汗，独用麻黄汤者，治足经而兼顾手经也。

《神农本草经》将黄芪列为上品，言其味甘，其性微温。谓主大风者，以其与发表药同用，能祛外风，与养阴清热药同用，更能息内风也。谓主痈疽、久败疮者，以其补益之力能生肌肉，其溃脓自排出也。表虚自汗者，可用之以固外表气虚。小便不利而肿胀者，可用之以利小便。女性气虚下陷而崩带者，可用之以固崩带。为其补气之功最优，故推为补药之长。黄芪诚有透表之力，气虚不能逐邪外出者，用于发表药中，即能得汗，若其阳强阴虚者，误用之则大汗如雨不可遏抑。唯胸中大气下陷，致外卫之气无所统摄而自汗者，投以黄芪则其效如神。肝属木而应春令，其气温而性喜条达，黄芪之性温而上升，以之补肝原有同气相求之妙用。

综上所述，依据麻黄（辛）与黄芪（甘）两者的性味、归经及其功能，在四气五味的配伍原则下，组成了"辛甘化阳"的作用机制，它既是遣方用药的处方技法，又是一种治法原则，由此，治病者以其发挥滋阴和阳、温通心阳、温补脾肾、温中复阳、温阳行水、散水除痞、温化水饮、散寒除湿和调和阴阳之法，佐入治疗卫气营血津液功能障碍性疾病的方剂中，对提高治疗效果大有裨益。

（一）麻黄与黄芪配对的功能

麻黄、黄芪二药皆味温，均归肺经。麻黄辛温发汗解表，利水消肿；黄芪甘温益气固表，利水退肿，张元素谓黄芪有"无汗则发之，有汗则止之"，二药配伍，补散结合，表实之邪则逐而不致发汗过峻而卫阳不固。麻黄外开腠理，发汗祛邪，助上焦水气宣化，可使肌肤水湿从毛窍外散，内则宣畅气机，通调水道，渗泄水湿，使水肿因尿量增加而向愈。黄芪补益脾气，运化水湿而利水消肿、肺脾同调、利水退肿之功益甚。

临床上一般对先喘后肿者，责在肺；先肿后喘者，责在肾。风水恶风，一身悉肿，脉浮不渴，续自汗出，无大热者，越婢汤主之（《金匮要略》）。所谓风水，旨在水肿证初起阶段，兼有恶风微热，而又见面目水肿，脉浮者，属表证，唯黄芪、麻黄能消能散。麻黄辛温宣通肺气，利水消肿。黄芪甘温补益脾肺，益气行水。一宣肺开上源，一补脾运中，扶正祛邪并施，相辅相成，共奏补脾宣肺激发肾气化水之功。临床用于慢性肾炎急性复发属肺脾气虚，外邪犯表内侵少阴肾经者，较为适宜。

（二）麻黄与黄芪配对的作用机制

麻黄的作用机制是什么呢？达到上述这6种功效的主要原因是麻黄可以通达气血，宣发肺气；透达表里，宣发阳气，透达人体四肢百窍的作用机制。这就是治病者擅用麻黄达到发汗、平喘、止咳、消肿、退黄、止痛作用的因素。简而言之，麻黄既能透达表里、宣发阳气，所以它可以发汗散寒，达到利水除湿而消肿的功效，又能通达气血，宣发肺气，使肺气肃降功能得以恢复，所以它有平喘而止咳的功效。由于能透达人体的四肢百窍，故而常运用麻黄治疗风寒湿痹之关节疼痛。

黄芪的作用机制是什么呢？从《金匮要略》中了解仲景用黄芪的奥义，其作用机制归纳总结有3个层面：一是补虚理劳，如黄芪建中汤治疗"虚劳里急，诸不足"等；二是通阳逐痹，如黄芪桂枝五物汤治疗血痹等；三是护卫除湿，如防己黄芪汤、防己茯苓汤、黄芪芍药桂枝苦酒汤、桂枝加黄芪汤及乌头汤治疗风水、皮水、黄汗、历节等。在他拟定的方药中，黄芪既走肌表又入脏腑，既能止汗又能发汗，是否矛盾呢？非也。黄芪益气固卫，助麻黄温经止痛，亦制麻黄过散之弊，这正是黄芪功用奇特之处。

清代邹澍《本经疏证》在分析仲景用黄芪后说："殊不知黄芪专通营

卫二气，升而降，降而复升，一日一夜五十周于身。升即降之源，降即升之根。凡病营卫不通，上下两截者，唯此能使不滞于一偏，此即非升非降之谓也。"可见黄芪在补虚功效上并非单一走向，予对此多有发挥。

两者之间配对的作用机制，在于药物有着共性，互补互用，相互制约，有效发挥方剂的药理作用。就此药对而言，同归于太阴经，其药力专宏，外能宣表通阳达邪，内可透发凝结之寒邪，外攘内安，其病自无，两者性味相投，辛甘化阳，一散一补，温阳益气，肺脾同调，均可发挥利水消肿、祛风除湿、散寒止痛的功能。水病下为胕肿，上为喘呼，不得卧者，标本俱病（《内经》）。可见麻黄、黄芪配对具有温肺散寒，消肿利水，益气固表，通阳蠲痹的作用，在此基础上，愚以淡渗祛湿药、通经活络药、祛风散寒药等，治疗疑难疾病。

凡风寒湿邪相搏，阻滞经络骨节，不通则痛，气血运行不畅，故而遇变天或阴雨节气则关节剧烈疼痛，不能屈伸，步伐艰难者，愚以散寒止痛为主，佐以祛风除湿，方用自拟"九味麻黄汤"施治。

九味麻黄汤：生麻黄15g、生黄芪30g、黑附子3g、吴茱萸3g、上肉桂3g、羌活12g、北防风9g、辽细辛3g、筍干姜3g。水煎内服，日服两次。

功能主治：本方具有祛风除湿、散寒止痛的功效，适应证为寒湿之邪痹阻关节所致的气血运行阻滞，症见关节疼痛剧烈，屈伸活动不利，或风寒感冒夹湿、恶寒发热、头身酸重疼痛者，或慢性肾炎急性复发属肺脾气虚，外邪犯表内侵少阴肾经者，较为适宜。

方中以麻黄、黄芪为君，益气固表，通阳蠲阴，麻黄辛温，善开肺郁、散风寒、疏腠理、透毛窍，其宣散透达人体的四肢百窍之功以祛寒湿，与黄芪甘温，乃中兴良臣，既能益气固卫，助麻黄温经止痛，又能补可御伤气过虞，亦制麻黄过散之性，二药性味相投，相须为用，通行十二经，引诸药直达病所，寒邪必无避藏之地。上肉桂、黑附子、吴茱萸、筠干姜，性味温辛，内可温中透发凝结之寒邪，使外攘内安。羌活辛苦性温，气味雄烈，长于散表寒，祛风湿，能直上顶巅，横行支臂，以尽其搜风通痹之职，散肌表八风之邪，利周身百节之痛，为非时感冒之仙药，治风寒湿痹之要药。防风辛甘微温，疗风最要，通治一切风邪，能遍行周身，称治风之仙药，上清头面七窍，内除骨节疼痛，外解四肢挛急。因其以祛风见长，且微温不燥，素有风药中润剂之称。细辛辛温之风药，风性升，升则上行，辛则横走，温则发散，长于驱逐寒气，故其疏散上下之风邪，能无微不入，无处不到，能激发肾气，对阳虚不能温化水湿，在方中加入细辛激发肾气，能使虚弱阳气获得生机。羌活、防风、细辛三药配伍，祛风散寒，胜湿止痛力增。麻黄、黄芪、细辛三药合用，一宣肺开上源，一下通肾气，一补脾运中，分上中下三焦，肺脾肾，扶正祛邪并施，相辅相成，共奏补脾宣肺激发肾气化水之功。观此方攻补兼施，祛邪而不伤正气，实乃祛寒之良方，验之多效。

随证加减：风湿关节疼痛较甚，证属寒凝血瘀者，加乳香、没药；痛风性关节炎，加威灵仙、白芷、白芥子；肾炎水肿，加生白术、车前子、炙甘草；颈椎及肩关节疼痛，加葛根、白芷。

（三）麻黄与黄芪配对应用点睛

张仲景没有说麻黄有通达气血、宣发肺气的作用，他只是说了一句"以麻黄发其阳故也"。麻黄可以发人体的阳气，所以再往下推，麻黄的功效主要是用来发越人体的阳气。它的功效是由于它发越阳气，它有不良反应也是由于它发越阳气。两三岁的小孩，体若燔炭，可以汗出而散，如果不出汗，舌质不是那么红，可以用6～9g麻黄，小孩服用没有问题，出汗就好了。但是，如果是一位高龄的老人，八九十岁了，用6～9g麻黄，心里必须要有底。如果这个人有心力衰竭，或者有先天性心脏病，面色特别苍白，心脏功能不好，可能一汗而亡。如果是一位20多岁的小伙子，但他特别单薄，是那种豆芽菜样的体形，给他用了麻黄，出了汗，他就会出现中寒，胃部发冷。出汗时可能觉得有点儿舒服，但是过了汗，肚子里面就冷了，这也是因为身体里面的阳气透发于外造成的。

就麻黄消肿而言，说麻黄是发汗为先，如甘草麻黄汤，这是最能体现它消肿功效的，配了甘草，治疗"一身面目黄肿、小便不利、脉沉"。这样的"里水"是用麻黄的作用。越婢汤主治恶风、一身悉肿、脉浮、不渴、续自汗出、无大热。无论有汗无汗，只要是水肿，只要阳气不虚，不管是里水还是风水，都可以用麻黄。有的人一身悉肿，或者是虚浮身重的，按起来感觉不像按泥，按下去可以弹起来，这是在细胞内的水肿，不是在组织间隙的水肿，也可以用麻黄来消肿。这就是《本草纲目》中所说的治疗水肿、风肿、产后血滞。治疗产后血滞的水肿也可以用麻黄，一是它可以通经，另外它还可以利水。

仲景用黄芪在《金匮要略》中凡七见，而《伤寒论》中有113方未用，这是为何？后世医家多有论述，而以岳美中先生的认知最为中肯。他说："仲景在《伤寒论》中绝不用黄芪，在《金匮要略》则罕用四逆，是因为黄芪必须多服久服，才能有效，不像附子、干姜才下咽则其效立显……可以肯定地说，黄芪对于急性衰弱病，绝无像附子那样救亡于顷刻的捷疾的力量，而对衰弱性病则有它一定的疗效。"(《岳美中论医集》)。可见，《伤寒论》中不用黄芪，并非没有对应之证，而是黄芪性温和而力缓，不若附子、干姜那样剽悍有力，可以挽救生命于顷刻。至此说明，仲景治急症不用黄芪，而治杂病则用黄芪，意在缓缓收功。

二、麻黄与黄芪配对的临床发挥

鉴于麻黄与黄芪配对的功能与作用机制，其常用剂量：麻黄为

6 ～ 9g，黄芪为9 ～ 12g。黄芪生用偏于走表而利水，炙用偏于温补脾胃。予以淡渗祛湿药、通经活络药、祛风散寒药等治疗疑难疾病。如半天河饮治疗中风偏瘫；三黄汤、乌头汤或附骨汤治疗骨节疼痛；麻黄煎治疗肾炎水肿；乌头汤治疗妇科痛经；黄芪当归人参汤治疗经水暴崩；来苏散治疗流行性感冒、风寒感冒。

用麻黄与黄芪配对，遣在相应的方剂中治疗白癜风，方用防风60g、白鲜皮60g、麻黄60g、大枫肉（去油）60g、当归60g、牡丹皮60g、山药60g、菟丝子60g、牛膝60g、川续断60g、黄柏60g、黄芪60g、泽泻30g、白茯苓30g、黄芩30g、广桂枝30g、乳香30g、没药30g、紫荆皮30g、知母30g、白芷30g、荆芥30g、熟地黄120g、胡麻仁30g。

做法：上为末，炼蜜为丸，如梧桐子大。

用法用量：先用愈风汤洗浴，切要避风。每服100丸，食后暖酒送下。即睡取汗。隔五日取汗一次，三次即愈。

在临证实践中，医者依据土生万物而疏四象的特点，阐述脾土的生理特征，咸奉脾胃为后天之本。如阳和汤佐入黄芪与方中炮姜、肉桂、麻黄，以增强温中祛寒、补益脾胃之功，治疗营血亏虚、寒凝痰阻所致的各种疾病，如股骨头坏死、骨结核、腹膜结核、慢性骨髓炎、骨膜炎、慢性淋巴结炎、类风湿关节炎、血栓闭塞性脉管炎、肌肉深部脓疡、乳络壅滞所致的乳腺炎溃烂期等属阴疽者；亦可用于治疗血虚寒盛之慢性气管炎、慢性支气管哮喘、女性痛经、慢性关节炎。运用恰当，则有突出的疗效。

（一）骨蚀汤治疗缺血性股骨头坏死医案举隅

现代医学认为，外伤或长期滥用激素、酗酒或慢性累积性劳损等原因致使股骨头静脉瘀滞，引起血流动力学、组织学及代谢与生化学的异常改变，发生骨内高压导致骨微循环障碍，使髓内血流量减少，骨髓组织缺氧水肿，因组织水肿又进一步增高骨内压，形成恶性循环，引起股骨头进行性缺血缺氧，再加上动脉血管痉挛，灌注不足，股骨头缺血症状得不到改善，最终导致股骨头无菌性缺血性坏死。

股骨头坏死属中医"骨痹""骨蚀"范畴，主要症状是髋关节、大腿近侧的疼痛，可放射至膝部，渐渐出现髋关节功能活动受限，或有因疼痛或患肢短缩引起的跛行。若不能及时得到较好的治疗，容易遗留后遗症，影响生活质量。

中医认为，骨痹不已，复感于邪，内舍于肾，是为肾痹。其证善胀，尻以代踵，脊以代头。盖肾者胃之关，关门不利，则胃气不行，所以善胀，筋骨拘迫，故其下挛急，其上蜷屈，所以言代踵代头。肝主筋，肾主骨，肝肾亏虚，筋骨不健。本病多为气滞血瘀、肝肾不足、气虚血弱所致。其发病原因包括创伤、酗酒、长期应用糖皮质激素等。患者无严重的心肺等内科疾病可、精神疾病，可合并其他关节疾病，如类风湿关节炎、强直性脊柱炎、髋臼发育不良等。

历代医家对股骨头坏死（骨蚀）的病因病机都有阐述，形成了诸多理论。如《素问·痿论篇》曰："肾气热，则腰脊不举，骨枯而髓减，发为骨痿。"《脾胃论》曰："脾病则下流于肾，则骨乏无力，是为骨痿，令人骨髓空虚，足不能履也。"肾为先天之本，主骨生髓，肾健则髓充，髓满则骨坚；反之，则髓枯骨痿。患者多因素体肾气亏虚，久服辛热燥烈之激素药物或长期饮酒耗伤阴液，阴亏血滞，则血行不畅，经脉不通，阴虚及肾，则肾气亏虚，骨髓失充而导致本病；或外伤后局部瘀血阻滞、气血不足而致肝肾亏虚致病。

骨蚀病因病机之二的"脾病则下流乘肾，土克水，则骨乏无力，是为骨蚀"的论述，指出了骨蚀的发病虽与先天的肾和后天的脾关系最为密切，但尤重在脾，同样体现了李东垣脾虚为本的核心思想。另外，《脾胃论·脾胃虚则九窍不通论》中的"先身生之精气，非胃气不能滋"，强调了后天之本的脾胃对先天之本的肾精的作用。提示我们对肾虚精亏，有时不能机械地补肾填精，而需要考虑到脾胃不足的病因病机，唯有通过补益脾胃才可使肾虚得以改善、肾精得以充足，骨蚀才能得以治愈或改善。

医案举隅：患者男，27岁，左髋疼痛3个月。于半年前的一天练瑜伽后出现左髋部疼痛，以为肌肉拉伤，去医院做X线片检查无异常，持续疼痛，活动受限，于1个月前在医院进行磁共振检查，被诊断为双侧股骨头缺血性坏死Ⅰ期，左侧股骨头及股骨颈骨髓水肿，左髋少量积液，股骨头无明确塌陷，因行走不便，须双侧拄拐。服用治疗股骨头坏死的中药和西药，未见好转，遂来就诊。刻下胃胀痛，左侧转子骨及环跳部位疼痛，行走跛行，左腿压腿试验阳性。不酗酒、无外伤史，余尚可。舌质淡红，舌形龟背，舌苔薄白而滑（图2.8）。脉迟缓无力。

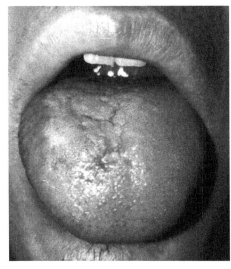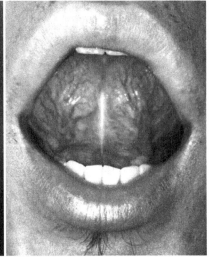

图2.8

临床诊断：综上脉舌证合参，病变涉及三阴虚寒。肾为先天之本，主骨生髓，肾健则髓生，髓满则骨坚；反之，则髓枯骨萎，失去应有的再生能力。肝主筋藏血，与肾同源，二者荣衰与共，若肝脏受累，藏血失司，不能正常调节血量，血液营运不周，营养难济，是造成股骨头坏死的重要病机。脾主运化，脾失健运，则筋骨肌肉皆无气血以生。故而诊断为肝肾亏虚，营血不足、气血凝滞、经脉痹阻不能濡养关节所致。治宜益气养血，温肾助阳，补益肝肾，散寒止痛，解毒化湿，方用骨蚀汤化裁施治。

药物组成：黄芪30g、当归12g、牛膝30g、威灵仙12g、白芷12g、刺五加15g、肉桂6g、麻黄6g、炒杜仲12g、黄柏12g、大力子18g、鸡血藤30g、破血丹30g、生甘草9g。予以15剂，每日一剂，水煎内服，日服两次，早晚空腹各温服一次。

药后二诊，自述胃脘胀痛消失，转子骨疼痛明显减轻，时而可以弃掉拐杖行走。舌质淡红，舌苔薄白，脉沉细。效不更方，按原治疗方案继续施治。

鉴于疗效显著，且患者积极配合治疗，在治疗3个月后疼痛基本消失，未再使用拐杖。本案共服药8个月，髋关节活动自如，随访2年疼痛未见发作。可见对股骨头缺血性坏死应做到早诊断、早治疗，对处于坏死期、修复期的患者尤其重要，可以将病情控制在股骨头塌陷期之前，对较好地恢复髋关节功能具有非常重要的意义。

按语：股骨头缺血性坏死，其病因病机主要为肝肾不足、精髓亏乏、髓减骨枯、骨失滋养；或外力所伤、骨断筋损、气滞血瘀、脉络瘀阻、骨失所养；或外邪入侵、痰湿互结、脉络痹阻、筋骨失养，形成本虚标实、虚实夹杂、痰瘀湿浊互结、骨败肉痿的复杂病机，造成股骨头缺血失养而发生坏死。本案以体虚为病之根本，风寒湿是致病因素。故以补益肝肾、强壮筋骨、益气养血、祛风散寒、清热燥湿为治疗原则。

骨蚀汤是治疗股骨头缺血性坏死的经验方。方中用黄芪、当归为君药，以益气养血；杜仲、川牛膝为臣药，助君补益肝肾，强壮筋骨；以麻黄、白芷、威灵仙、刺五加祛风化湿、散寒蠲痹而止痛；佐以肉桂、刺五加温补脾肾之阳，斡旋气机以滋其化源，肉桂得麻黄温散寒邪、宣通气血；使以黄柏、牛蒡子、生甘草除诸风，利腰脚，散诸结节筋骨烦热之毒，利凝滞腰膝之气，三药为用清热除湿，利气散结；伍入鹿衔草以助杜仲、川牛膝增强补益肝肾、强筋壮骨，又能助麻黄、白芷、威灵仙增强祛风除湿、活血止痛的作用；方中鸡血藤以助黄芪、当归补血养血，以助麻黄、肉桂祛瘀血而生新，宣通气血。诸药合用，共达益气养血、补肾壮骨、活血祛瘀、散结通络之功。

小结：骨蚀一症，其病因病机大抵为脾胃虚弱，阳气不能生长，是由春夏之令不行、五脏之气不生所致，足明骨蚀的发病虽与五脏相关，但重在中州脾土，体现了脾虚为本的核心思想。脾者土也，治中央，常以四时长四脏，各十八日寄治，不得独主于时也。脚驻者常著胃土之精也，土者生万物而法天地，故上下至头足，不得主时也（《素问·太阴阳明论篇》）。阐述了脾胃在五脏中的地位和作用，指出脾在五行属土，具有土生万物的特点，为后天之本，气血生化之源，五脏精气的盛衰，依赖于脾胃对水谷精微的化生。

脾病则下流乘肾，土克水，则骨乏无力，是为骨蚀，令人骨髓空虚，足不能履地。足明脾土对肾水的克制，脾虚导致肾虚，使肾不能主骨生髓，成为"骨髓空虚"的骨蚀。骨蚀的病位在骨，病因病机责之于脾胃虚弱，脾胃阳气不能升发，失去对五脏的濡养致五脏虚损。

本案病机归结为骨髓空虚，其实与骨质疏松症的病机完全一致。在临床表现方面，骨蚀出现骨乏无力与足不能履地，有时与骨质疏松症无明显症状、有时出现乏力或疼痛、或发生骨折出现骨痛、或运动受限有关。另外，从骨蚀的字面含义来看，显示出骨持续性、渐进性被侵蚀或骨量减少的发病过程，与骨质疏松症退行性、隐袭性骨量减少的发病过程和特征也非常吻合。通过以上对骨蚀的病位、病机、症状，以及发病过程和疾病特征的比较分析，基本上可以确定骨蚀就是骨质疏松症，或类似于骨质疏松症的疾病。

然而，在应用《素问》中之脾胃论指导临证的同时，也引用了张仲景《伤寒论》"四季脾旺不受邪"之说，宗《内经》和仲景顾护中州理论。悉脾胃不足，不同余脏，无定体故也。其治肝、心、肺、肾，有余不足，或补或泻，唯益脾胃之药为切。足明脾胃虚弱是众多内伤疾患的病因病机之本。

（二）骨蚀汤治疗血栓闭塞性脉管炎医案举隅

血栓闭塞性脉管炎属于中医"脱疽"范畴，又被称为"脱痈""十指冷落"。早在《黄帝内经灵枢·痈疽篇》中就对脱疽证有较为详细的记述，涉及病因病机、症状、治疗原则和预后等各方面。至晋隋唐时期，在《刘涓子鬼遗方》《备急千金要方》等书中，更深化了对脱疽的认识，并提出"毒在肉则割，毒在骨则截"的具体手术治疗方案。宋明以后，中医诊治脱疽进一步系统化，许多医家对脱疽的病因证治等做出了更为具体的阐述，同时还出现不少有关脱疽的专篇、专著。如果说清代以前关于脱疽的记述还多属于糖尿病性坏疽，那么清代以后所述脱疽的病因症状已开始接近脉管炎的证候。

其病严寒涉水，气血冰凝，积久寒化为热。始则足趾木冷，继现红紫之色，足跗热肿，足趾仍冷，皮肉筋骨俱死，节缝渐次裂开，污水渗流，筋断肉离而脱。故而阳气虚弱，寒凝血瘀，气血虚亏，络脉瘀阻相兼者居多。阳气虚弱、寒凝血瘀者，皆因久病脾肾阳气不充、阴寒乘而袭所致。寒凝收引，则血气瘀闭；寒湿客于经脉皮肉，则阻滞脉络，搏于津液骨髓，则折伤气血，致荣卫凝涩，不能濡养四末，肢端疼痛、坏死，甚而脱落，居于寒冷之地者尤为易患；而气血虚亏、络脉瘀阻者，皆因气虚则运血无能，血虚则气无所生，血脉阻隔不行，络脉失其濡养，而四末气血不能充达，毒邪聚结，气血凝滞，则发生脉管炎，久病体虚者更为多见。其特点是，多累及中等大的动脉和静脉，特别是下肢的血管，发生复发性炎症和血栓，引起循环障碍，出现间歇性跛行和肢体坏疽。

总之，本病的主要病变在血脉，与心、肝、脾、肾等脏的关系最为密切，因心主脉、肝主筋、脾主肉、肾主骨。病之本是阳气不足，气血虚弱，病之标为血瘀、湿浊、热毒凝滞，筋肉经脉，败血腐肉。若病情日久，肢节坏死，创面不愈，脓血不断，可导致气血大伤。依据临床经验总结，大抵以活血化瘀、清热解毒、温经散寒为治疗法则，特别是活血化瘀已成为医界公认有前途的治疗原则。在辨证与辨病结合的基础上，采用针药并举的治疗方法，大大提高了临床疗效，使患肢截肢率明显下降，复发率减少。

医案举隅：2010年9月曾治一许姓老人，69岁，农民。患者2年前患血栓闭塞性脉管炎，在上海某医院治疗后，左足小趾、无名趾已经溃烂掉了，今秋患者左足蹈趾又感疼痛，夜间和左下肢下垂时更甚，影响劳动、生活和睡眠，于9月17日求愚治疗。诊见患者左足蹈趾发黑而疼痛，趺阳脉消失，左足发凉，四肢不温，素常喜暖怕冷，食少便溏，形体瘦弱，话语声低气弱，舌质淡白，舌体边有齿痕，舌苔薄白，脉沉细而缓。

临床诊断：患者素体阳气亏虚，寒凝血脉，久患脉管炎，因身体虚弱、阳气不足、体质虚寒、血为寒凝、脉络痹阻之故。治宜益气健脾、补益肝肾、散寒止痛、化湿解毒，方用骨蚀汤主之。

药物组成：生黄芪45g、当归身9g、熟地黄30g、炒杜仲12g、川牛膝12g、大力子15g、川黄柏12g、生麻黄3g、桂枝15g、炮姜片6g、鹿角霜15g、香白芷12g、炒芥子9g、生甘草6g。予以7剂，每日一剂，水煎内服，日服两次，早晚空腹各温服一次。

服后二诊，自述足趾疼痛明显减轻。再服15剂，皮色正常，疼痛消失。继用原方15剂以巩固疗效。随访至今，未见复发，患者体格健壮，能够从事健康人所承担的一切劳动。

疗效点评：血栓闭塞性脉管炎类似于中医学所谓的"阴疽"，其发病机制非常复杂，穷究其发病之源，不外正虚邪恋。人体阳气虚损，邪为阴寒之湿毒内盛，或人体正气不足，无力鼓动血行，末梢血管闭塞；其形成多由于素体阳虚，营血不足，寒凝痰滞，痹阻于肌肉、筋骨、血脉，常伴有全身虚寒证，此邪为阴寒毒邪或瘀毒之邪结聚。

凡阴寒毒邪或瘀毒之邪结聚者，人皆知用温散之法矣。然痰凝血滞之症，若正气充足者，自可运行无阻，所谓"邪之所凑，其气必虚"，故其所虚之处，即受邪之处。病因于血分者，仍必从血而求之，故以熟地黄大补阴血之药为君，恐草木无情，力难充足，阳虚之体又恐滋腻而碍脾胃，故而以鹿角霜有形精血之属以赞助之，添精益血，消阴疽痰核。但既虚且寒，又非平补之性可收速效，再以炮姜之温中散寒，能入血分者，引熟地黄、鹿角霜直入其地，以成其功。

况熟地黄滋阴补血固里不及，阳气外亡，俾有形之血不能速生，无形之气应当急固，有形之血生于无形之气，补气生血，故重用黄芪以大补脾肺之气，滋其生化之源，使气旺血生。配以少量当归养血和营，则浮阳秘敛，阳生阴长，气旺血生，虚热自退。至于阴疽痰核，溃疡久不愈合，用本方补气养血，扶正托毒，有利于生肌收口。

血栓闭塞性脉管炎的毒邪多为阴毒之邪，患处常有发青发紫、发凉怕冷等阳虚阴寒之象。大力子、黄柏、牛膝、生甘草，功专通络解毒、清热解毒，善治气血大亏，火热之毒下注，致成足疽，初起足趾头忽先发痒，已而作痛，趾甲现黑色，以后足趾俱黑，甚则连足而俱黑者，甘草不特协和诸药，且赖其为九土之精英，百毒遇上则化耳。

其病患之不痛而平塌者，毒痰凝结也，非麻黄不能开其腠理。白芥子逐皮里膜外之痰，破阴疽痰核凝结。白芷剔骨骱中湿毒，遂成化湿解毒、消肿止痛之功。黄芪益气固表，托毒生肌。此四味蠲痹化湿，破阴疽痰核凝结不可缺一也。血得温能行，故取桂枝入营而温阳通脉，小剂量的麻黄达卫而活血，麻桂共成解散之勋，腠理一开，寒凝一解，气血乃行，毒亦随之消矣。

本案患者年近七旬，肝脾肾亏虚，阳气虚弱，气血不足，加之长期应用大剂量抗生素，初则有效，久则更伤阳气，以致气血虚处，痰凝为患，病情迁延不愈。脾者土也，治中央，常以四时长四脏，各十八日寄治，不得独主于时也。脚驻者常著胃土之精也，土者生万物而法天地，故上下至头足，不得主时也（《素问·太阴阳明论篇》）。血栓闭塞性脉管炎所涉三阴之脏，始于脾土亏虚，气血乏源，非炮姜以开生门，解其寒凝，化生万物；杜仲、牛膝补益肝肾，强筋壮骨。然杜仲主下部气分，长于补益肾气；牛膝主下部血分，偏于益血通脉。二药相须配对，且兼顾气血，使补肝肾、强筋骨之力倍增，全方共奏滋补强壮、温阳益气、活血通脉、清除血分之毒，正合血栓闭塞性脉管炎之病机。

（三）医案赏析

以上两例病案，皆由阳气虚弱、寒凝血瘀、气血虚亏、络脉瘀阻为患，所涉三阴之脏亏虚，其病在里者，阴邪内居，其病在表，阳邪侵袭肌表，脉络痹阻，遂成阴结，均方用骨蚀汤化裁施治。方中运用麻黄开其腠理，黄芪益气固表，二药配对为使，具有滋其化源、肺脾同调功效，充分发挥了通阳蠲痹、破阴疽痰核凝结的作用。

就股骨头缺血性坏死医案而言，其病因病机主要为肝肾不足，精髓亏乏，髓减骨枯，骨失滋养；或外力所伤，骨断筋损，气滞血瘀，脉络瘀阻，骨失所养；或外邪入侵，痰湿互结，脉络痹阻，筋骨失养，形成本虚标实、虚实夹杂、痰瘀湿浊互结、骨败肉痿的复杂病机，造成股骨头缺血失养而发生坏死。

寒为阴邪，其性凝滞，易伤阳气。若阳气虚弱，失于温煦推动之力，人体气血津液运行受阻，则阳虚阴寒之病遂生。故而用麻黄蠲阴邪而活血通络，黄芪助阳建中而益肺脾之气，鼓舞血脉运行周身。

血栓闭塞性脉管炎，其病因病机主要为三阴亏虚，阳气虚损，邪为阴寒之湿毒内盛，或人体正气不足，无力鼓动血行，末梢血管闭塞；其形成多由于素体阳虚，营血不足，寒凝痰滞，痹阻于肌肉、筋骨、血脉，常伴有全身虚寒证，此邪为阴寒毒邪或瘀毒之邪结聚。故而用麻黄破阴疽痰核凝结，黄芪益气固表，托毒生肌。

以上两例病案，其病机大抵相近，虽同用骨蚀汤，却用药增损，截然不同。若不辨证，妄行清解，反伤胃气，甚至阳和不振，难溃难消，毒攻内腑，可不畏欤，其后果非常严重。

附：骨蚀汤

骨蚀汤组成：本方由生黄芪、当归身、熟地黄、炒杜仲、川牛膝、大力子、川黄柏、生麻黄、桂枝、炮姜、鹿角霜、香白芷、炒芥子、生甘草组成。

骨蚀汤功能：本方具有通阳蠲痹、破阴疽痰核凝结的功效，亦有温阳补血、散寒止痛、化湿解毒的作用。

适用范围：凡气血亏虚，寒凝血瘀，经脉痹阻之股骨头坏死、骨结核、腹膜结核、骨髓炎、血栓闭塞性脉管炎、骨膜炎、颈椎肥大、痛风性关节炎、类风湿关节炎、坐骨神经痛、骨质增生症、骨质疏松症、腰椎间盘突出症、颌下腺炎症、肌肉深部脓肿、甲状腺囊肿、甲状腺瘤、慢性淋巴结炎、乳腺疾病、雷诺病、腰肌劳损、频发性肢软无力症、白细胞减少症、慢性唇炎、希恩综合征等均可使用本方化裁施治。

三、麻黄与黄芪配对应用小结

临证遣方用药时，圆机活法。凡气虚寒凝体征涉及肺脾肾及肝胃病者，若需要运用肺脾同调、表实同治等治疗法则，均可应用本药对。如医遇少阴虚寒之顽固性痛经者，症见胖壮而白，不出汗，容易疲倦，瞌睡多，精神萎靡，剧烈痛经，温敷稍微缓解，少腹冷，背心冷，饮食、二便正常，舌质淡白，舌苔白滑，舌边齿痕，脉沉弦滑。方用制川乌、制附片、生麻黄、生黄芪、炒白芍、茯苓、炒白术、细辛、炙甘草。予以施治，于每个月经周期前一周服用3剂，直到不痛经为止。本案足明麻黄与黄芪配对论述饮食入胃，脾为运行其精英之气，虽曰周布诸脏，实先上输于肺，肺气先受其益，是为脾土生肺金。肺受脾之益，则气益旺，化水下降，泽及百体的理论指导。亦是说津液输布必赖肺气之宣降才能完成。饮入的水液，由胃、小肠经脾的吸收转输作用上输到肺，其清中之清者，经肺气的宣发，心脉的载运，以润养肌腠、皮毛等各个组织器官，体现了肺脾同调的作用机制。

但凡气虚挟湿、表虚不固之水肿者，愚按六经定法，方用防己黄芪汤主之，若兼水湿犯肺作喘之表实证，酌情加麻黄以助利水消肿。本法足明肺脾同调、蠲饮利水、表实同治的配伍功效。如心肾阳虚、寒凝血滞所致的窦性心律过缓，可用麻黄附子细辛汤加黄芪以温经散寒通脉施治；阳和汤加黄芪以温中祛寒，补益脾胃，治疗乳腺疾病、肝胃病，如脾胃虚寒、嗳气反酸。

综上所述，可见麻黄为太阴药，独具破阴疽积聚、蠲阴逐痹、消痰逐饮、化症逐瘀之功效，而黄芪为太阴药，具有助阳益气、逐饮蠲痹、利水消肿、托毒排脓之功效。二药同归太阴经，配对相用，培土益肺，肺脾同调，生气生血，虚实兼顾，广泛应用于三阴虚寒诸证。麻黄与黄芪配对的舌象指征，多见舌质淡白、舌边齿痕。

第六节　麻黄与苍术配对的临床应用

人吃五谷杂粮，总有生病的时候。因素有热衷偏食陋习者，嗜好酒肉油炸煎煿之物，过食此类食物易致身体多湿多痰，察舌头胖大有痕，询大便素来偏溏可知。然烧酒之物，其性甘洌，饮之味美怡神，嗜酒贪杯，却不知甘寒之性，过之极易聚湿生痰。至于啤酒，天热出汗时，有去路还行，天冷了多喝便不舒适，肚子膨胀，小便不利，此为脾运失司，水湿停聚之象。如斯病变万千，难以预见。见病治病，医之大忌。三观体系，以人为本。顾护脾肾元气，为第一要着。万病皆然，不独一科。

《金匮要略·痓湿喝病脉证治篇》有云："湿家身烦疼，可与麻黄加术汤，发其汗为宜。"这个"湿家"没有阐明表湿或里湿，重要的是麻黄加术汤中的麻黄与苍术能祛湿，得杏仁肃降肺气而利湿。麻黄汤为风寒表实而设，为开太阳之汗，加术即可并行表里之湿，从汗尿而去，发汗利水为治太阳病开鬼门之两大法门，麻黄加术汤的功用最能体现。

愚初涉杏林，临证对麻黄的运用困于古时方医家之说，断然不敢大量使用，即使是有征可循、有据可依之时，也只是用小量（6～9g）混迹于其他开表或利水药中，用于咳喘证时，剂量也最多不超过9g，不敢轻易越雷池一步，以致疗效平庸。张仲景的原量一般以两计，多数为三至四两许，按近年考古发现东汉的度量衡器具折算，一两相当于现在的15.625g。就麻黄加术汤剂量而言，麻黄三两，按照东汉时期的剂量与现代剂量换算，三两相当于46～50g，其剂量诚然恐怖，于无声处听惊雷。日本的杜边熙氏针对我国中医经方的用药技巧说："汉方之秘，不可告人者，即在剂量。"其实麻黄的适应证及其药物之间配伍也至关重要，如七情配伍关系。

凡舌体肥厚胖大，舌边齿痕，舌苔白腻或滑腻，或舌根部舌苔厚而滑腻，脉来浮数者，口中虽渴而不欲饮，水湿无疑。其病湿郁兼表，外感凉爽之风而闭汗窍，内伤寒湿之邪而困脾阳，宜开表而运脾，麻黄加术汤可愈。其中贵在麻黄与苍术，性味相投，相须为用，各尽其性，以防麻黄之弊。岐伯曰："有故无殒，亦无殒也。"简而言之，有病病受之，无患人受之。

一、麻黄与苍术配对的作用

麻黄、苍术最早出自《神农本草经》，是中医应用历史悠久的两味中药。两者配对为伍源于《伤寒杂病论》治疗湿郁兼表之剂的麻黄加术汤、越婢加术汤，以及李东垣《兰室秘藏》之麻黄苍术汤，其功能与作用机制从药典和方剂中寻找答案。

（一）麻黄与苍术配对的功能

苍术味辛苦，性温，归脾、胃、肝经。温燥而辛烈芳香，燥湿化痰，祛风散寒之力较强。统治三部之湿，若湿在上焦，易生湿痰，以此燥湿行痰；湿在中焦，滞气作泻，以此宽中健脾；湿在下部，足膝痿软，以此同黄柏治痿，能令足膝有力；取其辛散气雄，用之散邪发汗，极其畅快。丹溪曰："苍术能总解诸郁，痰、火、湿、食、气、血六郁，以香附、苍术、川芎、炒栀、神曲、半夏创六郁汤。"皆因传化失常，不得升降，病在中焦，故药必兼升降，将欲开之，必先降之，将欲降之，必先升之，故苍术为足阳明经药，气味辛烈，强胃健脾，发谷之气，能径入诸药，疏泄阳明之湿，通行敛涩，香附乃阴中快气之药，下气最速，一升一降，故郁散而平。

凡湿困脾阳，倦怠嗜卧，肢体酸软，胸膈满闷，甚至腹胀而苔浊厚腻者，非茅术芳香猛烈，不能开泄，而痰饮弥漫，亦非此不化。而脾家湿郁，或为腹胀，或为肿满，或为泻泄痃痢，或下流而足重跗肿，或积滞而二便不利，及湿热郁蒸，发为疮疡流注，或寒湿互结，发为阴疽酸痛，但有舌浊不渴见证，茅术一味，最为必需之品，既能升阳散郁，发汗除湿，燥湿化痰，又能驱除秽浊恶气而消阴霾，使邪气不传入脾，是合内外各病，皆有大用者。

湿邪为患易于遏阻气机，使脾气上归与肺气下输功能失常，以致气机升降失调。况且湿邪有黏腻、不易速去的特性，在处方用药之时，应以加强升脾宣肺的气化功能为主，方可达到有效的治疗目的，故而选用麻黄与苍术之药物效果最为理想。因苍术辛苦温为燥湿健脾之最，能以其辛温之气味，升散宣化水湿郁滞，使脾气继续上归于肺，脾健则湿化。因此，治疗湿证常用苍术以复脾之升作为方药的主体，通过燥湿作用来达到祛邪扶正。然在脾虚积湿之同时，肺亦不能独健，必失其下输之功能，气机通调受阻则湿必停蓄于内，故配以辛温发汗利尿之麻黄以助肺宣达，促其迅复通调水道。

由斯以观，湿邪发病，为数甚多，脾阳素虚，过用寒凉药物，湿邪易从寒化；胃热或过用温热药物，湿邪易从热化。麻黄辛温，宣肺平喘，发汗利尿，为治寒邪束肺以致肺气不降而湿浊停蓄之咳喘；苍术味苦辛性温，芳香温燥，能升阳散郁、发汗利尿、除湿消肿、燥湿化痰，为治内湿困脾，脾阳不振，过食生冷或酗酒太过，水谷运化失职所生，聚而生湿，停而成痰，留而成饮，积而成水之咳喘诸证，二药配对，性味相投，表里并治，相须为用，发汗解表，肺脾同调，共奏宣利肺气、燥湿运脾，两药协作具有升脾宣肺而化湿之功。多年来，对积湿为病常以麻黄与苍术两药配对为伍，再根据具体变异随证加减，灵活运用，得心应手，疗效显著。

（二）麻黄与苍术配对的作用机制

根据病机十九条之古训，诸湿肿满，皆属于脾。脾为生痰之源，肺为贮痰之器，所以脾藏运化功能在水液代谢障碍的疾病过程中起主导作用，脾藏运化的受损贯穿于痰、饮、水、湿衍变的全过程。因此，在治疗痰饮、水湿时以脾为主，同时重视肺之治节。《金匮要略·痰饮咳嗽病脉证并治篇》曰："病痰饮者，当以温药和之。"此乃治痰饮大法，脾喜燥恶湿，故当选用温燥健脾的药物。

麻黄辛温宣肺发汗解表，散寒而祛风湿，无处不达。苍术辛香苦温燥烈，外能散表寒而祛风湿，入中焦能燥湿浊以健脾胃，除秽浊以悦脾气，解湿郁以快气机。二药合用，一肺一脾，一散一燥，宣利肺气助燥湿运脾，并行表里，泄湿发汗而散寒，散水利湿而消肿，运脾化湿而宣肺气。可见麻黄与苍术配伍，既可达到除湿滞，又能恢复脾肺升降水液运化之作用。

（三）麻黄与苍术配伍应用点睛

麻黄加术汤、越婢加术汤之治为寒湿表实证，方中的加"术"到底是白术还是苍术？众所周知，白术与苍术都是常用的健脾中药，均属于菊科植物。《神农本草经》将"术"列为上品，但并无白术和苍术之分；梁代的《名医别录》始载术有白术、赤术两种，其所述"赤术"即苍术；直至宋代的《本草衍义》才明确术有白术、苍术之分。从两部药典中获悉，"术"有赤白之分，从药物性味功能上再细致分析，白术长于补脾，燥不及苍术，苍术长于运脾，燥过于白术，故补脾而益不足用白术，运脾而泻有余则用苍术；白术可固表止汗，苍术则可祛风发汗；在治疗痹症方面，虚而湿重者用白术，实而寒甚者用苍术。白术用于治疗脾虚水肿及脾肺气虚、卫气不固、表虚自汗、易感风邪、脾虚胎动不安等证。苍术有发汗解表、祛风祛湿、利水消肿及明目作用，常用于治疗风寒夹湿表证、风湿痹证、夜盲症及眼目昏涩等证。

太阳寒水，发于外者为汗，壅阻皮毛之内即成寒湿，故太阳伤寒，玄府闭而不开，无汗恶寒发热体痛者，宜麻黄汤以汗之；湿家发热身痛者，宜麻黄加术汤以汗之，加术者，所以去中焦之湿也。该水湿凝沍肌肉，血络停阻，乃病疼痛。痈疽之生，患处必先疼痛者，血络瘀结为之也。故欲已疼痛者，必先通其不通之血络，阴疽之用阳和汤，亦即此意。若急于求救，而灼艾以灸之，断葱以熨之，或炽炭以熏之，毛孔之内，汗液被灼成菌，汗乃郁不得出，而血络之瘀阻如故也。况火劫发汗，汗泄而伤血分，更有发黄、吐血、衄血之变乎？《金匮要略·痉湿暍病脉证治篇》所云，湿家（寒湿病机）身烦疼，可与麻黄加术汤发其汗为宜，慎不可以火攻（艾灸类以治）之。麻黄加术汤，覆取微似汗，麻黄三两（一两＝15.625g）、苍术四两。喻嘉言《医门法律》云："麻黄得术，则虽发汗不至多汗，术得麻黄，并可行表里之湿。"仲景用术尚无苍白之分，术分苍白始于《本草经集注》。苍术辛苦温，功能燥湿运脾，祛风湿。若欲取走表祛风除湿，苍术胜过白术，亦可白术、苍术共用；欲健脾除湿白术优于苍术。苍术发汗除湿，既能开发腠理，使风寒湿从肌表发散，同时又能使部分湿邪从小便排泄，实为发汗佐以利小便之剂。

肺为水之上源，机体气化不利，水液代谢失常，遂成痰、饮、水、湿、瘀，此即为病理产物，又是致病因素，其产生与脏腑功能失调相关，故有同源于脾一说。食气入胃，散精于肝，食气入胃，浊气归心，经气归于肺……饮入于胃，游溢精气，上输于脾，脾气散精，上归于肺，通调水道，下输膀胱（《素问·经脉别论》）。痰饮、水湿的形成，不外乎相火虚衰致令脾胃升降失调而发生，正常的饮食不能升清降浊，运化精微，于是变为反常的痰饮、水湿。痰饮、水湿既成，不仅阻遏脾胃的正常升降运化，而且可变生多种疾病，为喘为咳，为呕为泄等证。《金匮要略》里水（水肿病）者，一身面目黄肿（水肿严重），其脉沉，小便不利，故令病水。假如小便自利，此亡津液，故令渴也。越婢加术汤主之。《千金方》

越婢加术汤治肉极热，则身体津脱，腠理开，汗大泄，历风气（痛风），下焦脚弱（脚气病）。本证为脾肺俱病，水气内郁化热。由于脾失健运，不能运化水湿，肺气不宣，不能通调水道，下输膀胱，故一身面目水肿，小便不利。皮水虽可见脉浮，但水气盛压迫脉道，脉必沉。本证表气不宣，里气不通，水气既不能汗解，又不能从小便排泄，势必内郁日久而化热。治用越婢加术汤发汗利水，兼清郁热。《千金方》越婢加术汤与《金匮要略》越婢加术汤组成、煮药方法完全相同，但本条对汗出一症的机制阐述甚为妥切，如云："则身体津脱，腠理开，汗大泄。"汗出是风水或皮水用越婢汤的必有症。此为风邪入营化热，或为水气郁热，热迫营阴，加之风性开泄，腠理不固，故汗出。越婢加术汤又可治历风气、下焦脚弱。

可见越婢加术汤治皮水，是将发汗与利水结合运用的方药，即发汗佐以利小便。方中麻黄六两，取其发汗利水，加"术"必然是苍术，因脾肺俱病，苍术辛苦温为燥湿健脾之要药，能以其辛温之气味，升散宣化水湿郁滞，使脾气继续上归于肺，脾健则湿化。因此，治疗湿证常以苍术复脾之升作为方药的主体，通过燥湿来达到祛邪扶正。然在脾虚积湿之同时，肺亦不能独健，必失其下输之功能，通调受阻则湿必停蓄，故配以辛温发汗利尿之麻黄以助肺宣达，两药协作的线性关系，既能发汗除湿、利水消肿，又能治湿在下之脚气，具有升脾宣肺而化湿之功，促其迅复通调水道。水气内郁化热，生石膏既能清热，又监两者之弊。而麻黄加术汤是发汗之法无疑，更需要强调的是，它的目的并非像麻黄汤那样是治疗风寒束表，其针对的是寒湿在表。麻黄汤为风寒表实而设，麻黄加术汤用之湿病，则为表实湿病，因此除身体烦疼之外，当有无汗的症状；麻黄加术汤中麻黄与苍术相伍，麻黄得术，则虽发汗而不致过汗；苍术得麻黄，并能行表里之湿，不仅适合于寒湿的病情，而且亦是湿病解表微微出汗的具体方法。

以上麻黄加术汤、越婢加术汤，通过长期观察运用，发现两药用量配伍不同，其作用有异。如两药等量使用，临床常见能发大汗；苍术倍于麻黄则发小汗；苍术三倍于麻黄常见尿量增多，有利尿之作用；苍术四倍、五倍于麻黄，虽无明显之发汗利尿作用，而湿邪则能自化。多年来予以麻黄与苍术配对，充分发挥泄湿发汗而散寒、散水利湿而消肿、运脾化湿而宣肺气的作用，广泛用于水液代谢障碍为病的痰饮水湿引起的一系列湿证疾病，再根据具体变异增加对证药物。愚运用已久，习而成规，有其证必用其药，得心应手，疗效显著。

二、麻黄与苍术配对的临床发挥

麻黄与苍术的配伍应用，愚早年拜读《名中医治病绝招》一书，从中学习许老先生临床治湿证恒用麻黄、苍术的学术思想，后来反复实践，在选药的过程中，深切体会到麻黄与苍术配对为伍治疗湿证最为理想。

湿是病因的一种，由湿邪导致人体发生的疾病，统称为"湿证"。临床诊治湿证有外湿与内湿之分。外湿为六气之一，是长夏的主气，多因地面湿气上蒸或淋雨雾露而成，如生发太过，或非其时而有其气，是为淫胜，称为"湿淫"。故外湿由表入里侵入体表，进而伤人皮肉筋脉或流注关节，症见头蒙如裹、身重酸楚、皮肤麻木或筋骨关节肿痛、下肢沉重等；湿淫肌肤则生湿疹疖疮，或兼风、兼寒、兼热，或湿从寒化或从热化均须细为辨证；若湿邪重着入里则阻遏气机常见中满食减，口淡乏味，舌苔必多湿腻，脉见濡缓。可用麻黄6g、苍术2g、香白芷12g、防风12g、炙甘草6g、生姜3片、葱白10cm。上七味，水煎内服。兼太阳证，发热恶寒，脉浮而紧者，加羌活9g；兼太阳证，脉浮紧中带弦数者，弦为弦而有力是病少阳，加柴胡24g、黄芩9g；兼太阳证，脉浮紧中带洪者，是有阳明也，加黄芩12g、生地黄15g。

内湿之证，几乎由于素嗜茶酒，暴饮冷水或肥甘厚味，饥甚暴食，饮食不节日久损伤脾胃，脾运受阻，或湿郁成热，或湿积生痰，聚痰为病。譬如遇禀赋素弱，脏腑不实之人，必损伤脾胃，脾失健运，水液不能运化输布而湿生为患。设湿浊中阻，气机不畅，纳呆脘闷，口黏不渴，甚则恶心呕吐，苔薄腻，脉见滑，治宜宣化湿浊，通利气机；寒湿困脾或湿积黏腻留滞肠间，则头晕身重，脘痞腹胀，大便溏泄或黏滞不爽，舌体肥厚，苔白厚腻，脉象滑弦有力，治宜温脾化湿；水湿上凌心肺则心悸气短，咳痰喘促，治宜肃降强心，温化湿饮；若肾寒水冷，湿邪弥漫阻遏气机，三焦气化失常，决渎无机，水湿四溢，则面目肢体水肿，头晕身重，尿少或癃闭，或水停成湿，湿甚为饮，饮凝成痰；舌苔厚腻并多见于根部，脉弦滑两尺尤甚，治宜温肾散寒，宣化通利，视其然证，随证施治。故内湿是脏腑生理功能失调所产生的一种病理变化，辄与脾的病理变化密切相关。

湿病种类繁多，但在治疗上，愚主张"治病求本，审因论治"为原则。鉴于上述辨析，湿病一证，有内外之别，外因仅属变化的条件，而内因是变化的根据，内湿之成，辄与脾、肺、肾三脏有关，但多责之于脾，故而应用麻黄与苍术配对为伍，两者相须为用，能升散而宣化水湿，使脾气上归于肺，迅复宣达通调，共奏升脾宣肺而化湿作用。然依据湿邪偏重在机体各个不同部位，可根据四诊辨证，随证加减，灵活运用。常用于治疗内科杂证及外、妇、儿各科的常见病证，诸如感冒、支气管炎、支气管哮喘、肺源性心脏病、复发性口腔溃疡、传染性黄疸型肝炎、痢疾、眩晕、风湿性关节炎、颜面神经麻痹、泌尿系感染，以及胃肠道疾病等，都能取得十分满意的疗效。

（一）治疗肺胀医案举隅

严某某，男，64岁。初诊时间：1998年1月9日。自诉患慢性咳喘30

余年，两个月前因受凉后咳喘加重。咳嗽痰多，色白黏稠，胸闷喘憋，动则喘息气急，心悸气短加重，夜间不能平卧，腹胀便溏，尿少肢肿。屡医迭药，寸效未进，遂来诊治。

刻下症见慢性喘息状态，呼吸困难，面色晦暗，双侧球结膜水肿，唇甲发绀，颈静脉怒张，胸廓呈桶状，肋间隙增宽，两肺呼吸音粗，散在干鸣音，两肺底可闻及湿啰音，腹部稍膨隆，肝于肋缘下 4 cm 处可及，双下肢呈凹陷性水肿。舌质紫暗、有瘀斑，舌苔满白薄腻、脉沉细滑弦略数。

临床诊断：寒湿伤脾，痰浊阻肺，久病正虚兼瘀。治宜健脾宣肺，温化寒湿，扶正祛邪。

药物组成：炒苍术12g、云茯苓12g、建泽泻30g、生麻黄3g、莱菔子30g、苦桔梗9g、葶苈子（包）30g、筠干姜30g、紫丹参30g、制香附12g、五灵脂15g、柏子仁18g。予以7剂，水煎内服，日服两次，早晚各温服一次。

1998年1月17日二诊：服药后咳嗽明显减轻，咳痰减少，喘憋水肿亦减轻，夜间睡眠较前平稳，便软不成形，每日 2 ~ 3 次，脉细弦滑略数，舌质暗紫，舌苔薄白腻，仍拟前法加潞党参18g暗合理中之意，继服7剂，水煎内服。

1998年1月25日三诊：服药后咳嗽、喘憋及心悸气短等症大大减轻，水肿已完全消退，夜间可平卧入睡，胃纳较前佳，大便软，每日一行。脉细弦滑，舌质暗紫，舌苔薄白，治宜温阳健脾，推化湿滞。上方佐入车前子15g，清上补下，利湿平喘。

1998年2月4日四诊：病情基本控制，平静时无任何自觉症状，除轻度咳嗽之外，唯急剧活动后方感气短心悸。食纳二便如常，舌稍紫暗，舌苔薄白，脉细弦滑，此乃湿邪已除而正气未复。治以敛心益肺、养血助降之法，以巩固治疗。方用炙甘草30g、筠干姜12g、云茯苓12g、炒苍术12g、炒莱菔子15g、全当归9g、紫丹参30g、诃子肉9g、五味子21g、黄芩9g。予以7剂，每日一剂，水煎内服，日服两次，早晚各温服一次。

按语：本例患者已年过六旬，久患咳喘，屡医迭药，效果并不理想，后经中药治疗，而迅速好转，其关键所在是辨证准确与用药得当。通过审因辨证，确认证属寒湿伤脾、痰浊阻肺、久病正虚而呈本虚标实。按急则治标，法以健脾宣肺、温化寒湿祛邪为主，辅以益气扶正为治。药用苍术、麻黄为主体，苍术以其辛温之气味燥湿健脾，使脾气散精上归于肺；麻黄辛温有发汗利尿、宣通肺气、通调下输之能。两药协同，健脾宣肺而利尿除湿。辅以干姜温脾散寒以化湿。佐党参、茯苓益气扶正；炒莱菔子、葶苈子、泽泻化痰利水。丹参、五灵脂性味苦、甘、温，归肝经，活血止痛，化瘀止血。柏子仁性味甘、平，归心、肾、大肠经，养心安神，润肠通便。五灵脂降浊气而和阴阳，凡痰瘀交阻，宿食不消，浊气撑塞，而致腹痛撑胀，此药悉可以应用，往往可奏浊气下趋、阴阳调和、胀消痛定之效。柏子仁具有止咳平喘之效，加之柏子仁归肾经，有补肾纳气之功，显然五灵脂、柏子仁相伍具有祛瘀化痰、敛肺纳肾的功效，适用于久咳久喘属于肺肾两虚之证。二者相伍治疗肺胀，药后肿消咳止，邪去正复。在整个治疗过程中，把握主证，对证用药，效果卓捷，体现了临证诊病用药一贯独特的风格。

（二）治疗阳痿早泄举隅

《临证手镜》曾用麻黄与苍术配对治疗阳痿一证。患者男，46岁，因阳痿早泄3年，于2016年5月17日首诊。诉性欲及功能减退，阳痿早泄，数年来曾服用男宝、肾宝、伟哥等补肾壮阳的中成药，也服用中药汤剂治疗寸效未见，遂慕名来就诊。经询问悉知患者阴茎痿弱不起，临房举而不坚，触及则泄，射精无力。刻下症见患者脘腹胀满，饭后较甚，心烦易怒，时而腰部酸痛、头晕耳鸣，秋冬畏寒肢冷，夏天怕热，颜部泛红，平时容易出汗，阴汗淋漓而潮湿，阴囊触之感凉，小溲黄而臊臭重，尤其是晨起小便尿臊臭更明显，口渴咽干而不欲饮。有嗜酒习惯。舌体肥厚，前三分之一舌质红，而显器官阴影之象，苔面水滑；后半部舌质淡红，舌苔白而滑腻，呈上热下寒之象，也就是舌根部苔厚而滑腻（图2.9），脉弦滑，余尚可。

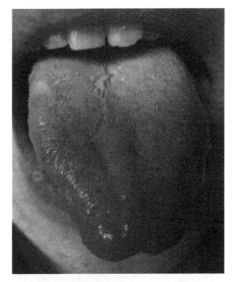

图2.9

　　临床诊断：综上脉舌证合参，舌象显示第一印象为上热下寒之象，予以诊断厥阴病之寒热错杂，舌尖边红为少阳水郁之证，均见夹痰饮水湿之水滑苔，皆因脾胃虚弱，命门之火虚弱，少阳相火不足，以致三焦水液代谢失常，遂成水湿盘踞于三焦，湿郁阻滞厥阴、太阴、阳明经脉失利，但责之于脾胃，其因中焦阳虚，正气不足，邪气因入，生湿蕴热，伤脾碍胃，停滞不化，与水相搏，水反为湿，谷反为滞，舌体肥厚，舌苔滑腻，此乃寒湿痰阻，郁滞宗筋而弛纵，阳事不兴，可导致阳痿。舌尖红而苔水滑，水郁之邪入少阳，上遂胸胁满微结，而见舌面肺区有食管之阴影，可鉴微结而影响胃气通降，肺失通调，下不得输于膀胱，故溲黄臊臭；州都失于气化，不能上承于口，故渴而咽干不欲饮。《伤寒论》147条又有所得"伤寒五六日，已发汗而复下之，胸胁满微结，小便不利，渴而不欲饮，但头汗出，往来寒热，心烦者，此为未解也，柴胡桂枝干姜汤主之"。愚意以为此条论为少阳水郁亦贴切，故而用之以治。

处方用药：北柴胡24g、细黄芩9g、柳桂枝12g、筠干姜12g、天花粉18g、生牡蛎30g、周升麻2g、香白芷15g、冬桑叶12g、肥知母9g、生麻黄3g、茅苍术12g、法半夏15g、炙甘草6g。予以7剂，水煎内服，日服两次，早晚各温服一次。

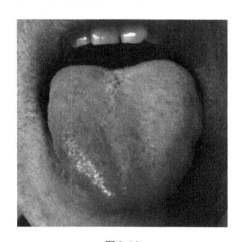

图2.10

2016年5月24日二诊：诉剂尽未见脘腹胀满，阴囊出汗、潮湿、发凉明显好转，晨勃亦见改善，溲黄臊臭明显减轻，诸症均见好转，原来服用"伟哥"都没有反应，只有这次服药后见效，而且近两天因晨勃而醒，心中窃喜。舌体肥厚，舌根未见舌苔厚腻，左路舌尖边正常，右路舌尖边偏红，舌肺区食管阴影显淡，舌苔白腻（图2.10），可见舌象亦见好转，脉弦细，思本病切中肯綮，用药精准，守方继服15剂，水煎内服。药后反馈，男性功能基本恢复，诸症悉除，守方继服15剂，巩固疗效，随访2年未见复发。

按语：阳痿是男子阴茎痿弱不起、临房举而不坚，或坚而不能持久的病证；早泄是男性在性交时，阴茎尚未进入阴道或接触阴道不久即射精。医奉咸责之于肾，多从补肾壮阳而治，却终难获效，然未知病因较为复杂，感性用药，乱枪打鸟，何效之有。医者临证当"治病求本，审证求因"，方得始终。

年壮阳痿，非因纵欲，便为情志之障。人遇忧愧愤怒之事，或所愿不遂，每致肝胆气郁，少阳枢机不利，阳气不得畅达。肝主筋，其经循阴器；肾藏志，为作强之官，技巧出焉。肝肾一体，乙癸同源，肝胆气郁，疏泄不利，阳气受阻，则使阳痿不举。本病主要是少阳三焦水郁，上热下寒，病位在厥阴，阳郁不伸、气机不利之象。《金匮要略》首篇即言："腠者，是三焦通会元真之处为气血所注，理者，是皮肤脏腑之纹理也。元真即元气，肾间动气也，生命之门也，三焦发于命门无疑也。盖欲疏通气机，开泄阳郁，必以斡旋枢机为要。阳经之枢机，在于少阳；阴经之枢机，在于少阴，枢机一开，则气机利，阳气伸，火气达，而阳痿可愈矣。"

至于三焦为病，缘三焦为水道，故一切水液病皆可归于三焦，但于其至微之处，又有多种变化，于临证未深，不敢妄言，故借仲景之说以发前人之未发。三焦为水火之藏，输转全身水液，敷布少阳相火。其为病，于仲景之六经，少阳经病也。今之所说，皆把胆之郁火系列证列为少阳之首，少阳之火实为相火，起于肾之芥蒂，寄于胆中，与三焦所布之火一气也。小柴胡汤为少阳病之主方，多谓其治少阳火郁证，少阳既为水火之脏，焉只有火病而无水病乎？实仲景已列少阳水郁于《伤寒杂病论》中，且愚谓小柴胡汤实为治少阳水火证之主方，观《伤寒论》第230条可知，阳明病，胁下满硬，不大便而呕，舌上白苔者，可与小柴胡汤，上焦得通，津液得下，胃气因和，身濈然汗出而解。此条仲景自解病机于方后，总病机为上焦不通，津液不下，而后引起一系列症状。既然愚谓之少阳水郁，必有少阳病发病之病因。

《伤寒论》第97条云："血弱气尽腠理开，邪气因入，与正气相搏，结于胁下。"此少阳病发病之总因，冠于少阳水郁，亦契合也。正气虚弱，卫外不固，邪气循腠理而入，与水道之水结于上焦胁下，少阳郁火因正气相争故往来寒热，而此因与水相结，故仅有胁下满硬。上焦起于胃上口，邪气与水结于胃上口，胃气不降，水不得下行，不得濡润大肠。舌上白苔，暗言此非典型少阳，也非阳明燥结，实乃三焦少阳水郁。无论是少阳水郁，还是少阳郁火，皆用小柴胡汤同治，实有可探之妙。柴胡秉少阳春生之气，其性升散，入三焦油膜透少阳之邪外出，人参甘草大枣，补气养血，扶正祛邪。黄芩一药在少阳郁火病中，主要用来清泻火热。而在水郁病中，则是用其特性。张锡纯解黄芩，"黄芩味苦性凉，中空象肺，最善清肺经气分，由脾而下通三焦，达于膀胱以利小便"，而此取其擅入上焦，通调水道，以利膀胱之性，配以半夏生姜辛开苦降，散水饮，止呕逆，有半夏泻心汤之意。诸药合用，共奏恢复三焦气机升降之功。气机得复，津液得下，外来之邪，随三焦腠理溅然汗出而解。此即《内经》"肾和三焦膀胱，三焦膀胱者，腠理毫毛其应也"之意。

至于少阳水郁一病，于《伤寒论》第147条又有所得"伤寒五六日，已发汗而复下之，胸胁满微结，小便不利，渴而不呕，但头汗出，往来寒热，心烦者，此为未解也，柴胡桂枝干姜汤主之"。愚意以为此条论为少阳水郁亦贴切也。起病皆在一"下"字，下后中焦阳虚，正气不足，邪气因入，与水相搏，遂胸胁满微结。微结影响胃气之通降，肺失通调，不得输于膀胱，故小便不利，州都失于气化，不能上承于口，故口渴心烦。少阳为水火之府，水阻于胸膈，必影响心火之降，火积而烦，反冲于头，故头晕耳鸣。往来寒热为少阳病之特征，邪气借柴胡之力从少阳转枢于太阳之表，故服药后会汗出，干姜桂枝温阳散饮，且助柴胡之枢机。黄芩之性，复肺之通调达于膀胱。天花粉，清热燥湿而生津。此方于牡蛎一药最妙，除能散水饮外，妙在入少阳而除邪。如张锡纯解牡蛎一文："《神农本草经》谓其主温疟者，因温疟但在足少阳，故不与太阳并为寒，但与阳明相并为热，牡蛎能入其经，而祛其外来之邪。"故余断言牡蛎为治少阳水郁之主药。

然症见阴囊汗出、潮湿、发凉，此乃脾虚湿积，肺不能独建，必失其下输之功能，通调受阻则湿必停聚于下焦，导致宗筋失养而弛纵所致，症见舌根部舌苔白厚而滑腻。故用苍术辛苦温，燥湿健脾，使脾气上升，上归于肺；麻黄辛温通阳以利水，助肺宣达调降。二药协同共具升脾宣肺之功，又将能发汗利尿之麻黄作配以助肺之宣达，两药同用协作，具有升脾宣肺而化湿之功。

桑叶甘苦性寒，归肺、肝经。其苦寒降火，气味清香，既有疏风之力，又有燥湿胜湿之性，同时亦为止汗良药，故有疏散风热、清肺润燥之功，治疗阴汗淋漓而阴囊潮湿。患者溲黄而臊臭，舌尖及舌面肺区质红，知母清三焦郁热，上能清热润肺、通调水道，中能清阳明燥热，下能滋肾壮水而制火、敛阴止汗，既可愈溲黄而臊臭，又能监方中温燥之弊。

《素问·阴阳应象大论篇》和《灵枢·邪气脏腑病形》称阳痿为"阴痿"，《灵枢·经筋》称为"阴器不用"。在《素问·痿论篇》中又称为"筋痿"："思想无穷，所愿不得，意淫于外，入房太甚，宗筋弛纵，发为筋痿。"《内经》把阳痿的病因归于"气大衰而不起不用""热则纵挺不收""思想无穷，所愿不得"和"入房太甚"，认识到气衰、邪热、情志和房劳可引起本病。《明医杂著·男子阴痿》指出，除命门火衰外，郁火甚也可致阴痿。方中白芷辛温，能祛风燥湿，起痿振颓，直达阳明，使机关利，宗筋张，阳事兴；本病因阳陷宗筋，土虚木郁，用升麻清热解毒，升阳举陷，通补阳明宗筋。

柴胡桂枝干姜汤证属厥阴病之少阳水郁，而麻黄、苍术、半夏辛开肺胃、蠲饮化痰；推陈出新、肺脾同治，升降出入气机流通则痰湿易除。桑叶、知母清肺润燥，通调水道，养阴止汗，阴囊汗出潮湿自愈。升麻、白芷清热解毒，祛风燥湿；升阳举陷，起痿振颓，通补阳明宗筋，阳痿早泄能愈。全方则为厥阴、太阴同治，着重调和寒热、畅达气机、肺胃同治，标本兼治。故而对厥阴病之少阳水郁夹太阴病之痰湿积滞所致的阳痿早泄，采用柴胡桂枝干姜汤加麻黄、苍术、半夏等，获得满意的疗效。

三、麻黄与苍术配对应用小结

药对之疗效是两药之间的药性所决定的，麻黄药性峻猛，苍术祛湿走血分，所以，苍术变臣药，走血分而祛湿，又能帮助麻黄发汗。麻黄量小变臣药，麻黄发散力量不够，发不出来汗，但是，发散力量可帮助身体解表行水，有助长苍术祛湿的效果。

愚在多年临床实践中深有体会，治湿虽有驱湿、化湿、散湿、燥湿、渗湿、利湿等诸法，但有不少病例湿去复聚，久治不愈。究其原因，关键在于湿邪为患遏阻气机，使脾的上归与肺的下输功能减弱，况且湿邪有黏腻、不易速去的特点。如果处方用药注重加强升脾宣肺的气化功能为主，就可达到治疗目的。愚反复探索，深刻体会到选用苍术、麻黄药物效果最为理想。因苍术辛苦温为燥湿运脾之上品，能以其辛温之气味升散宣化水湿，使脾气升而上归于肺，脾运则湿化。因此，在治疗湿证时，可以苍术复脾之升作为方药的主体，通过运脾燥湿来达到祛邪扶正。然在脾虚积湿之同时，肺亦不能独健，必失其下输之功能，通调受阻则湿必停蓄，故配以辛温发汗利尿之麻黄以助肺宣达，促其迅复通调水道。两药协作具有升脾宣肺而化湿之功。

若湿邪在表者多配以白芷，兼风者则加防风，兼寒者加桂枝、干姜，在膀胱加木通，兼热者加公英、大黄，湿入筋骨者加木瓜、通草。湿邪内蕴，在肺多配以干姜或生姜、甘草，在脾多配以吴茱萸、干姜，在肾多配以附子。湿在周身多配以白芥子，兼里热多配以大黄。此外，治湿之法要像铲草除根使除之务尽，服药时间要稍长一点。同时，应严格纠正患者不良饮食偏好，如戒除嗜饮茶酒或暴食生冷等，否则，疾病迁延就不易根治了。

总而言之，形寒饮冷则伤肺，使肺失其宣降，则积饮成痰。但是饮冷伤肺的途径，还是先伤及中阳，中阳受伤则虚，因而形成了水液代谢的障碍。追溯痰因，常与不良饮食嗜好有关，过嗜生冷、茶、酒及饥甚暴食等，脾胃因中阳不振而运化失职，食水难化而发生中阻，从而进一步影响脾升肺降之气机。水湿有上冲于肺者，治亦以理脾之法，使其温养脾胃行消而和中，解除中阻，水湿下趋，肺气自然肃降。通过上述临床实例来分析辨识药对、处方用药和病理机制的关系，如阳痿早泄医案以厥阴病为底，病性为寒热虚实错杂，多夹痰饮水湿瘀等病理产物，足以说明理脾之法，用于治疗痰湿的方法及手段，以及药物选择和配伍，体现痰湿的病理机制的变化更重要，也体现了药对配伍仍以六维舌鉴在六经定法指导下，执行综合辨证治疗理念，方得始终。

第七节　麻黄与熟地黄配对的临床应用

中医药对配伍法则有寒热合用，有表里合用，有一阴一阳，有一气一血，有一消一补，有一脏一腑，有一上一下，奥配巧妙，相使为用，疗效良好。今言麻黄与熟地（熟地黄）配对的临床应用，在麻黄配对章节几乎诠释了麻黄药物的特性，故此有必要阐述熟地黄的特性，进一步了解熟地黄的功能与作用。

熟地黄质地滋腻，易于助湿腻而碍脾胃的特性，故有医者不敢擅用，或弃而不用，其主要原因在于对本品认知度不够而已。考《神农本草经》中，仅言干地黄"主折跌绝筋，伤中，逐血痹，填骨髓，长肌肉。作汤，除寒热、积聚，除痹，生者尤良"。对熟地黄的性能、功用最为娴熟的医家，乃是明代张景岳，他拟定的许多方剂都是以熟地黄为主药，譬如至今临证常用壮水而培左肾之元阴的左归丸；温补肾阳，填精止遗的右归丸；气血大亏，精神失守之危剧病证者，用大补元煎救本培元，大补气血；治男子阳痿精衰虚寒不育的赞育丹；肝肾亏损，肾气亏虚于下，元海无根，肾气上逆而成虚喘者，用贞元饮滋补肝肾，纳气定喘。

张景岳总结地黄的功效为："生地黄气薄味厚，能生血补血，凉心火，去烦躁。熟地黄味厚气薄，大补血衰，滋培肾水，填骨髓，益真精，专补肾中之气，兼疗藏血之经。"特别是对熟地黄的应用经验极为丰富，故后人称之为"张熟地"，这个名字不是调侃，而是褒奖、肯定。对熟地黄功能的叙述，张景岳说得最为详尽："阴虚而神散者，非熟地之守不足以聚之；阴虚而火升者，非熟地之重不足以降之；阴虚而躁动者，非熟地之静不足以镇之；阴虚而刚急者，非熟地之甘不足以缓之。阴虚而水邪泛滥者，舍熟地何以自制？阴虚而真气散失者，舍熟地何以归源？阴虚而精血俱损，脂膏残薄者，舍熟地何以厚肠胃？"以张景岳所说，熟地黄是何等的灵丹妙药，之所以引证这么多原文，只是为了提高我们对熟地黄的认识，以便临证能掌握和运用。

一、麻黄与熟地黄配对的作用

麻黄与熟地黄的配伍出自清代王维德《外科全生集》所著的阳和汤，常用于治疗骨结核、腹膜结核、骨髓炎、慢性淋巴结炎、类风湿关节炎、坐骨神经痛、骨质增生症、颌下腺炎症、肌肉深部脓肿、甲状腺囊肿、甲状腺瘤、乳腺小叶增生、血栓闭塞性脉管炎、心律失常、病态窦房结综合征、哮喘、痛经、多发性神经根炎、鼻渊、遗尿、乳腺癌、乳房纤维瘤、骨膜炎、颈椎肥大、雷诺病、腰肌劳损、喘息性慢性气管炎、慢性结肠炎、肠结核、头痛、癫痫、慢性盆腔炎、渗出性胸膜炎、慢性细菌性痢疾、右心衰竭、结肠冗长、阳痿、阴缩症、附睾结核、水疝、关节腔积液、肩关节周围炎、频发性肢软无力症、白细胞减少症、无脉症、荨麻疹、过敏性紫癜、希恩综合征、月经过多、经漏、闭经、不孕症、白带、赤带、小儿痄腮症、唇风等病证，而必须症见局部疼痛、漫肿无头、不红不热、舌淡苔白、脉沉细者之患者。

纵观王维德所制"阳和汤"的功能主治，愚以多维思考从中药学、生理和病理学分析历代医家含有麻黄与熟地黄的方剂及其功能与作用。

（一）麻黄与熟地黄配对的功能

就麻黄而言，医咸麻黄宣肺降气、平喘止咳的作用，固然入骨入髓，在医者的记忆库中，总认为它是解表药、止咳药、平喘之要药。实际上麻黄之辛温通络作用，远比其他药高出一筹，固有开九窍而通络、破症坚而消积聚的功能弃而不用。因诸多医者临证法于辛温通络时，首先会考虑的是桂枝、细辛、白芥子之属，而忽略了麻黄。《神农本草经》中品记载麻黄味苦温，破症坚积聚。可见用一个"破"字概述麻黄的功能，如果没有很强的穿透力，怎能用一个"破"字来形容呢？所以，医者谨记麻黄独具开九窍而通络、破症坚而消积聚的功能，用于治疗内伤杂病。

《得配本草》有云："熟地黄宜用辛凉者为之使，甘合辛而发散，则内气常通，心肾交结，自无喘满之患。且肾气动而不滞，精升而化气，金气亦从水中生矣。肺气亦归于肾，补敛之剂，何妨略加理气之味一二分，或五六分，俾补剂更为有力也。"后医者用熟地黄，往往要加上陈皮或砂仁等辛凉理气之品蒸晒炮制，使本品味厚气薄，既能防熟地黄甘腻而碍胃，又能纳气归阴，使肾气动而不滞，精升而化气。为补血生精、滋阴补肾、滋阴退热之要药。

麻黄苦温辛散，味之薄者，阴中之阳，中空透达，泄卫中热，去荣中寒，既能开九窍而通络，又能破症坚而消积聚；熟地黄味甘性温，味厚气薄，阴中之阳，其色黑，其性沉阴重浊，浊中浊者，坚强骨髓，既可生血益精而和血脉，亦可滋肾养肝而长骨中、脑中之髓，然培黄庭后土，土浓载物，诸脏皆受其荫，故有安五脏、润肌肤、养心神、安魂魄之功。今将两者配对为用，功在用麻黄之辛散以去熟地黄之滋腻，能在以熟地黄之滋腻佐麻黄之燥散。二药参合，阴阳相济，互制其短，而展其长，一肾一肺，金水相生，标本兼顾，止咳平喘，开窍通络，散结消块，设温经通络、和阳散结、益肾平喘、相使为用之药对。

（二）麻黄与熟地黄配对的作用机制

麻黄与熟地黄配对，以功建制。披阅景岳全书，见其所论，语语透辟，字字箴规，可为法守。独于所论地黄有宜脾肾虚寒，尚有未及，虽曰熟地黄性温，寒从温散；然寒至上逆为呕，则寒已甚，岂有熟地黄之温而可令寒外散乎？麻黄中空而浮，擅长辛散通络，开九窍而利血脉，破症坚而消积聚之作用。熟地黄味厚气薄，功专养血滋阴、填精益髓而补血，益肾纳气而退热之作用。然麻黄宣泄气机，佐以熟地黄宣发而不伤正；熟地黄培黄庭后土，佐以麻黄宣通，则补而不滞，土浓载物，诸脏皆受其荫。故两药相配为对，参合而用，补散兼施，动静相合，相使为用，既相辅相成又互制其短，相得益彰。一则经络气血得以通畅，阳气得冲和，阴凝可散；二则宣肺补肾，肺肾并顾，咳喘可平。正所谓"阳胜阴微，阳藉阴化"，在温散肺金之剂（麻黄、半夏、杏仁、射干等）中佐入熟地黄，用于女性经期哮喘者、夙喘骤发者；在温经散寒之剂（麻黄、细辛、白芥子、桂枝等）中佐入熟地黄，用于脑窍闭塞而肢体萎废不用者，以及血脉闭塞者，屡建奇功。

麻黄有镇咳平喘的作用，对支气管平滑肌的解痉作用较为持久，对多种病菌皆有不同程度的抑菌作用；麻黄碱有兴奋心脏、加快心率、收缩血管、升高血压和兴奋中枢神经的作用。熟地黄有调节免疫功能的作用，对巨噬细胞的吞噬功能有促进的作用，对抗体有抑制的作用，是一味对体液免疫功能有抑制作用的中药；对肾上腺皮质功能、性腺功能皆有促进作用；还有显著的生血、促进凝血、抗溃疡、抗脂质过氧化等作用。因此，该药对温阳补血而通络、消散阴凝而止痛、益肾平喘而降逆的作用机制与其镇咳、化痰、抗菌、平喘、调节免疫功能等药理作用有关。

（三）麻黄与熟地黄配对的应用点睛

依据是麻黄开九窍而利血脉，破症坚而消积聚，熟地黄填精益髓而补血，益肾纳气而退热。简而言之，麻黄辛温，通络破阴；熟地黄甘温，补血增液。熟地黄得麻黄，补血而不腻；麻黄得熟地黄，通络而不燥。若单用熟地黄而不用麻黄，则阴血难以达于细络；若单用麻黄而不用熟地黄，则深部血脉难以充盈。经云，气味之薄者，阴中之阳药。麻黄与熟地黄配伍之药对是在阴阳互根、阴阳相济、精气互生理论基础上设立的，充分运用阴中之阳药配对，麻黄宣肺降气，开九窍而通络，破症坚而消积聚的功能，熟地黄补肾脏真水，兼培黄庭后土，土浓载物，诸脏皆受其荫。善补阳者，必于阴中求阳，则阳得阴助而生化无穷；善补阴者，必于阳中求阴，则阴得阳升而源泉不竭；善治精者，能使精中生气；善治气者，能使气中生精。两者阴中之阳药，相使为用，阴阳相济，可温阳补血，消散阴凝，通络止痛。如寒凝血瘀之痛经者，舌质淡黯，舌苔白腻者，方用麻黄6g、熟地黄30g、黑附子9g、细辛6g、土鳖虫12g、吴茱萸6g、生姜18g，水煎内服，疗效卓著。

凡诸经之阳气虚者，非人参不可；诸经之阴血虚者，非熟地黄不可；诸经之气分寒痹者，非麻黄不可。阳虚多寒，宜补而兼温；阴虚有热，宜补而兼清。麻黄、熟地黄兼温剂始能回阳。然在剂量上，常以熟地黄为15 ~ 60g，麻黄为3 ~ 6g。

凡身上毒风顽痹，皮肉不仁，或下肢疼痛、麻木、酸困，或腰椎间盘突出压迫脊神经，走路间歇性跛行者，或风湿性关节炎、类风湿关节炎、糖尿病足，麻黄、熟地黄两者常与补阳之附子6g、肉桂3g、吴茱萸3g、细辛3g为伍，培肾中之元阳不足，随证佐之，按而治之。譬如糖尿病足，属阳虚血瘀者，依照上述组方原理，佐入黄芪45g、当归12g，益气养血；生乳香9g、生没药9g，活血化瘀。

麻黄开九窍而调血脉，固然亦通精窍，常用于治疗肾阳虚衰之四肢厥冷，下肢尤甚，阴器冷缩，或房而不射精、阳痿早泄、性功能障碍，舌质淡红，舌体肥胖、边有齿痕，舌苔薄白或滑腻、舌根白腻，脉沉紧涩。此为寒邪浸淫，滞留阴部，痹阻任脉胞络，肾阳被遏，以致宗筋不应。可用麻黄6g通精窍，熟地黄30g得麻而和血脉，佐以温肾散寒和温润宗筋之品，效果非常好。

二、麻黄与熟地黄配对的临床发挥

在临床上，凡遇到少阴虚寒或下肢有寒凝症状者，如男女生殖系统疾病之男子阳痿早泄，女子性欲冷淡、月经不调、白带清稀、不孕不育；下肢疼痛、麻木、酸困、抽搐及静脉曲张，局部寒凉，或遇寒加重，或脉象沉迟无力，均可按寒证治之，而麻黄与熟地黄配伍，在温阳散寒方剂中乃是阴阳双补最佳药对。

（一）治疗阳痿早泄医案举隅

患者男，28岁，南方人，在大连港口做搬运工，首诊2010年4月3日。诉婚后近年因阳事不举、不能媾和以致家庭不和睦，心中甚是烦恼。经地区某医院泌尿科医院各项检查均为正常，诊断为心理性阳痿，经心理疗法和负压器治疗未效。中医以肾虚论治，用补肾壮阳药半月，唯大便好转，余症未见转机，亦曾服补肾壮阳药及甲睾酮等药无效，遂来就诊。

临床表现：察患者身形瘦弱，面色萎黄。症见心烦易怒，纳呆目眩，腰酸乏力，四肢厥冷，时有腹痛；诉阳具睾丸凉，时有隐痛、上缩，勃起缓慢，硬度下降，时间短，房事时未及即痿，渐致不能勃起。近来3个月性欲冷淡，不能行房且腰臀发凉，下肢困酸怕冷，尿频、量少色浅，大便溏软。舌质淡嫩，舌苔白滑（图2.11），脉沉缓。

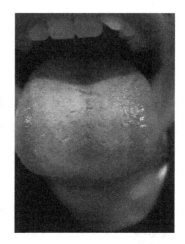

图2.11

临床诊断：患者南方人，在北方务工，饮食起居环境不适应，水土不服，本病因劳作汗出，易感风寒侵袭，阴寒之邪滞留于少阴经脉致使宗筋失于温润，故见腰酸乏力、四肢厥冷及生理功能障碍等临床表现，察舌质淡嫩，舌形裙边，舌苔白滑，脉沉缓。在辨证上，综以上脉舌证合参，应辨证为寒邪浸淫，滞留阴部，痹阻任脉胞络，肾阳被遏，血脉不利以致宗筋不应。其病可鉴患者素体阳虚，汗出而感风寒之邪侵淫或滞留少阴经脉则肾阳遏阻，精气怫郁则阳痿早泄，法当温肾阳而散寒，通精窍而利血脉，润宗筋而兴阳道，此乃阳中求阴之法以治阳痿。

处方用药：生麻黄12g、熟地黄30g、黑附子30g（水泡1小时，先煎2小时，再与其他药煎1小时）、辽细辛9g、升麻30g、吴茱萸30g（水焯3次，再与其他药同煎）、香白芷12g、蜈蚣虫4条（不去头足，焙干研成细末，另黄酒送服）。上八味，予以7剂，水煎内服，日服两次，早晚食远服。

凡脾胃衰弱，中土呆滞而致宗筋弛纵之患，原方加九香虫12g、石菖蒲12g，助白芷以通精窍，强精虫，予以15剂，剂尽性功能完全恢复，可谓痊愈。7月19日来电反馈，媳妇妇检怀孕，育一健康男婴。

按语：本案因素体肾之阳气不足，劳作汗出，易受风寒侵淫，滞留少阴筋脉，精气怫郁，宗筋失养所致萎废不用。方中生麻黄辛温既能发散少阴经脉寒邪，又能通精窍而和血脉，具有较强的中枢兴奋作用，能提高勃起中枢和射精中枢的兴奋性；熟地黄甘温，能滋阴补血，益精填髓。故两药相配为对，参合而用，补散兼施，动静相合，相使为用，既相辅相成又互制其短，相得益彰，使经络气血得以通畅，阳气得冲和，阴凝可散。附子为辛温大热，其性善走，故为通行十二经纯阳之要药，外则达皮毛而除表寒，里则达下元而温痼冷，彻内彻外，凡三焦经络，诸脏诸腑有真寒，无不皆治。细辛，芳香最烈，故善开结气，宣泄郁滞，旁达百骸，无所不至，内之宣络脉而疏通百节，外之引孔窍而直透肌肤。附子偏散里寒，细辛偏散表寒，二者合用，表里内外兼顾，在内则附子治之，细辛托之散之，在外则细辛疏之，附子鼓之助之，其性则善走通行，功则温经逐寒。

胃为肾之关，胃在中焦，其气以通降为顺，乃自然规律，人体所谓的气机升降都是这种规律作用下产生的自然现象。而肾为纳气归根，才能起到藏精气、转化先天的作用。今寒邪由表入里，经胃气传导通路下行于肾，寒邪侵淫或滞留少阴经脉者，很容易出现肾虚而宗筋不应、阳道萎废不用的证候，外在的表现是脑力不足、容易疲劳，腰肌无力、劳损，腰部形态向内塌的生理曲度加大，经常感到空乏无力，下肢及臀部发凉。《内经》云"阳明者，五脏六腑之海，主润宗筋"，又云"阳明虚则宗筋纵"，故有"治痿独取阳明"之说。思想无穷所愿不得意，精气怫郁则宗筋驰纵不应。方中取白芷辛温引诸药直达阳明以疏风散寒，助麻黄以通精窍而润宗筋，增加效用，使机关利，宗筋张，阳事兴。

凡脾胃之气，喜温而恶寒，寒则中气不能运化，少腹阴寒之病，肝气郁滞，寒浊下踞，《灵枢》指出："肝足厥阴之脉……过阴器，肝者，筋之合也，筋者，聚于阴器。"厥阴肝寒，宗筋失纵之阳痿。今厥阴阳明气虚寒滞则宗筋驰纵，吴茱萸辛苦而温，芳香而燥，本为肝之主药，疏肝下气，开郁化滞，而兼入脾胃，以脾喜香燥，胃喜降下，辛热能散能温，苦热能燥能坚，故所治之证，皆取其散寒温中，降肝胃之气而解宗筋郁滞。

蜈蚣辛温，疏达肝脉，畅行宗筋，走窜之力最速，内而脏腑，外而经络，凡气血凝聚之处皆能开之。蜈蚣之形体肥大者效力尤佳，不宜去头足，以恐效减。用法：以酒润之，烘干后研末服，借以酒力以增其行窜畅达之能。又因阳陷宗筋，土虚木郁，升麻为阴中之阳，能升阳气于至阴之下，阴精所奉，禀平寒之气，则得清阳通达之性，能破幽暗，故以升阳举陷，通补阳明宗筋，佐以条达肝经之法，故此时升麻可用至18～30g。诸药为伍，共腠温肾阳而散寒，通精窍而利血脉，润宗筋而兴阳道，此乃阳中求阴之法，凡阴寒之邪侵淫或滞留少阴经脉所致宗筋不应、萎废不用者皆可应用。

（二）治疗糖尿病足医案举隅

糖尿病足属中医"消渴""脱疽"范畴，传统论治多依阴虚燥热之说。然本病为慢性消耗性疾病，缘久服西药，损伤脾肾阳气，致气虚寒凝，脉道血运因鼓动无力而成瘀，或脾肾虚弱则无力抗邪，阴邪浸淫，壅塞日久，化瘀成毒，腐蚀筋肉，终成足部坏疽。兹降医案举隅说明。

患者李某，男性，48岁，患糖尿病10余年，首诊于2012年10月19日。诉经常口渴、头昏乏力、夜尿较多，经常服用格列本脲、二甲双胍，血糖在8.5～10.3mmol/L波动。自2009年开始晨起身痛，膝关节以下腿麻木，四肢末端失温，自觉身冷，至今3～4年屡医迭药，经中西医治疗寸效未进，病情逐渐加重，故而丧失治疗信心，经家属劝解遂来就诊。

临床表现：察患者颜面水肿，气短乏力，喜暖怕冷，体温偏低，脑力不足，容易疲劳，腰肌劳损无力。去年4月糖尿病并发症眼底出血，6月开始双眼视力下降，右眼视力基本丧失，近来左眼视物模糊加重5日。刻下症见晨起身痛，膝关节以下水肿沉重，麻木不仁，四肢厥冷，肢端皮肤紫黯，活动后皮肤呈苍白色；夜寐多梦，饮食正常，大便干，须3～5日排便一次，小便清长，舌质淡黯，舌边齿痕，苔白滑腻（图2.12），脉细

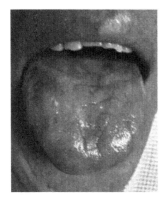

图2.12

涩。血压119/69mmHg。

临床诊断：综上脉舌证合参，细致分析，其舌质淡黯，淡为气血亏虚，黯为寒凝血瘀，寒凝经脉则四肢厥冷，肢端皮肤紫黯；舌边齿痕为脾胃虚寒，或脾肾阳虚，气化不利，脾虚湿盛。症见气短乏力，喜暖怕冷，体温偏低，脑力不足，容易疲劳，腰肌劳损无力，肢体浮肿沉重等症；舌苔白滑腻为风寒湿邪内盛，阳气郁遏，故症见身痛，肢体麻木不仁，脉细涩，细为寒凝，涩为血瘀。西医诊断为糖尿病足，糖尿病眼病，眼底出血。中医诊断为寒凝血瘀、痰瘀阻络，以温阳补血、散寒通滞、活血化瘀之法。

处方用药：熟地黄30g、麻黄6g、细辛3g、桂枝尖18g、白芥子6g、炮干姜9g、黑附子9g、当归12g、丹参30g、生乳香9g、生没药9g、杏仁12g、生白术45g、炙甘草6g。予以15剂，每日一剂，水煎内服，日服两次，早晚各温服一次。

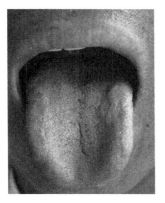

图2.13

2012年11月5日复诊：服药15剂后上述症状明显减轻，如大便每天一解，晨起身痛减轻六成以上，双下肢水肿基本消退；下肢厥冷、麻木不仁亦有好转，但改善速度慢，脉舌象同前（图2.13），鉴于大便通畅，故而上方去杏术易黄芪、当归，继服15剂。

处方用药：生黄芪45g、当归身9g、熟地黄30g、麻黄6g、细辛3g、桂枝尖18g、白芥子6g、炮干姜9g、黑附子9g、当归12g、丹参30g、生乳香9g、生没药9g、炙甘草6g。予以15剂，每日一剂，水煎内服，日服两次，早晚各温服一次。

2012年11月20日复诊：剂尽后晨起身痛、下肢沉重麻木基本消失，下肢转温，肢端颜色明显改善，诸症悉除，化验血糖6.8mmol/L，舌象见舌质淡红，舌中凹陷，舌苔白颗粒松散，脉沉细无力。患者共服药1个月，综上未见瘀血证候，可鉴脉络气血通畅，寒凝亦散，医患疗效满意。综脉舌象显示，与首诊舌象对比判若两人，其病脾胃虚寒，气血不足，肾阳虚衰，治宜益气养血、温补脾肾、通阳散寒，予以"蚀骨汤Ⅱ方"化裁干预和巩固疗效。

处方用药：生黄芪45g、当归身12g、熟地黄30g、炒杜仲12g、川牛膝12g、香白芷12g、威灵仙9g、辽细辛3g、生麻黄3g、桂枝尖15g、炮干姜6g、鹿角霜15g、炒芥子9g、生甘草6g，予以15剂，每日一剂，水煎内服，日服两次，早晚各温服一次。剂尽腰肌舒适，精神体力充沛，疗效极佳，守方继服15剂，诸症悉除，2年后随访，未见复发。

按语：糖尿病足是糖尿病患者足或下肢组织被破坏的一种病理状态，如溃疡、骨及关节病变乃至所引起的坏疽等，往往是下肢血管、神经病变和感染共同作用的结果。病灶局部血液供应的存在与否是影响糖尿病足溃疡预后的关键因素，因此，在非截肢治疗糖尿病足溃疡的过程中，促进及增加局部血液供应是重要的一环。糖尿病足，中医将其归属于"消渴""脱疽"范畴，认为病机关键在于寒凝痰瘀阻滞、肢端失养。阳和汤合活络效灵丹具有益气健脾、活血通络、温经散寒功能，改善血液流变学指标，抗血小板聚集和释放，促进神经组织损伤修复。方中黄芪甘温，有益气助阳、固表托毒而生肌之功效，且有调节血糖作用，宜重用，得熟地黄甘温以培黄庭后土，佐以麻黄宣通，则补而不滞，土浓载物，诸脏皆受其荫。故麻黄、熟地黄两药相配为对，参合而用，补散兼施，动静相合，相使为用，既相辅相成又互制其短，相得益彰，使经络气血得以通畅，阳气得冲和，阴凝可散。

糖尿病足之阴疽，皆缘自人体正气无力抵抗外来之细菌。治疗之法必须增加人体阳气之力量，使其由阴转阳，方为顺事。愚治糖尿病足之时，凡痰瘀寒凝者每以阳和汤为主，再加附子温肾助阳，性燥烈。熟地黄补阴养血，性滋腻。附子禀纯阳而主动，走而不守；熟地黄禀纯阴而主静，守而不走。二药一温阳、一补阴，互补协调，阴阳双益。附子可制熟地黄之滋腻，熟地黄可缓附子燥烈，二药合用，补而不腻，行而不散，补阳之中寓以阴配，益阴中寓以阳助，为两补阴阳之妙剂。愚临床观察认为，阳和汤合活络效灵丹或蚀骨汤随证化裁，均可促进溃疡面组织修复，对糖尿病足溃疡的愈合，防治坏疽、脱疽有较好的疗效。

（三）治疗顽固性咳嗽医案举隅

一男性患者，于十多年前冬天的一天，不慎掉入结冰的池塘，由此开始有染咳嗽，每年秋冬季节咳嗽就犯，遇冷干咳加剧，气逆上冲咳嗽加剧，咳时呼吸不畅，夏季无此症状。检查肺部有一个小斑点。屡医迭药，寸效未进，如此绵缠难愈十余年。齿痕舌，舌质淡红，舌苔薄白滑腻（图2.14），左脉沉细，右脉迟缓。余尚可。此为脾肾阳虚，治宜健脾益气，温肾纳气，蠲饮化痰，止咳平喘。方用自拟"理脾涤饮汤"加味施治，处方如下。

药物组成：黄芪30g、白术24g、法半夏15g、砂仁24g、炙麻黄12g、附子30g、细辛9g、干姜12g、五味子12g、桂枝15g、茯苓30g、熟地黄30g、补骨脂18g、核桃仁90g、炙甘草9g。予以15剂，每日一剂，水煎内服，日服两次，早晚各温服一次。

药后诸症悉除，守方继服15剂巩固疗效。随访多年未见复发。舌象如图2.15。

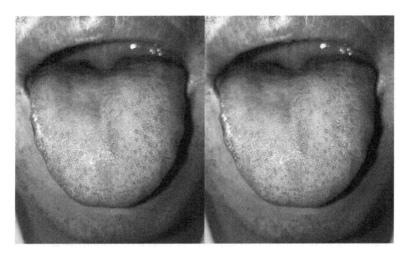

图2.14

　　本案素体脾土亏虚，肾气不足，复因寒冬落水，感寒入里，直中少阴，故在理脾涤饮汤中伍入熟地黄滋腻以滋水填精，麻黄辛温逐寒通滞，平喘止咳，可见麻黄之辛散去熟地黄之滋腻，又用熟地黄之滋腻佐麻黄之燥散。二药参合，互制其短，而展其长，一肾一肺，金水相生，标本兼顾，止咳平喘、散结消块疗效甚佳。

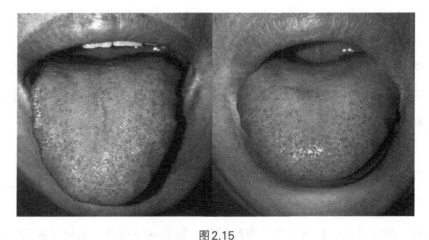

图2.15

　　方中核桃仁、五味子温肾纳气，止咳平喘；麻黄解表寒且宣肺平喘，附子温肾阳散寒邪，二者合用相得益彰；细辛通阳平喘，喘息剧时非此不克，擅攻少阴寒邪上僭之咳嗽；干姜、桂枝、茯苓温阳化饮，温散肺金阴邪。所谓"阳盛阴微，阳藉阴化"。佐以熟地黄于温散之中，屡建奇功。

遇虚寒所致的慢性支气管炎、慢性肺气肿引起的久咳久喘属于肾督阳虚、痰瘀凝滞证者，可用熟地黄30g、麻黄6g、黑附子9g、肉桂3g、白芥子6g、鹿角霜18g、淫羊藿30g、当归9g、紫石英30g、五味子3g、桃仁9g、皂角3g。

（四）治疗腰腿痛阻塞性脉管炎医案举隅

医遇虚寒型顽固性腰椎间盘突出、骨质疏松、腰椎滑脱症、慢性腰肌劳损、脉管炎、下肢肌肉萎缩、糖尿病足等疾病，均可用熟地黄30g、生麻黄3 ~ 6g、黄芪30 ~ 90g、当归9 ~ 12g、赤芍9 ~ 15g、怀牛膝30g、黑附子9 ~ 75g、细辛6 ~ 30g加减化裁施治。

麻黄宣气通络，开发腠理，内可深入积痰凝血，引邪外出，虽辛散，得熟地黄则宣发而不伤正，温阳而不偏亢；熟地黄滋阴补肾，佐麻黄之宣通，则补而不滞。二药合用，相辅相成，相得益彰。临床应用熟地黄多而麻黄少，补多散少，能使经络气血得以通畅。临床可用治关节疼痛、肢端动脉痉挛病、闭塞性脉管炎等病症。若用于阴疽，须知"麻黄未溃可用，已溃之后，断不可重开腠理"。血虚寒凝痹阻于肌肤、筋骨、血脉所致的痰核、流注、阴疽，二药配伍白芥子、鹿角胶、肉桂等，为治疗阴性疮疡之要药。

三、麻黄与熟地黄配对应用小结

凡阳虚气血不足，阴寒内盛，痰凝血滞，着于筋骨肌肤所致诸证，如痈疽、痰核流注、鹤膝风等；寒性脓肿、肢端动脉痉挛、血栓闭塞性脉管炎、多发性动脉炎、淋巴结核、慢性骨髓炎等属阴证者；支气管哮喘、类风湿关节炎等，均可使用麻黄与熟地黄配伍使用，其作用原理归纳如下。

生（炙）麻黄与熟地黄常为君药配对使用，能破寒凝痰滞，治骨质增生、血栓性脉管炎、腰椎间盘突出症、糖尿病足，如阳和汤所治之证。其作用原理主要是以麻黄之性主温动，熟地黄之性主凝静，两药配伍，动静相兼，刚柔相济。麻黄得熟地黄，其向外宣透皮毛腠理变为入内搜剔积痰凝血；熟地黄得麻黄，其凝静之性得以调拨，药力易于流散而增强滋养肝肾经脉之功。如此配对，既能搜风涤痰治其标，又可填涩肾精固其本。

生（炙）麻黄与熟地黄亦可作佐使配对使用，旨在取麻黄辛温，发汗解表，宣肺平喘，利尿，通九窍而血脉，破癥瘕积聚而消阴疽。熟地黄甘温，补血生津，滋肾养肝，补髓填精，安五脏，和血脉，润肌肤，安心神。麻黄质体轻浮，气味辛散，容易伤人正气；熟地黄质地滋腻，易于助湿腻膈。故以麻黄之辛散去熟地黄之滋腻，又用熟地黄之滋腻佐麻黄之燥散。二药参合，培血气以逐寒邪之意，使邪从营解，互制其短，而展其长，金水相生，止咳平喘，散结消块甚佳。既能治疗久咳无痰诸症，又能用于痰核、流注结块及阴疽、中风偏瘫、肢体痿废不用等。如久喘急性发作，多为体虚标实、上盛下虚之证。症见喘促胸闷，动则气喘，呼多吸少，汗出心悸，腰膝酸软，神疲倦怠，小便频数。二药配伍，宣通培补摄纳并行，标本兼顾，随证配伍二药有较好的宣肺补肾、止咳定喘之功；麻黄、熟地黄、葛根加入适应证方中治疗中风后遗症属瘀血阻络者效果颇佳。尤其对病程在6个月以上、肢体功能恢复相对静止者，加用麻黄每可使肢体功能恢复产生一次飞跃。

第八节　麻黄与车前子配对的临床应用

中医临证以形象思维之思考，援物比类之描述，从日常生活中体悟真知。中药从四气象、味象、升降象、部位象、形态象、时间象、地理象这几个角度观察每一味药本身的性能功用，深谙它背后代表的法象及理法。中医认为，理法方药一气贯通，理法不明，遣方则不行，理法不通，用药则滞塞。然治病者要娴熟脏腑之表里及其病理、药理与脏腑之间的线性关系，如肺为水之上源，肺与大肠相表里，肺与膀胱别通，并与其浊阴归于六腑、出于下窍的生理功能建立相应的系统关系网。在治疗上，遵循痰气上逆宜下之、肺燥肠干宜润之、浊阴堵塞宜宽之的治疗原则。在遣药上，深谙诸子皆降之理法，譬如栝楼仁、车前子，两者能降浊阴。栝楼仁善降痰浊，可使肺之痰浊降至大肠，从而通过大便排出体外，使胸宽腹松，此为去宛陈莝之法；而车前子善降水湿，从水之上源，把水热降到膀胱，通过前阴小便排出体外，此为因势利导法（图2.16）。孙武子十三篇，治病之法尽之矣。兵法与医法相通，用药如用兵，可见遣药之精选、量之轻重、配伍之合拍和效能之专注等，都应周密考虑，一以贯之。如斯做到有方有药，方证相合，才能应手而起。

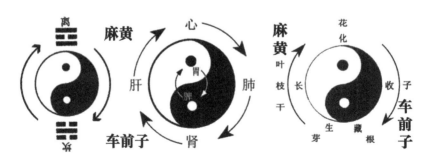

图2.16

　　自古以来，著本草者，皆逐论其气味性情，未尝总论药物形象之大纲，生长化收藏之运用，兹特补之。盖芽主生，干与枝叶主长，花主化，子主收，根主藏，木也；草则收藏皆在子。凡干皆升，芽胜于干；凡叶皆散，花胜于叶；凡枝皆走络，须胜于枝；凡根皆降，子胜于根；由芽之升而长而化而收，子则复降而升而化而收矣。此草木各得，实乃太极之道、升降之理也。

　　就干枝叶而言，麻黄发散风寒，降气平喘。麻黄中空呈细长圆柱形，有分枝节，顶端锐尖呈灰白色，故能通九窍、利血脉，通十二经，无处不到，入肺经能宣肺平喘而止咳，但凡诸窍不利、经脉闭塞者均可应用。带少量棕色木质茎，基部棕红色至棕黑色，表面淡绿色至黄绿色，有细纵脊线，触之微有粗糙感，断面髓部呈三角状圆形，能发越阳气，发汗解表，宣达肌表，使表里相通，水液才能正常运行，凡阳气不足，无力蒸腾水液，代谢功能失调，以致水停不行、小便不利或水肿者均可应用。

　　车前子，其色黑，则下能入肾以通二窍，故水窍常开，则小便利而湿热外泄，不致鼓动真阳之火，则精窍常闭而无漏泄，久久则真火宁谧，而精用益固，精固则阴强，精盛则生子。其色白，则上能入肺，既能清肺热而祛痰止咳，又能泄水浊而降血压、利水消肿；其形如目，则能入肝肾而治目疾，如浊水排泄不畅，湿热之物，上僭阻留于目，则迎风流泪、目暗不明、视物昏花、目生翳障、白内障，车前子导浊水下行，此乃清阳出上窍、浊阴出下窍的升降之理。车前子其味咸甘气性平，车前子通过清泻肝肺肾经脉之浊水，可达到明目、止泻及化痰之作用。愚之学识肤浅，对车前子而言，简之又简，实不足以著书，是编之作，补苴罅漏而已。只摘其吃紧大端，与近时流弊，约略言之耳。览者谅之。

　　但凡见真阳虚衰者，症见精神萎靡，腰膝酸软，畏寒肢冷，或五更泄泻，动则气喘，或身面水肿，黄疸水肿，小便困难或夜尿频数，脉沉弱者，予以辛咸化滞、温阳利水之法施治，用麻黄6g、车前子15g、黑附子9g、黑豆子30g、炙甘草6g。水煎内服速效。

咸辛除滞法，咸是心的用味，火克金这种病应该是肺上的问题。滞就是滞塞不通，肺不好肯定会影响气机的循行，因为肺主气，肺气循行不畅就会影响到血液，因为气为血之帅。同时，肺主皮毛，肺失肃降则营卫不固，津液易于滞塞。咸味药能软化坚块的东西，因为滞塞就会成为痰饮、血块等有形的物质。再用辛味的药疏通、发散，所以这个方法的作用点在肺上，这是讲的大概的情况，只是有一点规律可循。受寒后血液循环凝住了，皮毛闭塞了，痰液出来了，都会形成滞塞不通的症状。

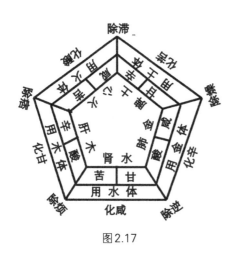

图2.17

咸味药有火的性质，就能祛寒除滞，治疗肺部功能障碍、气血流通不利的病。气行则血行，血行则津液固，坚硬的东西就能打通。脾的体味辛可以宣散滞留，使气血运行，所以辛咸可以除滞（图2.17）。旋覆花汤中的旋覆花是咸味的，又走气，又可以走血液，因为血是咸的，可以活血。《神农本草经》说，旋覆花主结气，胁下满，除水，去五脏间寒热。陶弘景写的本草书《别录》中说，旋覆花可以清心胁痰水，通血脉。中医说的化痰，可以是无形之痰，就是血管里面血脂代谢的垃圾。

痰饮以致水液代谢障碍，血水循环淤积在里不走化成饮。

肝肺作用都是相互的，五劳汤里肝肺药可以通用，辛味药就走肝。再就是大黄附子细辛汤，大黄是咸味的，附子和细辛是辛味的温通药，可以治疗胁下疼痛、大便不通的症状。无论是瘀血所致的肝炎，还是其他疾病，辛咸化滞配伍一法，奇效神速。凡寒性之便秘者，或习惯性便秘者，摄入寒凉性食物，寒邪积滞于大肠，则肠胃蠕动减弱，大便数天不解，而附子和细辛可以增强下焦之阳气，促进肠道蠕动，再佐以苦咸之大黄，泄其肠道浊气，使腑气通而积滞化。张仲景的桂枝加大黄汤，在太阴篇里面治腹满大实疼，可以治肠系膜动脉栓塞。血栓滞留肠系膜，阻滞气机而痛甚，可以用桂枝汤加大黄，使腑气通、血滞开而瘀血化。

临证处方，还须注意到适应某种特殊疾病的治疗需要，尽量精选一药多用之品，针对主证，且兼顾比较复杂的证候群，也就是说，尽一药而取多效之法。如此命药，事半功倍，收到一举数得之效。

一、麻黄与车前子配对的作用

车前子其味甘、咸，气微寒（《别录》）。归厥阴、太阴、少阴三经，亦入膀胱、小肠之腑。气寒味甘，主气癃，止痛，利水道通小便，除湿痹，久服轻身耐老。车前子气寒，禀天冬寒之水气，入足太阳寒水膀胱经，味甘咸，得地中正之土味，入足太阴湿土脾经，气降味和。膀胱者州都之官，津液藏焉，气化则能出矣。出气不化，闭塞下窍，而为癃闭，其主之者，寒能化热，甘能化气，咸能化滞也，小便者心火之去路也，火结于膀胱，则小便痛矣，其止痛者，气寒能清火也。饮入于胃，游溢精气，上输于脾，脾气散精，上归于肺，肺乃下输膀胱，车前子味甘，甘能益脾，脾气散精，则肺气通行，故水道通，小便利也，益脾利水，则湿下逐，故又除湿痹也，久服轻身耐老者，指有病者而言也，人身有湿则身重，湿逐则身轻，湿逐脾健，脾主血，血充故耐老也，不然，滑泄之品，岂堪久服者哉。

可见车前子能行肝疏肾、畅郁和阳，同补肾药用，令强阴有子；同和肝药用，治目赤目昏；同清热药用，止痢疾火郁；同舒筋药用，能利湿行气，健运足膝，有速应之验也。本品功专利水，通尿管最神，止淋沥泄泻，能闭精窍，祛风热，善消赤目，催生有功。此设情欲过度，膀胱虚，气艰于化而津不行、溺不出者，单用车前子疏泄，闭愈甚矣，必与辛温之麻黄为伍，其制在于辛咸化滞，佐以人参、茯苓、炙甘草、生麦芽，养气节欲，则津自行，溺乃出也。

（一）麻黄与车前子配对的功能

麻黄辛能散，温能和，苦能泄，性主升散，有宣肺平喘、行水消肿之功；车前子味甘咸，其性寒，寒则滑利，性专降泄，既能利水除湿，又能祛痰止咳。车前子入滋补药可以补虚，入解表清热药可以泻实，为肝肾膀胱三经之要药。二药配伍，一上一下，麻黄能发越阳郁，宣发肺气，调节水之上源而利水消肿，又能宣肺通窍而平喘；车前子上能入肺以清肺化痰而止咳，下能通肾气以利精窍而通利水道。二者相济为用，相辅相成，同奏宣肺平喘、止咳化痰、利水消肿之功。

但凡外邪袭肺，肺气郁闭，水道不通所致的发热恶风，头面四肢水肿兼有胸闷气喘、咳嗽痰多者。症见面目水肿、恶寒发热、肢体酸重、无汗、小便不利者。或水气凌心犯肺（肺病心力衰竭）、心包积液、渗出性胸膜炎者，愚借助车前子下药上用之功与畅郁和阳之麻黄，发越相济，奥对以治。

（二）麻黄与车前子配对的作用机制

车前子，其主气癃、止痛，通肾气也。小便利则湿去，湿去则痹除。伤中者必内起烦热，甘寒而润下，则烦热解，故主伤中。女子淋漓不欲食，是脾肾交病也，湿去则脾健而思食，气通则淋漓自止，水利则无畏家湿热之气上熏，而肺得所养矣。男女阴中俱有二窍，一窍通精，一窍通水。二窍不并开，故水窍常开，则小便利而湿热外泄，不致鼓动真阳之火，则精窍常闭而无漏泄，久久则真火宁谧，而精用益固，精固则阴强，精盛则生子。肾气固即是水脏足，故明目及疗赤痛，法当通诸窍，利血脉，宣散滞留，使气血运行，所以辛咸可以除滞。

麻黄气味轻清，能通九窍，彻上彻下，彻内彻外，故在表则使骨节肌肉毛窍不闭，在里则使精血津液流通，在上则咳逆头痛皆除，在下则症坚积聚悉破。车前子其性甘性寒，滑利降泄，上能清肺热而祛痰止咳，中能润下而清热除烦，下能通水道而利水除湿，具有利水通淋、清热除毒、清肝明目、祛痰止咳、止泻的功能。麻黄宣肺通窍，而调水之上源；车前子润下，善于利精窍而通利水道。二药配伍，一上一下，一辛一咸，相济为用，此乃辛咸化滞配伍的作用机制，既能通诸窍、利血脉，又能宣散滞留，增强气血运行。仅此，愚以生麻黄6g、盐炒车前子12g、淫羊藿30g、仙茅根12g、炙甘草6g，水煎内服，治疗原发性高血压、肾性高血压之舒张压增高，肾虚型慢性支气管炎，验之多效。

由斯以观，麻黄宣肺平喘而利水道；车前子清肺化痰，利尿清热，疏泻水窍，二者相辅相成，行肝疏肾、畅郁和阳的作用。车前子能增进支气管黏液分泌，镇咳祛痰作用甚佳，如斯与麻黄产生了药物共性关系，所以用于治疗风寒袭肺、郁而化热，症见咳嗽、吐黄痰而黏者，治以利尿通淋而泄热，化痰止嗽而平喘。

另外，车前子与麻黄为伍，能增加对水分、钠盐、尿酸、尿素的排泄作用，故而常以其降血压，其中对舒张压偏高的患者疗效更佳。其还略有补性，可利可补，即所谓"利小便而不走气"，能益阴明目，可能与其所含的维生素A类物质的作用有关。

（三）麻黄与车前子配对应用点睛

麻黄宣肺开腠而发汗，温化膀胱经气而行水。辛苦咸寒相配，能宣能泄，能散能降，宣散而不太过，遂成宣发气机、行水活血之功。如急性腰扭伤,可用麻黄12g、车前子12g、黄芩9g、炙甘草6g。如此立法,使水行而瘀散,瘀血散而经络通,气血畅行,其病自除,验之多效。

临证应用本药对,其剂量固然重要,麻黄为6～9g,视其病机酌情增损;而车前子其性滑,利水可以多用,15～30g不等,以其不走气也。若以其清热化痰、渗湿止泻,则宜于少用,以其过于滑利也,多在9～12g,布包入煎。

车前子善利小便而实大便,因利水道而不动气,水道利则清浊分,泻自止。故而能止水泻,尤适宜于治疗小儿夏月之泄泻。方用盐炒车前子,研末,每服3～5g,调米饮服。

麻黄与车前子配对,常用于治疗肺系疾病和肺心病,如高血压、水气凌心犯肺(肺病心力衰竭)、心包积液、渗出性胸膜炎;支气管哮喘咳嗽、肾炎水肿、泌尿系感染、高尿酸、结石等疾病。

二、麻黄与车前子配对的临床发挥

有鉴于上述药对配伍原理,临证契合脏腑气机,紧扣病机,酌情予以充分发挥其药对之功能与作用。病在上则从下而治,用车前子以因势利导;病在下则从上而治,用麻黄云行雨施。如此开启四象升降出纳,以平为期,使其肺胃以降、心肾交合、水火相济,彼此多余或不足之处得以平衡。

(一)治疗原发性高血压医案举隅

原发性高血压(高血压病)是指以动脉血压增高为主要表现的全身慢性疾病,但须排除某些疾病所致的症状性高血压。本病早期仅有小动脉痉挛,以后则发生广泛小动脉硬化,心、脑、肾均可有继发性病变。其发病与血管系统的神经调节障碍有关,西医治疗方法多以利尿剂施治。而麻黄、车前子治疗高血压与西医利尿之理念相吻合。

中医古文献中无高血压病的名称，但有关高血压病症状的记载，散见于"眩晕""头痛""肝阳""肝风""中风"等论述中。如《黄帝内经素问·至真要大论》说："诸风掉眩，皆属于肝。"《诸病源候论》说："肝气胜为血有余，则病目赤善怒，逆则头晕，耳聋不聪。"这些论述对现代防治高血压病具有一定的指导作用。

本病多为中年后起病，有家族史者发病年龄较小。起病多数隐匿，病情发展慢，病程长，如早期患高血压者，血压易于波动，时高时常，在劳累、精神紧张、情绪波动时易有血压升高，休息、去除上述因素后，血压常可降至正常。随着病情的发展，血压可逐渐升高并趋向持续性或波动幅度变小。患者的主观症状和血压升高的程度可不一致，约半数患者无明显症状，只是在体格检查或因其他疾病就医时才发现有高血压，少数患者则在发生心、脑、肾等器官的并发症时才明确高血压病的诊断。

患者可头痛，多发在枕部，尤易发生在睡醒时，尚可有头晕、头胀、颈部板滞感、耳鸣、眼花、健忘、注意力不集中、失眠、烦闷、乏力、四肢麻木、心悸等。这些症状并非都是由高血压直接引起，部分是功能失调所致，无临床特异性。此外，尚可出现身体不同部位的反复出血，如眼结膜下出血、鼻出血、月经过多，少数有咯血等。

早期患者由于血压波动幅度大，可有较多症状，而在长期高血压后，即使在血压水平较高时也无明显症状，因此，不论有无症状，患者应定期随访血压。随着病情的发展，血压明显而持续性地升高，则可出现脑、心、肾、眼底等器质性损害和功能障碍，并出现相应的临床表现。在并发动脉粥样硬化时，其收缩压增高常较显著，并发心肌梗死或发生脑出血后，血压可能降至正常，并长期或从此不再升高。

在高血压病的进程中，如全身小动脉发生暂时性强烈痉挛，周围血管阻力明显上升，致使血压急剧上升而出现一系列临床症状时称为高血压危象。这是高血压的急重症，可见于缓进型高血压各期和急进型高血压，血压改变以收缩压突然明显升高为主，舒张压也可升高，常在诱发因素作用下出现，如强烈的情绪变化、精神创伤、心身过劳、寒冷的刺激和内分泌失调（如经期和绝经）等。患者出现剧烈头痛、头晕、眩晕，亦可有恶心、呕吐、胸闷、心悸、气急、视物模糊、腹痛、尿频、尿少、排尿困难等。有的伴随自主神经紊乱症状，如发热、口干、出汗、兴奋、皮肤潮红或面色苍白、手足发抖等；严重者，尤其在伴有靶器官病变时，可出现心绞痛、肺水肿、肾衰竭、高血压脑病等。发作时尿中出现少量蛋白和红细胞，血尿素氮、肌酐、肾上腺素、去甲肾上腺素可增加，血糖也可升高，眼底检查小动脉痉挛，可伴出血、渗出或视乳头水肿。发作一般历时短暂，控制血压后，病情可迅速好转，但易复发。在有效降压药普遍应用的人群，此危象发生率明显降低。

高血压病是以体循环动脉血压增高为主要特点，由多基因遗传、环境及多种危险因素相互作用所致的全身性疾病。高血压患者中有不到5%的患者可以找到引起血压增高的原因，称为"继发性高血压"；而95%以上的患者，其病因不明，故称之为"原发性高血压"，即高血压病。其病理性质分为虚实两种，因肝阳上亢、痰浊内阻、瘀血阻络所致者为实，因气血亏虚、肝肾不足所致者为虚，其病理变化离不开脏腑之阴阳气血失调。偏实者，治以平肝潜阳、化痰祛瘀为主；偏虚者，治以补益肝肾、益气养血为主。在临证中，愚灵活运用祛风利水的基本治疗法则，同时善用平调阴阳、理气活血、健运中州、肺肝肾同调等，以不同治法治疗不同证型的高血压病。现择验案分享如下。

医案举隅：范某某，男，63岁，原发性高血压10余年，头晕头胀5年，血压持续在160/110mmHg，常服用降压药，如复方降压胶囊、硝苯地平、尼群地平治疗，服药时血压稍降，但停药即上升。多年来屡医迭药，未见好转，逐渐频发头晕头胀，近1个月余头晕头胀加重，于1999年5月3日遂来诊治。

临床表现：患者体形偏胖，面色苍白，头昏重胀，颈项僵硬疼痛，伴视物模糊，手足有时不自觉地蠕动，四肢麻木，走路觉轻浮无力，双下肢见轻微水肿，夜尿多，记忆力减退，畏寒肢冷，检查血压为165/110mmHg。舌质淡红，边有齿痕，苔薄白，脉沉弦。

辅助检查：眼底检查显示动脉硬化Ⅱ级。胸部X线片示左心室扩大，生化提示甘油三酯2.0mmol/L。

证候分析：本病头昏重胀，颈项僵硬疼痛，系太阳风寒导致水液之升降循环障碍。经者，表也，风寒诸邪袭表，阻遏太阳之气，至地水之升障碍，即所谓经证也。水于自然，《素问》以地气上为云、天气下为雨，概括其升降循环。水于人身，则在汗与小便。如经所云，肺为华盖，五脏之天，肺主皮毛，故汗从皮毛而出者，犹地气之上为云也，溲从膀胱出者，犹天气之下为雨也。太阳主寒水，关乎水液之升降循环，太阳病则多致水液之升降循环障碍，故治太阳者，唯调其水而已。

临床诊断：按现代医学本病应诊断为原发性高血压。而中医认为"百病之始生也，必先于皮毛"，此为太阳病变证。其病因病机为外邪侵袭太阳肤表，直中太阳经络，正邪交争，营卫失调，经输不利，水液之升降循环障碍，从而出现头昏头胀、颈项僵硬疼痛等证，如此均反映太阳气化方面病变之脉证。因病变主在太阳，故而从六经辨证可诊断为太阳病并发高血压症，嘱停降压药，予以祛风利水，佐以健运中州、活血化瘀之法，方用小续命汤加味白芷、半夏、水蛭、车前子施治。

药物组成：生麻黄9g、汉防己12g、生晒参12g、细黄芩9g、柳桂枝9g、赤芍药9g、正川芎9g、黑附子9g、北防风12g、香白芷12g、法半夏12g、制水蛭9g、车前子12g、炙甘草6g、生姜30g。予以7剂，每日一剂，水煎内服，日服两次，早晚各温服一次。

5月11日二诊：患者反馈2剂后症状即逐渐减轻，药后头痛消失，血压120/70mmHg，效不更方，继服15剂。药后诸症悉除，半个月来观察血压均稳定在正常值范围，停药观察，随访多年，未见复发。

按语：原发性高血压属中医"头风""眩晕"范畴，其病机归纳起来不外风、火、痰、虚四个方面，其中以风为先，故以小续命汤加味治之。方中麻黄、桂枝遵仲师配伍旨意，谓麻黄者，突阵擒敌之大将也；桂枝者，运筹帷幄之参军也。故委之以麻黄，必胜之算也，监之以桂枝，节制之妙也。桂枝不但独能温通，更能定悸，可减麻黄致悸之弊。可见麻黄、桂枝无非祛除遏阻太阳之气不利因素，使地水上升的这一环节畅通无阻，保证水之正常循环。二者相济，开太阳宣阳化气以利水。临床实践证明，桂枝可加快伪麻黄碱的吸收，促进人体对伪麻黄碱和麻黄碱的吸收利用程度，降低伪麻黄碱清除率，以保证体内有足够药量发挥药效，使伪麻黄碱主要分布于体液，有利于减少体内蓄积，防止或降低毒效，提示桂枝与麻黄碱毒增效的配伍关系。

患者头昏头胀，此乃邪气骤加，神气溃乱，正气不守之象。手足有时不自觉地蠕动，四肢麻木，走路觉轻浮无力，此乃寒则收引，筋脉拘急也。续命汤因证加减，变化由人，而总不能舍此以立法。风淫末疾，佐以防风；湿淫腹疾，故佐以防己；阴淫寒疾，故佐以附子。方中大队白芷、防风、防己、车前子入太阳之经祛风逐湿，以开其表，与麻黄、桂枝为伍，升散以解，上下相济，旨在祛风利水，以降血压，且车前子、防己其与麻黄为伍，能增加对水分、钠盐、尿酸、尿素的排泄作用，故而常以其降血压，其中对舒张压偏高的患者疗效更佳；寒盛筋脉拘急，佐以附子，以其禀雄壮之资，而有斩关夺将之势，能引人参辈并行于十二经，以追复散失之元阳，又能引麻黄、防风辈发表、开腠理，以祛散在表之风寒，引芍药、川芎辈入血分，行血养血，以滋养其亏损之真阴，热盛佐以黄芩，合附子寒热平调，以平阴阳；其病邪所凑，其气必虚，故以人参、甘草益气而调中；川芎、赤芍养血活血，得水蛭祛瘀通络，得人参、桂枝温通血脉，以散血脉之虚滞；人参、半夏、炙甘草、生姜，益气健脾，和胃降逆，化湿祛痰。

众所周知，地水为阴，所以能上升而为云者，全赖太阳之蒸腾，此与《内经》论汗所云"阳加于阴谓之汗"，理无二也。故麻黄汤或续命汤诸法，即兴云之法，实为治太阳即为治水之理揭露无余，俾心肾相交，水火既济，血脉周流，外风解散，内风平息，诸药为伍，以宣阳通滞，祛风利水为主，佐以补益气血，使血脉畅通，经气流转，清窍通利。可见续命汤与现代医学以利尿治高血压有异曲同工之理。本案共服药三周，临床观察，基本康复，随访多年，未见复发。

凡太阳病病变之头昏重胀，颈项僵硬疼痛，舒张压超标者，皆因水液之升降循环障碍所致。太阳主寒水，关乎水液之升降循环，太阳病则多致水液之升降循环障碍，故治太阳者，唯调其水而已。临证灵活应用上能清肺热而祛痰止咳，下能通水道而利水除湿之车前子，在续命汤中与麻黄、桂枝辈相济，或真武汤中与麻桂为伍，能增加对水分、钠盐、尿酸、尿素的排泄作用，故而常以其降血压，其中对舒张压偏高的患者疗效更佳，值得推介。

附：原发性高血压经验方一首

党参30g、苍术18g、白术18g、茯苓45g、附子2g、干姜12g、桂枝18g、肉桂12g、白芍12g、麻黄6g、茯神30g、车前子12g、炙甘草9g。

（二）治疗心包积液医案举隅

心包积液是由心血管疾病如充血性心力衰竭、急性心包炎等造成胸导管阻塞使水液代谢障碍停留于心包所致，慢性虚损性疾病导致低蛋白血症亦可造成心包积液。临床可见胸闷心悸、气短胸痛、胸胁痞满、咳吐痰涎量多、乏力纳呆、腹胀腹泻等症状，超声心动图、磁共振成像等可以明确诊断。

本病属于中医"水肿""胸痹"等范畴。心包积液之发生与心阳亏虚、心气不足、冠脉瘀阻、痰饮内停有关。中医把恶性积液称为水，称恶性胸水、恶性腹水、恶性心包积液等。教科书指出水的生成原因为脾肺肾脏失调，治疗上要么提壶揭盖，要么培土治水，要么补肾利水，从事肿瘤的中医医师知道，单纯用这些方法效果有限，要提高疗效，必须重温《内经》"病机十九条""诸病水液，澄澈清冷，皆属于寒"，从寒论治，用温阳方法疗效会满意，把水归为寒是认识上的一大突破。某一部位或多个部位出现积液往往阳气明显不足，必须加强温补阳气。当然更可能出现乳糜胸腹水，中西医效果皆不好，乳糜胸腹水已非"澄澈清冷"，亦不属于寒，所以不能再用温阳之法清除水浊之患。

明代赵献可之前中医学一致认为，心为大阳、太阳（巨阳），心肾相交、水火既济中的火即是心脏，心脏为水所蒙主要为心阳不足、寒水上凌，治疗心包积液用桂枝甘草汤加附片水煎服，单纯大剂温阳即可。如为大量心包积液应该配合心包穿刺引流，如见血性心包积液要心包注射凝血酶等。可见心包积液病属中医"胸痹""喘证""痰饮""水肿""水气病"等范畴，然此证确很复杂。一方面心之气阴不足乃属虚证，水饮上犯，水气凌心；另一方面气虚血瘀，血瘀水停，湿瘀互结，实乃虚实夹杂。治当温化水饮、益心气、养心阴，加之活血行水之法以治。

医案举隅：患者谢某，女，70岁，于2005年4月27日首诊。主诉：发作性胸闷憋气半年余，开始时自觉胸闷、心慌、心悸、气短、乏力、食欲缺乏，逐渐加重，随后出现活动后上述症状加剧，动则喘甚，尿少，并有多次活动中阵发性晕厥，举家惶恐不安。在当地医院检查排除结核、肿瘤，并以"冠心病""心肌缺血""心力衰竭"等治疗处理，先后应用扩冠、强心、利尿剂及"速效救心丸""冠心苏合丸""复方丹参片"等药物治疗，无明显疗效（具体用药、时间、剂量等不详）。患者于一周前胸闷憋气症状逐渐加重，并出现水肿、不能平卧等。

辅助检查：经某医院急查胸部X线片示心脏呈烧瓶样，心界向两侧扩大，左心为重。心电图显示：广泛ST-T改变，ST段压低，T波低平或倒置。心脏彩色多普勒超声回报：心包腔内可探及不规则无回声，前心包舒张期18mm，后心包舒张期21mm。超声诊断：①心包积液（中、大量）；②右房室瓣少量反流；③左室舒张功能减退。医院诊断为心包积液，并行心包穿刺抽水治疗，如此治疗，心包积液反复，遂于今日前来求诊。

临床表现：患者来时被搀扶进诊室，表情痛苦，喘息不已，动则更甚，诉胸闷难忍，心悸心慌，呼吸急促，气不接续，动则作喘，轻微咳嗽，头目晕眩，尿少，口唇发绀，面目虚浮，双下肢轻度凹陷性水肿，心率快，约100次/分，血压150/80mmHg。舌质淡黯，舌体胖大，舌苔薄白而湿润（图2.18），脉沉弦滑数。

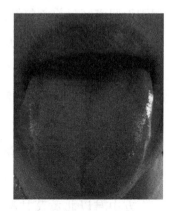

图2.18

证候分析：本病病位在心，但其病本在肾，涉及脾肺，舌质淡黯，亦为瘀血之病机，但水不化则为瘀，故而愚认为痰饮水湿瘀同出一源。其病机常因外邪侵袭，饮食起居失常；或劳倦内伤，均可导致心阳不振、肺不通调、脾失转输、肾失开合，终至膀胱气化无权，三焦水道失常，水失所主，不循常道，停聚心包，发为心包积液。

临床诊断：综脉舌证合参，本病为本虚标实之证，其病阴水，证属心阳不振，脾肾阳虚，阳不化气本；积水停聚心胸为标，故见悬饮诸证，舌质淡黯，舌体胖大，舌苔薄白而湿润，脉沉弦而滑数。在治疗上，宗病痰饮者，当以温药和之。故而法于温阳化气、温肾健脾、温心利水为主。治宜温阳益气，温肾健脾，行水消肿。方用理脾涤饮汤加味施治。

处方用药：北黄芪45g、茅苍术18g、生半夏15g、缩砂仁24g、白豆蔻15g、黑附子12g、炮砂姜9g、肉桂9g、生白芍12g、生麻黄6g、葶苈子30g、车前子18g、炙甘草12g。予以7剂，水煎内服，日服两次，早晚各温服一次。

药后二诊：患者药后症状明显减轻，尿量增多，水肿消失。上方去麻黄，葶苈子、车前子，加桂枝12g、茯苓45g以温心健脾，助膀胱气化，连续服用三旬，1个月后复诊，诸症消除。复查心脏彩超：心包腔探及不规则无回声区，前心包舒张期8mm，后心包舒张期10mm。超声诊断：①心包积液（少量）；②右房室瓣少量反流。守方巩固治疗2个月，心包积液消除。随访多年，未复发。

按语：脾气虚则生内湿，遂成痰、饮、水、湿、瘀，以致水代谢失常而导致水液停积，在上者为心水（阴水），发为本病。"病痰饮者，当以温药和之"，故临证对心水治法以温阳化气、温肾健脾、温心利水为主，选方理脾涤饮汤温阳化气，调水祛痰。

方中君以北黄芪甘温，益气助阳回归黄庭，调畅三焦，利水消肿，犹胜猪苓、茯苓之类；炮砂姜温运中州，开太阴之生门；白豆蔻醒脾化湿而开心肺之郁气；半夏蠲饮化痰而燥湿；砂仁辛温，润肾回阳，引气入丹田镇守元气；臣以附子、肉桂大辛大热，温肾暖土而助阳，温心健脾而助气化；白芍、炙甘草既能防姜、附、桂等温燥之品伤阴，又有利小便之功。

湿邪侵入人体可以从寒化或热化，脾阳素虚，过用寒凉药物，湿邪易从寒化；胃热或过用温热药物，湿邪易从热化。湿邪发病，为数甚多。苍术辛苦温为燥湿运脾之品，能以其辛温之气味升散宣化水湿，使脾气继续上归于肺，脾运则湿化。因此，治疗湿证常以苍术复脾之升作为方药的主体，通过燥湿来达到祛邪扶正。然在脾虚积湿之同时，肺亦不能独健，必失其下输之功能，通调受阻则湿必停蓄，故配以辛温发汗利尿之麻黄以助肺宣达，开肺接天阳，使肺中阳气增，苍术三倍于麻黄促其迅复通调，利尿除湿以消水肿，两药协作具有升脾宣肺而化湿之功。肉桂、炙甘草强心阳，回心肺阳气，以归入元阳之舍。

　　心包积液视为本病之病理产物，乃有形之邪，为治病之标，系本病突出的特征，故治疗当以利水为先。据《名医别录》，葶苈子"下膀胱水，伏留热气，皮间邪水上出，面目浮肿，身暴中风热痱痒，利小便"。另《本草经疏》言："葶苈，为平太阴经正药，故仲景泻肺汤用之，亦入手阳明，足太阳经。肺属金，主皮毛，膀胱属水，藏津液，肺气壅塞则膀胱瘀焉，譬之上窍闭则下窍不通，下窍不通，则水湿泛溢为喘满，为肿胀，为积聚，种种之病生矣。辛能散，苦能泄，大寒沉阴能下行逐水，故能疗《本经》所主诸病。"方中甜葶苈（炒）与上能清肺热而祛痰止咳，下能通水道而利水除湿之车前子，合彻上彻下，彻内彻外，与在表能使骨节肌肉毛窍不闭，在里能使精血津液流通之麻黄为伍，三药相用，功专利水，在消减心包积液（心水）方面取得了一定的效果，故积液消则易桂枝、茯苓以温心健脾，助膀胱气化。全方诸药合用，共奏温肾健脾、温阳化气、温心利水之效。肾阳得复，脾土得温，心阳蒸腾，气化得行，尽扫阴霾，则心水可除。

　　心包积液病因复杂，多种疾病均可导致心包积液，因此，辨证论治时应先明确病因。若结核、肿瘤引起的心包积液，应针对原发病治疗，如选用商陆逐水饮、泽漆汤每获良效。对不明原因的心包积液及慢性心包积液反复发作者，采用中医辨证治疗，疗效可靠满意。总而言之，中医药治疗心包积液具有创伤小、不伤正气、疗效可靠、不易复发等优势，值得临床推广运用。

（三）医案赏析

关于麻黄与车前子的临床应用，从以上两例医案中分析，在治疗心胸疾病之肺心病中，可见麻黄开肺接天阳，扫长空之阴霾，使心胸之阳气遂增，调畅心肺之血脉；车前子上能清肺热而祛痰止咳，下能通水道而利水除湿，二者为伍，一上一下，一辛一咸，辛咸化滞之法，在温运中州、温阳化气之方剂中，彻上能增强心胸之阳气，宣降肺气以止咳平喘，和血脉以宽胸散结，彻下能益肾气而固精，通窍利水以降血压，逐水消肿以荡涤心胸积液。足明本药对借其下药上用、上药下用之功能，发挥畅郁和阳、法越相济之奥对，以治心胸疾病。

三、麻黄与车前子配对应用小结

麻黄与清肺止咳之车前子相配，在清肺化痰、止咳平喘之功能作用下，常与清热泻肺之杏仁、石膏、桑白皮、射干、牛蒡子、连翘、葶苈子组方，用于治疗风热犯肺所致的感冒发热、咳嗽咳黄痰、流浓鼻涕，或鼻塞咽痛、口渴者。

麻黄辛温通利九窍，开肺接天阳以治水，车前子咸寒益肾气，固肾涩精以下治上，二者相济为用，开太阳以治心水，调畅经气以和血脉。六气之中有太阳（麻黄）寒水（车前子）。太阳之化，在天为寒，在地为水。天食人以气，地食人以味。天干主地气五行，地支主天气六气。人乃天地之气交合，得其全者。也许两者联合在一起能更好地诠释自然与人的关系。太阳经主一身之表，如太阳从水中升起，普照全身，身得照耀，而卫气强，护卫全身，水得阳光照耀而能滋润全身皮毛。太阳主开，有水依托，出水之阳，虽阳盛而人身不热，如大自然中的太阳，虽然是个大火球，但是离地球很远，照在地上的温度正好符合万物的生长。

人受风寒，太阳经闭，太阳陷入水中，不能普照全身，外恶寒而身内热。外现寒水之象，内现太阳之象，此乃太阳寒水位置错矣。伤风，门尚可开，水作汗而出，伤寒，门紧闭，非麻黄不能开启，门开启，汗自出。在身之表，太阳在外，水在内，反之则病火，故恶寒。桂枝麻黄汤，实为调太阳寒水之相互位置与关系。在身之内，水在外，太阳在内，反之则病水，膀胱有热，车前子有功。

《老子》云："人法地，地法天，天法道，道法自然。"人身至高之位为头顶，大地至高之位为喜马拉雅山。喜马拉雅山素称世界屋脊，处地之西，终年积雪，为寒可知，为水可知，为太阳所主可知。故人病太阳，首言脉浮，首言头项强痛，言浮者，言头项者，皆言其高也。

西方位金，地势殊高，长江、黄河皆源于此，《易》曰"金生丽水"者，言此也。又肺为金（麻黄），言肺为水之上源者，亦谓此也。肺于五脏处至高之位，故云华盖，故云五脏之天，其外主于皮毛，或华盖，或天，或皮毛，皆为太阳性用之表现。《灵枢·营卫生会篇》所云"太阳主外"者，亦不离于此。足明上焦肺气呼吸开发也是太阳（麻黄）主表，发挥卫外为固作用是一个必不可少的条件。

再以易象言之，先天卦位中，坎水位于西方，足明水源自于西之论述人体诸经，但为什么到了后天卦中，坎水却移至了北方？这是因为水虽源西，不因寒，不得其成的缘故。寒属北方之气，以水归之者，亦为方以类聚之谓。太阳提纲证中，但言恶寒，而不言发热，亦是以类相言。

综上所述，太阳为诸阳主气，而其性用之要义却在促水之循环，太阳为病之"脉浮，头项强痛而恶寒"实能最贴切地说明太阳性用的异常，故以为提纲脉证。水是生命的组成，是生命的源泉，而水之用，却离不开其循环之势，循环则必需动力，火即其动力也。故病在上则从下而治，旨在车前子随动力上行治水以因势利导。而六经之中，有少阳相火，有少阴君火。火促水动而成其循环，湿便是这一循环过程的表现形式，故有太阴之湿土。火蒸水动而有循环，然欲使其循环周遍六虚，又必借风之流动，是以六气之中，又有厥阴风木。

病在下则从上而治，用麻黄云行雨施。云之成，须赖地水之升；地水之升，则全赖阳之蒸腾。太阳篇中麻桂解表诸剂，非能蒸地水上升为云，而只是解决此过程中的阻遏因素，以为天气流布之用，若地水无炎阳之蒸，则徒事流布无益。故《伤寒论》第82条曰："太阳病，发汗，汗出不解，其人仍发热，心下悸，头眩，身𥆧动，振振欲擗地者，真武汤主之。"太阳病，发汗不解者，非为云气之流布障碍，实因地水无阳之蒸腾，故借真武之力蒸之，使上成青云，水无阳蒸，必停而为患。是以第316条复论真武汤时明言："此为有水气。"又真武者，玄武也，既为北方之药，亦属镇水之神，太阳病，发汗，汗出不解而用真武，实际上更进一步说明了治太阳即是治水的原则。其余苓桂、十枣、三物、陷胸诸剂，或温化，或行水，或决渎，亦皆治水之类，尽在其意。

纵观现代医学治疗高血压常以利尿剂治疗轻至中度及老年高血压，但主要不良反应为低血钾、高尿酸血症。依据第82条所言方证与现代医学高血压之形象相吻合。所以，愚认为高血压系太阳风寒导致水液之升降循环障碍，逐渐发生心、脑、肾等器官之并发症时才明确高血压病的诊断，如猝发心肌梗死、脑梗死、中风偏瘫。故高血压治太阳者，唯调其水而已。而麻黄、车前子相济为伍以治太阳病，可介入麻黄汤、续命汤诸法中，能增加对水分、钠盐、尿酸、尿素的排泄作用，故而常以其降血压，其中对舒张压偏高的患者疗效更佳，且无不良反应。

凡肺心病、杂病伴高血压，或原发性高血压（舒张压增高），其病水瘀者，在遣药时，应考虑利尿治疗法则，如水凌所致者可用麻黄配玉米须或车前子等利尿之品；若血渗所致者可用麻黄配泽兰、赤芍、瞿麦、益母草等活血利尿之品。诸如肾中邪水上僭，水饮凌心之肺病心力衰竭、心包积液、渗出性胸膜炎之时，常与温阳化饮之方剂为伍。如心包积液为急性心包炎时，心包内积液量达到200mL以上的一种渗出性病理改变。心包积液几乎都是继发的，一般多为风湿性心包炎、结核性心包炎、化脓性心包炎及非特异性心包炎。若结核性心包积液常为大量，多为血性渗液，病理可见大量淋巴细胞，有时可找到结核分枝杆菌。心包积液时，患者自觉胸痛，呼吸困难，心率加快，并有肝大、腹水、皮下水肿、心音弱、脉压减小，有时出现奇脉。X线检查可见心影增大，呈烧瓶状，心影随体位改变而移动，心包穿刺可为诊断提供依据，同时又可减轻心脏压塞现象。此为血性渗液，遂成血瘀水泛，在治疗时愚常用理脾涤饮汤加少量麻黄配车前子、赤芍、泽兰、益母草以消瘀逐水，共奏其彰。

第三章　其他常用药物配对

本章节撷取香附与甘草配对、香附与姜黄配对、桂枝与甘草配对、柴胡与牡蛎配对、柏子仁与五灵脂配对、黄芪与知母配对的临床应用。撷录医案有肝胃病、阳痿早泄、糖尿病足、高血压、心包积液、硬皮病、胆囊炎、甲状腺结节、耳聋耳鸣、划痕症、精神病、头汗症、脏结证哮喘，以及外感后咯、吐血等疾病。

第一节　香附与甘草配对的临床应用

唐代孙思邈在《备急千金要方·诊候》中曰："古之善为医者，上医医国，中医医人，下医医病。"又曰："上医听声，中医察色，下医诊脉。上医医未病之病，中医医欲病之病，下医医已病之病。"上医治未病之病，谓之养生；中医治欲病之病，谓之保健；下医治已病之病，谓之医疗。明代徐春甫《古今医统》引用《郁离子》治病的原理，来讲历朝历代更替的道理，更是深刻明了，发人深省："治天下其犹医乎？医切脉以知证，审证以为方故治乱，证也；纪纲，脉也；道德刑政，方与法也；人才，药也。夏之政尚忠，殷乘其弊而救之以质；殷之政尚质，周乘其弊而救之以文；秦用酷刑苛法以钳天下，天下苦之；而汉乘之以宽大，守之以宁一，其方与证对，其用药也无舛。天下之病，有不瘳者鲜矣。"郁离，就是文明的意思，其谓天下后世若用斯言，必可抵文明之治，思想内容以道为本兼与儒家形而下的用相结合，立意与行文变幻奇诡，颇得庄子精髓。清代时期医家徐大椿专门撰文探讨"医道通治道论"，他提出了治患者之法与治国之术的相通之处："治身犹治天下也。天下之乱，有由乎天者，有由乎人者。而人之病，有由乎先天者，有由乎后天者。先天之病，非其人之善养与服大药不能免于夭折，犹之天生之乱，非大圣大贤不能平也。"以医理论国事，体现了古代医家的家国情怀。

诸医咸奉，万物有道，道不可逆；物有两极，对立统一；理一分殊，探其本质；智胜于力，知所未知（基于专业，始于谦恭，成于自知，终于唯美）；以物以理，取象思维。就"郁"而言，气郁不畅，经脉瘀滞，百病由生，内在是因，外显是果。脾主思，为气血化生之源；肝为藏血之脏，主疏泄，是调节全身气机、主气血津液的重要环节。《黄帝内经·素问·六元正记大论》中有："郁之甚者，治之奈何？木郁达之，火郁发之，土郁夺之，金郁泄之，水郁折之，然调其气，过者折之，以其畏也，所谓泻之。"由此可见，肝脏的疏泄条达功能不足，尽显气郁之象。气郁之人，调理在于解"郁"为本。

郁为结聚而不得发越之谓，当升不升，当降不降，当变化不变化。郁有六证（气郁、湿郁、热郁、痰郁、血郁、食郁），气郁为郁证之一。明代以后，多以郁病属于情志的病机，张介宾更专从情志之论而倡怒郁、思郁、忧郁之说。郁则气滞，其滞或在形躯，或在脏腑，必有不舒之主证或然证。益气本无形，郁则气聚，聚则似有形而实无质，如胸膈似阻，心下虚痞，胁胀背胀，脘闷不食，气瘕攻冲，筋脉不舒，情志之郁，由于隐情曲意不伸，故气之升降开合枢机不利，诸疾蜂起，百病生焉（《临证指南》）。临证多将情志不遂为郁，责之于肝气。因于隐情曲意不伸，故气之升降开合枢机不利。为此，穷究香附与甘草配对为伍，掌握药理与病理之间的线性关系，有利于临证发挥。

一、香附与甘草配对的作用

香附气微寒，禀天深秋之金气，入手太阴肺经；味甘无毒，得地中正之土味，入足太阴脾经；气降味和，阴也。胸中者肺之分也，皮毛者肺之合也，肺主气，气滞则热而皮毛焦。香附甘寒清肺，所以除胸中热而充皮毛也，久服令人益气者，微寒清肺，肺清则气益也。须眉者血之余，脾统血，味甘益脾，脾血盛，所以须眉长也（《本草经解》）。

甘草气平，禀天秋凉之金气，入手太阴肺经；味甘无毒，禀地和平之土味，入足太阴脾经；气降味升，阳也。肺主气，脾统血，肺为五脏之长。脾为万物之母，味甘可以解寒，气平可以清热。甘草甘平，入肺入脾，所以主五脏六腑寒热邪气也。肝主筋，肾主骨，肝肾热而筋骨，气平入肺，平肝生肾，筋骨自坚矣。脾主肌肉，味甘益脾，肌肉自长。肺主周身之气，气平益肺，肺益则气力自倍也。金疮热则，气平则清，所以治。味甘缓急，气平清热，故又解毒。久服肺气清，所以轻身，脾气和，所以延年也（《本草经解》）。

（一）香附与甘草配对的功能

香附味辛、微苦、微甘，性温平。归肝、脾、三焦经。《纲目》："散时气寒疫，利三焦，解六郁，消饮食积聚，痰饮痞满，跗肿，腹胀，脚气，止心腹、肢体、头、目、齿、耳诸痛，痈疽疮疡，吐血，下血，尿血，妇人崩漏带下，月候不调，胎前产后百病（纲目）。"理气解郁，止痛调经。治肝胃不和、气郁不舒、胸腹胁肋胀痛、痰饮痞满、月经不调、崩漏带下。①理气解郁：用于肝气郁结之胸胁及胃腹胀痛。如配柴胡、青皮治胸胁痛。配高良姜（名良附丸）治胃寒痛。②调经止痛：用于肝气郁结之月经不调、小腹胀痛。如配艾叶治寒凝气滞之行经腹痛。

甘草入足厥阴、太阴、少阴经，安魂定魄。补五劳七伤，一切虚损、惊悸、烦闷、健忘。通九窍，利百脉，益精养气，壮筋骨，解冷热。生甘草味甘性平，和中缓急，润肺，解毒，调和诸药。《本经》曰："主五脏六府寒热邪气，坚筋骨，长肌肉，倍力，金疮肿，解毒。"治咽喉肿痛、消化性溃疡、痈疽疮疡，解药毒及食物中毒。炙甘草味甘性温。《别录》曰："温中下气，烦满短气，伤脏咳嗽，止渴，通经脉，利血气，解百药毒。"《药性论》："主腹中冷痛，治惊痫，除腹胀满；补益五脏；制诸药毒；养肾气内伤，令人阴（不）痿；主妇人血沥腰痛；虚而多热；加而用之。"治脾胃虚弱、食少、腹痛便溏、劳倦发热、肺痿咳嗽、心悸、惊痫。

香附以其香附于人体，能荡开阻滞之气机。中医故有"一切气郁，必用香附"谚语。药性平和，不寒不热，入肝、三焦经，三焦包括上、中、下三焦，可见香附畅调三焦气机，且不伤体。因其性辛香散滞，苦能降逆，甘能补养，由此疏泄，通达走窜，理顺气机，解开郁滞，荡开瘀滞。甘草补脾益气，清热解毒，祛痰止咳，缓急止痛，调和诸药。两者相合配对，一辛一甘，辛甘合化，阳气乃生，一苦一甘，甘苦合化，阴气乃生，符合"肝欲散，急食辛（香附）以散之，用辛补之；肝苦急，急食甘（甘草）以缓之"的用药法式。如斯组合，辛散而不伤正气，既能浇灭心中的燥火、熄灭旺盛的肝火，又能疏肝理气、健脾和胃、温肺润肺，通调三焦气机兼以理血等。

（二）香附与甘草配对的作用机制

香附辛味甚烈而入肝经，香气颇浓，皆以气用事，故专治气结为病，是常用的开郁理气调经之品，其性宣畅通达十二经，偏走气分，有"气中之司，妇科之帅"之称，能解气、血、痰、火、湿、食六般郁邪，调月经。缘香附行肝气于脾胃，以祛郁宣滞，此用治内，而与甘草配对以缓肝和中。临证常用本药对，既可改善肝郁气滞导致的胸胁胀痛，又可改善肝郁气滞导致的肝胃不和、胃胀、反胃、食欲不好、嗳气吞酸现象，故而常用于多种内科杂病的治疗。

（三）香附与甘草配对应用点睛

香附味苦而甘，气寒而浓，为阳中之阴药，亦为气中之血药，快气开郁，逐瘀调经，诸血气方中所必用，开郁气而调诸气，宽中消食，止呕吐而能和中，养胃而能进食。气血调而阴阳固守，忧郁开而疾病不生，开郁调气要药，女人之至宝也。制方之用，生则上行胸膈，外达皮毛，除皮肤瘙痒外邪；熟则下走肝肾，外彻腰足；炒黑则止血；童便炒则入血分补虚；盐水炒则入血分润燥；青盐炒则益肾；酒炒则行经络；醋炒则入肝；姜汁炒则化痰饮。

人之初生，先结祖气，两仪不分，四象未兆，混沌莫名，是曰先天。祖气运动，左旋而化己土，右转而化戊土，脾胃生焉。己土东升则化乙木，南升则化丁火，戊土西降，则化辛金，北降则化癸水，于是四象全而五行备。木温、火热、水寒、金凉，四象之气也。木青、金白、水黑、火赤，四象之色也。木臊、水腐、金腥、火焦，四象之臭也。木酸、金辛、火苦、水咸，四象之味也。土得四气之中，四色之正，四臭之和，四味之平。甘草气色臭味，中正和平，有土德焉，故走中宫而入脾胃。脾土温升而化肝木，肝主藏血而脾为生血之本，胃土清降而化肺金，肺主藏气而胃为化气之源，气血分宫，胥秉土气。故甘草体具五德，辅以血药，则左行己土而入肝木，佐以气药，则右行戊土而入肺金。肝血温升，则化神气，肺金清降，则化精血。脾胃者，精神气血之中皇，凡调剂气血，交媾精神，非脾胃不能，因于甘草备冲和之正味，秉淳厚之良资，入金木两家之界，归水火二气之间，培植中州，养育四旁，交媾精神之妙药，非甘草不可，谓调济气血之灵丹。若脾气虚弱作痞，虚寒生胀，宜用潞党参12g、炒白术9g、云茯苓12g、法半夏12g、广陈皮6g、制香附12g、缩砂仁2g、筠干姜6g、肉桂6g、炙甘草6g治之，中气既健，痞胀自消，此治本法也。

据香附、甘草配对之理法，主要是对心烦易怒有改善作用，对润肺解毒、脾胃虚弱、食欲缺乏、腹痛、肢体疼痛有显著的疗效；心烦易躁患者，长期使用香附、甘草，可以使心情平静，对脾胃虚弱、无食欲、浑身乏力等患者，使用香附、甘草配对可有效缓解其症状；耳、鼻、口、肢体疼痛患者，使用香附、甘草，疗效卓著。

香附与生甘草配对治疗肝气郁结，利用香附疏达解郁调心态，佐入川芎行气活血以治血脉，调心态而治心脉，可以解决身体因气滞而血瘀的困局，是通气行血、解决困局之良方。如斯组合用途很广，不但能治头痛，还能治疗浑身上下疼痛。然常有兼证者，随证佐之，如兼食积则不欲饮食，兼血瘀则胸胁刺痛，兼湿滞则腹胀便溏，兼火郁或热郁则急躁易怒，其治可用香附疏理肝气为主，配神曲以消食，配川芎以活血，配苍术以除湿，配栀子以清火等，组成越鞠丸（六郁丸），乃朱丹溪之名方，后世颇重此方。

香附与炙甘草配对，利用香附入脾经，可疏理脾胃气滞的药性，予佐入高良姜治疗胃寒疼痛或胃寒喜暖，如兼食滞时与二陈汤合用，效果显著。在应用本药对时，香附与高良姜的比例通常为1∶1，若寒邪重者，高良姜加倍，若气滞甚者，则香附倍之。

人之胸膈为三焦气机运行之通道，气机通畅则升降出入无所滞碍。若或寒或温，或忧郁或愤怒，饮食失于节制，或喜悦或惊恐，甚至外界自然气候影响人体气机升降出入，以致胸腹之气受阻，形成积块坚牢如杯，甚至心腹刺痛，不能饮食，苦不堪言者，愚习用制香附、炙甘草佐入既能行滞消瘀，促进气化以治血中之气而驱浊气外出，又能畅通三焦气机，令清气入肺而治气中之血之姜黄，使三者相合，可令胸中大气畅行，以治九气壅塞三焦气机之证，如膈气、风气、寒气、热气、忧气、喜气、惊气、怒气、山岚瘴气，囊括了引起气机不通的自然之气、情志之气、胸腹之气。上三味制作为细末，每次用3~9g，空腹时加盐少许，白开水送服，有奇效。

凡病则郁，香附之气平而不寒，香而能窜，其味多辛能散，微苦能降，微甘能和，能从深层面将气滞疏达以去心内愤懑之气，故而可疏肝理气、解郁开怀，且与炙甘草调畅三焦气机逆乱。但凡舌形齿痕、舌质淡红、舌苔厚腻或散布舌面、口气较重者，此乃情志不畅，气滞于内而郁结，或工作及生活压力大，以致中上焦气滞于胁肋、脘腹胀满者，临证可择用能从浅层面将气滞继续疏达之薄荷，三者合二为用，有疏达中上焦气滞郁结、增强疏肝解郁、透邪外出的作用。然郁病未有不伤肝，伤肝必伤其血，而香附性燥不能生血，故易入肝，肝气既郁，而肝木必加燥矣，以燥投燥，又何解郁之有？香附入肝入胆之经，而又解气，自易开肝中之滞涩。唯燥，故易入于燥之中，唯燥，故不可单用于燥之内，和之以芍药、当归，则燥中有润而肝舒，燥中不燥而郁解，旨在芍药为香附之君，而香附为芍药之佐，芍药得甘草臣使相济，合而治郁，速于解者，莫妙于香附、柴胡，何郁不解乎（当归、白芍、香附、薄荷、炙甘草）。

心脏蕴藏着人体的神，肺脏蕴藏着人体的气，肝脏蕴藏着人体的血，脾脏蕴藏着人体的肉（形），肾脏蕴藏着人体的志。五脏各有不同的分工，而形成了有机的人体。但人体只有精神畅快，气血才能流通正常，并与内部的骨髓相联系，才能使五脏和全身的功能正常协调，从而形成一个身心平衡的健康人体。五脏是人体的中心，五脏与身体各部分之间及五脏之间的联系，都是通过经脉运行气血，使身体各部分之间发生联系，协调全身的功能。如果气血的运行发生障碍，各种各样的疾病就要产生了。所以，必须保持经脉的畅通无阻。然怵惧、惊惕、思考、焦虑太过，就会损伤神气。神气被伤，就会经常出现恐惧的情绪，并使五脏的精气流散不止。因悲哀过度而伤及内脏的，就会使人神气衰竭消亡而丧失生命。喜乐过度的，神所就会消耗涣散而不得藏蓄。忧愁过度的，就会使上焦的气机闭塞而不得畅行。大怒的，就会使神气迷乱惶惑而不能正常运行。恐惧过度的，就会使神气流荡耗散而不能收敛。

肝胆主怒，怒则肝气下陷，胆气上逆，甚则肝木贼脾而为泄利，胆木刑胃而为呕吐。血藏于肝，其上行而不吐衄者，肺金敛之也，大怒伤肝，不能藏血，而甲木上冲，双刑肺胃（甲木化气相火，甲木刑胃，相火刑金），肺胃上逆，收敛失政，是以呕血。胆木逆升，故气上矣。子和云："怒气所至，为呕血，为飧泄，为煎厥，为薄厥，为阳厥，为胸满胁痛，食则气逆而不下，为喘渴烦心，为消瘅，为肥气，为目暴盲，耳暴闭，筋纵，发于外为疽痈。"愤怒则气逆，怒气上行，肝血减少，头晕失眠。"肝苦急，急食甘以缓之。"愚习用醋香附12g、炙甘草6g配对佐入云茯神45g，遣入相应的方剂，如岷当归12g、杭白芍15g、生白术12g、薄荷6g（后下）、醋香附12g、茯神45g、炙甘草6g。肝郁化火者加牡丹皮9g、黄栀子9g。若因怒郁，吐黑血水，胃口痛如刀割，且多痰涎，饮食至痛处隔住不下，或吐血，或吐苋菜水，胃脘时开时闭。此怒则气逆，郁则气结，痰凝血滞于胸也。治之不得法，必成血膈，宜行血开郁顺气。上方醋香附易炒黑香附，加乌药30g、正川芎6g、炒栀子9g，即香附、炙甘草配对，佐入乌药，责成行气开郁顺气的小方，凡患饮食不进，面黄肌瘦，头目晕眩，舌燥胃呆，气闷饱胀，时吐酸水，或郁怒伤气，中脘阻塞，或恶心呕吐、时痛时止，或癖积成块、痛如刀刺等症。此药服之其功如神，服法每日三次，每次一服或二服，饭后半小时，开水送服。如肝气发时，痛不可忍，速服此药二包即能见效。

依据临床实践经验总结，因香附为辛燥之品，但凡阴虚火旺、阴虚血少、气虚下陷、虚寒滑精、阴虚血热及气血虚弱之人，慎用。

二、香附与甘草配对的临床发挥

脾胃为气机升降之枢纽，脾主升，胃主降，脾胃纳运升降运动一旦遭到破坏，便可导致消化系统功能紊乱，肝气郁滞，乘脾犯胃，使胃肠功能通降失司，气不能上下，而引起脘腹胀满疼痛、肠鸣腹胀、呕逆嗳气、大便失调等病症，不管何种病因，气滞郁结、气机不畅是其共同特点，在临床治疗过程中抓住主要病机，以通为用，予习用香附与甘草配对遣入相应的方剂中均获良效。

中医之胃脘痛，病因有多种，而以肝气犯胃而致胃痛者尤其多见，故谓之肝胃病。著名中医医家叶天士云："肝藏厥气，乘胃入隔。""厥阴顺乘阳明，胃土久伤，肝木愈横。"厥阴之气上干，阳明之气失降，即指出了肝胃之气不顺、肝木犯胃的病因病机。胃脘痛不仅要辨其寒热虚实，更应辨其有无肝的临床见症，如胁痛、胀痛、嗳气、泛酸、呕哕冲逆、精神抑郁等。兼具上述症状的胃痛均可从肝论治。

肝胃病是由外感邪气、内伤饮食情志、脏腑功能失调等导致气机郁滞，胃失所养，以上腹胃脘部近歧骨处疼痛为主症的病症。肝胃痛因其病变位于中脘，心口之下，故胃痛在古代文献中也常称为"心痛"或"心腹痛""心胃痛"，民间也俗称"胃口痛"或"心口痛"。其疼痛性质常因病因病机不同而异，如胀痛、刺痛、钝痛、隐痛、灼痛、绞痛、闷痛，其中尤以胀痛、刺痛、隐痛常见，其痛可为持续性，也可为发作性，可无压痛，或压痛不甚明显，无反跳痛。其痛常因寒暖失宜、饮食失调、情志不舒等诱因而发作或加重，并常伴有食欲缺乏、恶心呕吐、吞酸嘈杂等症状。

胃为阳土，喜润恶燥，为五脏六腑之大源，乃多气多血之腑，主受纳腐熟水谷，其气以和降为顺。所以感受外邪，内伤饮食，情志失调，劳倦过度，皆可伤及胃腑，致胃气失和，气机郁滞，胃脘作痛。脾胃的受纳运化，中焦气机的升降，有赖于肝之疏泄。脾与胃相表里，同居中焦，共奏受纳运化之功。所以胃病常累及脾，脾病常累及胃。胆之通降，有助于脾之运化，胃之和降。胆病失于疏泄，可致肝胃气滞，致脘腹疼痛。肾为胃之关，脾胃之运化腐熟，全赖肾阳之温煦，所以肾阳不足，可致脾阳不振，脾肾阳虚。若肾阴亏耗，肾水不足，不能上济于胃，或胃阴亏损，久则耗伤肾阴，而成胃肾阴亏，阴虚作痛。本病早期多由外邪、饮食、情志所伤，多为邪实；后期常见脾虚、肾虚等正气虚。病变脏腑关键在胃，肝脾起重要作用，胆肾也与之相关。

是故肝病及胃或胃痛及肝，缘肝胃不和、气机逆乱、升降失调之故。肝胆属木，在志为怒，性喜条达而恶抑郁，主疏泄气机，脾胃属土，在志为思，位居中焦，升清降浊，司气机平衡。"肝木乘土""土壅木郁"指明了肝与脾胃在病机上的密切联系，阐述了肝郁气滞导致中土不调、脾胃邪实壅滞气机的病理变化，肝胃病变常相互影响。临证常见证型包括肝郁气滞、肝寒犯胃、肝强脾弱、肝胃火郁、肝胃瘀血等，可见肝胃病在治疗上应以理气和胃止痛为基本原则。邪实者以祛邪为急，正虚者以扶正为先，虚实夹杂者又应邪正兼顾。在审因论治的同时，适当配合辛香理气之品，但应中病即止，不可太过，以免伤津耗气。兹以慢性肝炎之肝胃病，病属肝气郁结型举隅如下。

患者男，39岁，肝胃病。诉患乙肝23年，右肋下边沿胀满疼痛，饭后上腹部饱胀不消化，前来就诊。

现病史：自述患肝病大三阳23年，18岁左右吃中药较多，由于用药不规范，以致肝损伤，从此之后吃饭一直不太好。2015年饮酒后转氨酶高。近期一直在北京某医院进行抗病毒治疗。目前戒烟戒酒，每天一片抗病毒药。上个月做胃镜提示胆汁回流；开始吃中药较多，身体亏虚比较厉害。

临床表现：患者身体偏瘦，体重58kg，身高1.75m，面色㿠白，语声低微，精神萎靡，神疲乏力，不耐劳作。右肋下边沿胀满疼痛，饭后上腹部饱胀不消化，常常打嗝。早晨起来胃部特别不舒服，不想吃饭，从上腹部往下一推伴有肠鸣。不敢行房事，因为每次房事之后几天身体疲倦不堪，特别是腹胀严重。无口干口苦，大小便正常，睡眠正常。察其舌形，舌体瘦瘪，呈O形凹凸不平，舌中凸

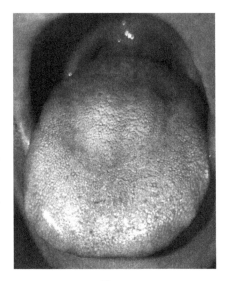

图3.1

起，左路舌短，肝区瘦瘪不饱满；观其舌象，舌质发青，舌尖边齿痕，舌苔散布（图3.1）。脉迟缓无力。余尚可。

临床诊断：从生理而言，胃为气血之海，是生血的主要脏腑，但肝是生化血气不可缺少的脏腑，肝中的精微可滋生血气。《素问·六节藏象论》曰："肝者，罢极之本……以生血气。"可见肝藏血独具长养生发之机，对人之气血有疏泄、调节的作用。肝之疏泄太过，耗损精微物质，难以滋生血气而致肝气不足，症见神疲乏力，精神萎靡，房事后疲惫不堪。从舌之形象而言，人体气血不足，则舌体失充而瘦瘪，肝失疏泄，气机逆乱，脾失运健，则见凹凸不平，舌苔散布舌面；肝气不升则左路舌短；肝之血气不足，阴邪易踞阳位，则舌质发青无华，责成厥阴虚寒，是故母病及子，心火不足则阳气不振，故见舌尖边齿痕。诊断为肝之气血亏虚、厥阴虚

寒、肝郁气滞所致的肝胃病，法当补益肝气、健脾补肾、滋水涵木、理气解郁，方用《箓门济生补肝汤化裁施治。

处方用药：北黄芪45g、岷当归12g、酒白芍15g、生晒参12g、炒白术15g、嫩桂枝15g、生牡蛎30g、山茱萸30g、生麦芽45g、制香附15g、广木香9g、广郁金12g、生甘草6g。予以15剂，每日一剂，水煎内服，日服两次，早晚各温服一次。

剂尽二诊：药后胀满不食痊愈，胁肋疼痛与行房疲惫明显好转，但稍微有些疲劳反应。可见切中肯綮，疗效甚好，建议积极调理，更为济生补肝汤原方施治，连续服用3个月获痊愈。

按语：肝胃病的治疗大法，在于肝气宣达，脾胃升降和顺，俾脾升胃降，中焦气机顺畅。肝木失调，脾胃受之，虽临床症状重在脾胃，故方中参、芪、术、草，健脾益气而和胃，滋其化源。芪、桂、萸、芽大补肝气，滋水涵木；归、芍养血柔肝，六味相合，俾肝脏精微充盈而滋生血气。桂、牡辛咸化滞，清解乙肝病毒。然其病机实在于肝，肝失疏泄，气机逆乱，故方中佐入郁金、木香；香附、甘草为疏调肝木法，使气和而顺，脾胃自安。诚如张景岳说："善治脾者，能调五脏，即所以治脾胃……如肝邪之犯脾者，肝脾俱实，单平肝气可也。"

香附与炙甘草配对治疗肝气郁结之肝胃病，佐入行纵气之木香，可理一身上下之气滞。缘香附主理横气，善除横气郁结，木香善调纵气不畅。所谓横气郁结者，指肝胃气滞，见胃脘与两胁皆感胀满或疼痛，得嗳气可缓。所谓纵气不畅者，指胃肠气滞，见胃脘与腹部均感胀满或疼痛，得矢气则舒。若见胸部闷痛，甚则胸痛彻背，喘息不得卧，或胸闷，呼吸欠畅，重者则有胸痛，严重者心痛彻背，背痛彻心之胸痹证者，可予能入血则散瘀、入气则疏肝、入心则开窍之郁金，旨在利血中之气。诸药合而为用，既能收肝宽胸、活血行气，又能疏利肝胆、理气活血、安神解郁，亦能缓解因气血不流畅导致的心神不安而失眠，气滞血瘀之脂肪肝、肝炎、肝部及肋胀痛等疾病，为解胸痹胁肋佳乘之侣。

肝为风木之脏，喜条达，主疏泄；脾为至阴之脏，性善静，但必赖肝之疏泄，始职司运化；又胆附于肝，肝之余气泄于胆，聚而成精；肝气疏达，精气泄于肠胃，以助胃腑腐熟水谷之用；故肝木疏泄，能使脾气升发，脾之精微上归于肺，并使胃气下降，使腐熟之水谷畅达而入小肠。此为"木气动，生气达，故土体疏泄而通也"。厥阴之脉，夹胃属肝，上贯膈，布胁肋，又冲脉隶于阳明，肝主冲脉，故肝胃之气相通，肝经调畅，胃气和顺。《内经》"土得木而达"，若肝失疏泄，木气郁结，则脾气不升，胃气不降，壅滞为病，或疏泄太过，横逆而犯，脾胃受戕，升降无度，或脾胃虚弱，肝木乘之，气乱为病。故《内经》又说："土恶木也。"

胃为水谷之海，主受纳、腐熟水谷，为传化之腑，以降为顺，以通为用，不降则滞，反升则逆。脾为胃之使，主运化，以升为顺，以运为贵，不升则滞，反降则陷。

总之，脾胃乃人体气机升降之枢。若升降适宜，则中焦气机顺畅，出入有序，生化有源；如升降反常，则传化失司，灾害至矣。《素问·六微旨大论》云："非出入，则无以生长壮老已，非升降，则无以生长化收藏，清气在下，则生飧泄，浊气在上，则生䐜胀。"华岫云说："脾胃之病，虚实寒热，宜燥宜润，固当详辨，其中升降二字，尤为紧要。"是故肝病及胃，胃病及肝，其因素相互杂合而病。

三、香附与甘草配对的应用小结

香附味辛、微苦、微甘，性温平，归肝、脾、三焦经；甘草味甘性平，和中缓急，入足三阴经。两者相合配对，一辛一甘，辛甘合化，阳气乃生，一苦一甘，甘苦合化，阴气乃生，符合"肝欲散，急食辛（香附）以散之，用辛补之；肝苦急，急食甘（甘草）以缓之"。如斯组合，辛散而不伤正气，既能浇灭心中的燥火，熄灭旺盛的肝火，又能疏肝理气、健脾和胃、温肺润肺，通调三焦气机兼以理血等，是治疗肝胃病的主要药对，如治疗肝气郁结、心烦善怒、肝胃不和、胸腹胀满等症。可见本药对游走在寒热温凉方剂中可治疗肝胃病，逐一叙述如下。

（1）用于治疗肝郁气滞而症见胃脘胀满、痛连胸胁、按之则舒、嗳气频作、精神抑郁、食纳减少、大便不畅、脉弦而缓、舌苔薄白或兼黄者。治宜疏肝理气，畅达气机。胃气得降，疼痛自止，即"治肝可以安胃"之意。采用四逆散加味，腹胀气滞甚加香附、郁金、木香。

（2）用于治疗肝寒犯胃，症见胃脘疼痛，喜温喜按，呕吐清冷涎沫，遇寒痛甚，纳少，食则痛减，神疲倦怠，舌淡苔白滑，脉细缓或虚弦者。治宜温肝散寒，和胃降逆，使肝寒得散，胃气得顺。采用吴茱萸汤加半夏、茯苓；口泛清水加草果、砂仁；感寒胀痛甚加良姜、香附、木香、郁金；纳差可合六君子汤以益胃补虚。

（3）用于治疗肝强脾弱而症见胃脘隐痛或挛急，喜暖，得温则减，精神疲乏，肢体乏力，四肢欠温，食纳减少，大便软而不爽，舌淡苔白润，脉虚细弱者。治宜柔肝补脾为主，扶脾抑肝，肝胃同治。采用小建中汤加味，气虚加黄芪、当归；呕哕、吐酸、腹胀加香附、木香、砂仁、厚朴；便溏加白术、茯苓。

（4）用于治疗肝胃火郁而症见胃脘部灼热，痛势急迫，心中烦躁易怒，嘈杂泛酸烧心，口苦口干，大便不畅，舌苔薄黄，或舌红少苔，脉弦数者。治宜疏肝泻热，益胃养阴。采用一贯煎加减，阴虚口干加大生地黄、麦冬剂量，佐入石斛；口苦加天花粉；大便不畅加木香、香附、前胡。

（5）用于治疗肝胃血瘀而症见胃脘痛，痛有定处，按之痛剧，或痛如刀割，食后痛甚，大便色黑，常见隐血，甚则吐血，舌质紫暗，舌边有瘀点，脉缓涩者。治宜活血化瘀，理气止痛。采用失笑散、丹参饮加减治疗，气虚加黄芪、党参；营血不足加阿胶、白芍、当归；出血不止加三七参、白及；瘀血甚加赤芍、桃仁、红花化瘀止血；肝气上逆，气机逆乱，加香附、姜黄、炙甘草。

（6）用于治疗肝胃气虚而症见神疲乏力、面色萎黄、胸胁胀满、肝区隐痛、不欲饮食、消化不良、腹胀便溏，乙型肝炎、胃痛、舌淡或舌青、舌苔薄白、舌边齿痕或舌面凹陷者，脉迟缓无力者。法当滋其化源，治宜补益肝气，健脾补肾，滋水涵木，方用济生补肝汤加减治疗，舌淡紫或有斑点，加丹参、莪术；舌苔满布舌面者，加香附、郁金、木香，舌质发青加肉桂或吴茱萸。

总而言之，本药对辛行苦降甘缓，如肝经，可疏肝解郁、行气散结、调经止痛，为"女科之主帅"，习用于肝郁气滞之女科诸症，如月经不调、痛经、乳房胀痛；因本药对味辛能散，微苦能降，性平不寒，微甘缓急，芳香走窜，入肝经，善散肝气之郁结，平肝气之横逆，为疏肝解郁行气止痛之要药，习用治疗肝郁气滞证，情志不畅之胁肋胀痛；因本药对味辛能行，甘以缓急止痛，入脾胃二经，有理气宽中、消食下气之功，可用于治疗脾胃气滞证之脘腹胀痛、胸膈噎塞、嗳气吞酸等症，用香附理气醒脾调中，常配伍砂仁、乌药、苏叶，值得推介。

第二节　香附与姜黄配对的临床应用

在临床实践中，经过详细诊断，正确辨证，确立治法，到最后遣方用药。徐灵胎有言："古圣人之治病也，通于天地之故，究乎性命之源，经络脏腑气血骨脉，洞然如见，然后察其受病之由，用药以祛除而调剂之，其中自有玄机妙悟，不可得言而喻者。"高度概括了中医理法方药、辨证论治的体系。临床将药物有机组合成一首方剂，有两个重要的环节：一是体现在君臣佐使配伍方面，主次分明，全面兼顾，扬长避短，提高疗效。二是体现在方药离合方面，诚如徐灵胎说："药有个性之专长，方有合群之妙用，方之与药，似合而实离也，得天地之气，成一物之性，各有功能，可以变易气血，以除疾病，此药之力也。然草木之性与人殊体，入人肠胃，何以能如人所欲，以致其效。圣人为之制方，以调剂之，或用以专攻，或用以兼治，或以相辅者，或以相反者，或以相用者，或以相制者。故方之既成，能使药各全其性，亦能使药各失其性。操纵之法，有大权焉，以方之妙也。"言简意赅地阐明中医治疗学的精髓在于"道、法、方、术"，也就是中医"辨证论治，遣方用药"的准则，其具体内容可概括为理、法、方、药。理就是病理病机，是立法的根据。治疗疾病就是根据立法的要求来选择合适的方剂。因此，辨证是否准确决定了立法的正确性；而法的确立也决定了选方是否恰当。可见"理"贯穿法、方、药的始终。从另一个角度讲，我们只有在精确理解方剂的主治病证、治法依据、药物的配伍特点等"方义"的情况下，才能做到选方精当。也就是说，我们一方面要准确地辨证，另一方面要准确地选方择药，二者的结合方能体现"理"。因此，"谨守病机"，才能做到方证合宜，才能收到比较好的临床效果。

诸如中医对女科"子宫肌瘤、卵巢囊肿、盆腔子宫内膜异位症",中医辨证为正气不足、气滞血瘀所致的癥瘕,其因风寒湿热之邪内侵或七情、房室、饮食内伤,致使脾阳不振而失运健,水湿不化,聚湿生痰,痰浊与气血相搏,凝滞气血(癥),痰湿瘀结积聚不散(瘕),痰浊下注,遂成窠囊(癥瘕),其治依据"痰饮水湿瘀,同出一源"的辨证理念,从"健运中州,行气活血"立法而治。愚根据气机阻滞、痰饮、湿浊、瘀血内停为癥瘕之"理",用香附、姜黄二药配对为方中之臣药,贯穿于相应的法、方、药之中,用于消癥瘕每获良效。兹以敬陈管见分析香附、姜黄配对的作用机制和临床应用。

一、香附与姜黄药物配对的作用

香附与姜黄配对出自《灵枢·水胀》之肤胀一病。肤胀多由阳气不足、寒气留滞于肤内而病,香黄散主之。凡肝病之腹大如臌、全身水肿、按之凹陷不起、皮厚肤胀等症,其因脾阳不振,水湿不化,肝郁郁结,气机阻滞,痰湿瘀结积聚不散而病臌胀、肤胀、水肿,察舌淡苔润滑而腻者,予常用扶正祛寒、理气化浊之法遣方用药:岷当归12g、酒炒白芍6g、生白术9g、云茯苓12g、醋香附18g、片姜黄9g、黑附子9g、姜厚朴9g、麸炒枳壳9g、白豆蔻6g、广木香6g、炙甘草6g、大枣5枚、生姜3片。

(一)香附与姜黄药物配对的功能

香附的药物功能:香附气微寒,禀天深秋之金气,入手太阴肺经;味甘无毒,得地中正之土味,入足太阴脾经。气降味和,阳中之阴也。胸中者肺之分也,皮毛者肺之合也,肺主气,气滞则热而皮毛焦;香附甘寒清肺,所以除胸中热而充皮毛也。久服令人益气者,微寒清肺,肺清则气益也。须眉者血之余,脾统血,味甘益脾,脾血盛,所以须眉长也。

香附血中之气药，入足厥阴、手少阳药，能兼行十二经，入气分要药。生则上行胸膈，外达皮毛；熟则下走肝肾，外彻腰足；炒黑则止血；童便炒则入血分，补虚；盐水炒则入血分，润燥；青盐炒则益肾；酒炒则行经络；醋炒则入肝；姜汁炒则化痰饮。

姜黄的药物功能：姜黄味辛苦，气辛香，性温燥，其味苦寒，禀天冬寒之水气，入足少阴肾经、足太阳寒水膀胱经。味辛苦无毒，得地金火之二味，入手太阴肺经、手少阴心经，亦入足厥阴肝经，气味俱降，阳中之阴也。此则入脾，益火生气，辛温之火化气生津，输布于三阴三阳；清者注于肺，浊者注于经、溜于海，而血自行，是理气散结而兼泄血也。

姜黄苦能泄热，辛能散结，既治气中之血，复兼血中之气耳，故主心腹结积之属血分、气分者，如气证、痞证、胀满、喘、噎、胃脘痛、腹胁肩背及臂痛、痹、疝，虽所投有多寡，然何莫非以气为其所治之的，未有专为治血而用兹味，如《本草》所说也。且此味亦不等于破决诸剂，此味能致血化者，较与他血药有原委，不察于是，而漫谓其破血，讵知姜黄不任受"破"字之誉也。

人之三焦气机，升降出入，无所滞碍，谓正常运行之通路。若或寒或温，或忧郁或愤怒，饮食失于节制，或喜悦、惊恐，甚至六淫邪气侵袭人体影响气机升降出入，以致胸膈脘腹之气受阻，形成积块坚牢如杯，甚至心腹刺痛，不能饮食，胸膈憋闷，脘腹胀满难受，此乃气郁积滞、瘀血阻滞，遂成癥瘕积聚也。香附行气解郁而化滞，姜黄行气消滞而化瘀，两者配对为伍，既行气解郁，又活血止痛，使气行而水散，经通而胀除。

（二）香附与姜黄药物配对的作用机制

香附以其香附于人体，能笺启三焦之动力，荡涤阻滞之气机，故有"诸气郁滞，必用香附"一说。本品药性平和，不寒不热，入肝及三焦经，三焦包括上、中、下三焦，可见香附独具畅行三焦郁滞之职责。因其性辛香散滞，苦能降逆，甘能补养，由此疏泄，通达走窜，理顺气机，开郁消滞，荡涤血脉之瘀而调气机，笺启三焦之动力而不伤体，故具有行气解郁、调经止痛的作用，常用于治疗肝胃不和、气郁不舒、胸腹胁肋胀痛、痰饮痞满、月经不调、崩漏带下等症。

姜黄为姜科植物姜黄的根茎，其色红黄，虽无姜之辛，却有姜之气，故能益火生气而生津液，滋润六经气化，其性辛温苦燥，能气化身体浊气，令清气入肺，浊气外出，将血洗涤干净，让气畅快行，故是治气滞血瘀痛症的良品。既治气中之血，又治血中之气，外能散风寒湿邪，自然气候所致之风寒湿痹、肩臂痛等；内能行气解郁而散水，化癥消积而消胀，用它亦是良药。医奉咸谓破血立通，下气最速，并具有疏利肝胆，能增加胆汁的生成和分泌，并能促进胆囊收缩，而以姜黄素的作用为最强。

香附辛温芳香，为气病之总司，能调周身之气机；姜黄辛苦性温，善达表而走皮肤，功能行气温经，散寒除湿。二药相合，同气相求，升降相因，既能行气中之血滞，又能化血中之气滞，畅行三焦气机，令胸中一团大气畅行。

（三）香附与姜黄配对的应用点睛

香附与姜黄等量配对载于清代陶承熹编撰的《太医院经验神方》之九气汤。愚基于本药对的作用机制，经临床实践经验总结，认为患者正虚，肝气郁结，气机阻滞，痰饮、瘀血、湿浊之机，遂成有形病理产物之癥瘕积聚，疝癖窠囊，其阴浊之邪有滞留在腠理，则营卫不和，发热恶寒，肌肤作胀而痛，或肢体肌肤水肿者；也有滞留在经络脏腑间，而周身肌肤骨骺作痛者；亦有停积瘀滞在上焦，而发脱不生，脑血管意外，或胸膈憋闷气短、骨髆顽硬刺痛者；常有病理产物滞留在中焦，而病心下痞满、噫逆反酸、脘腹胸胁胀痛、腰脐间刺痛着滞者；有浊阴之邪下注滞留在胞中，则小腹胀痛，经带胎产，胞宫诸疾，或其人寒或热，昼日明了，夜则谵语，甚至发狂者，均可应用本药对。简而言之，浊阴之邪形成的病理产物，可在经、在络、在脏、在腑，无处不到，无处不有，是故亦为致病因素，然临证将香附、姜黄佐入相应的方剂，即可达到调气和血、化痰逐瘀、消癥散结的作用。诚如唐容川《血证论》所云："血既止后，其经脉中已动之血，有不能复还故道者，是为瘀血。既有瘀血，则新血断然不生，新血不生则旧血亦不能自去，故逐瘀生新为治血证之要法。瘀血之生，皆因气机阻滞所致，故当调气和血逐瘀，小柴胡汤加活血化瘀之品主之。"如瘀血口渴，内有瘀血，气不得通，不能载水津上升，是以发渴；血臌，症见胁满，小腹胀满，身上有血丝缕，腹上有青筋者，均见衍用小柴胡汤嵌入香附、姜黄随证佐之。

对香附、姜黄配对的临床应用，予大量披阅古今名家"调气和血"医案，洞察香黄愈病之由，穷其香黄配伍之妙，晋升调剂起疴之境。譬如明代著名医学家许浚所著的《东医宝鉴·外形篇》之二香丸治疗疝气（狐疝），症见上下出入作痛，或疝痛作则腹内块痛止，疝痛止则腹内块痛复作者，以香黄在方剂中发挥了调气和血、消症散结的重要作用，愚常用黄芪30g、吴茱萸30g（水焯三次再煎）、黄荆子12g、炒香附18g、片姜黄12g、预知子12g、升麻6g、柴胡6g。上八味，水煎内服，日服两次。

明代朱橚、滕硕、刘醇等编撰的《普济方》之"沉檀快膈丸"，在散寒理气、和胃化湿的方剂中佐入燮理肝脾、调气和血的香黄，以治疗酒食所伤、胸膈痞闷、气逆吐痰、反吐酸水。又如现代医学典籍中的"沉香四宝丹"，在宽胸理气、舒郁化滞的方剂中佐入调畅三焦升降气机，促进胆汁分泌的香黄，以治疗气郁不舒导致的痞满腹胀、吞酸倒饱、呃逆嘈杂之症。还有家喻户晓的中成药，名曰"人参再造丸"。本品内有香黄以治气机阻滞，痰瘀滞留上焦及颅内，共奏舒筋活血、祛风化痰的作用。

临床用于治疗中风中痰、口眼㖞斜、言语不清、手足拘挛、左瘫右痪、半身不遂。

本药对虽血虚者不宜使用，但血虚者因郁而化热，热盛滞血而月经不调，慢性盆腔炎、原发性痛经者，症见先期而至而血涩少、其色赤者，或经水量多、色深红或紫、质黏稠、时下血块，小腹疼痛，心胸烦热，舌红，面红口干，小便短赤，脉弦数者，可用本药对与四物汤组成方剂以治，名为"香黄四物汤"：制香附18g、姜黄12g、延胡索12g、熟地黄18g、当归12g、赤芍12g、川芎9g、黄芩9g、牡丹皮9g。水煎内服，早晚食远各服一次。

本方治疗之月经病，乃因热入血分，瘀热郁结所致，故立清热凉血、活血化瘀之法治疗。方由四物汤加减化裁而成，其秉承四物汤养血调经之意，又增加清热凉血、化瘀行滞之品，属清、消、补三法合用之剂。方中黄芩清热泻火；赤芍、牡丹皮清热凉血，活血化瘀。此三药合用，气血两清，兼行血滞，使瘀热清解而经调。姜黄、川芎既活血化瘀又行气止痛；延胡索、香附行气解郁，调经止痛。此四药合用以调理气血，使气行瘀散而经痛止，月经复常。当归、熟地黄养血补虚，其用一则可防辛散之品耗伤阴血，二则女性以血为本，养血有利于固本调经。诸药合用，清热凉血，行气化瘀，养血调经，共成清而不寒凝、散而不伤正、补而不碍邪之调经良方。

二、香附与姜黄药物配对的临床发挥

风寒血瘀型闭经伴关节疼痛：凡风寒搏击经脉、气滞血瘀致使月经数月不行，面青，四肢作痛，关节不利，少腹冷痛，恶风怕冷，腰酸背寒，或有头痛，或胸闷泛恶、舌淡口和、苔白而润、脉多浮紧者，愚用祛风散寒、行滞通经之法。

依法组方：桑寄生15g、秦艽9g、黄荆子9g、香附9g、姜黄9g、焦艾9g、独活6g、防风6g、川芎6g。上九味，水煎内服，日服两次。

气机阻滞型乳房疾病：凡肝郁气滞、痰瘀互结所致的胁肋胀痛，乳腺增生，乳腺纤维瘤，乳癖乳痈，及癥瘕积聚，疬癖痞块，舌质紫黯或舌质瘀斑，舌苔润滑而腻或厚腻者，愚以疏肝解郁、活血化瘀、化痰散结之法。

依法组方：柳桂枝60g、生牡蛎30g、皂角刺45g、紫丹参30g、延胡索18g、醋姜黄15g、醋香附15g、醋青皮9g、海蛤粉18g、浙贝母18g、露蜂房15g。水煎内服，日服三次。

气机阻滞，痰瘀互结型妇科疾病：凡正气不足，肝气郁结，气机阻滞，痰饮、瘀血、湿浊所致的癥瘕积聚，即现代医学所谓的子宫肌瘤、卵巢囊肿、腺肌症、盆腔子宫内膜异位症，因肥胖之体气虚，多痰多湿，痰湿困脾，水湿不运，气血不畅，胸闷疲乏，冲任壅塞，下腹结块，触之不坚，固定难移，经行量多，淋漓难净，或月经数月不至，经间带下增多，察舌象见舌质淡，苔白散布，边有齿痕或白腻苔，脉沉者；或舌质紫黯或有瘀斑瘀点、舌体胖大、苔白厚腻，脉弦滑或沉涩者。

此乃痰湿瘀阻气机之象甚于脾虚，故以豁痰除湿，行气活血，消癥散结为治。

依法组方：柳桂枝15g、生牡蛎30g、白茯苓45g、制香附18g、醋姜黄12g、炒苍术12g、麸炒枳壳12g、炮南星9g、旱半夏12g、炒神曲15g、海螵蛸12g、炒茜草9g，水煎内服，日服两次。本方随证化裁，适用于治疗子宫肌瘤、子宫腺肌病、子宫憩肉、慢性输卵管炎、慢性盆腔炎、慢性子宫附件炎、宫颈糜烂、宫颈炎、卵巢囊肿、卵巢性闭经、子宫内膜病变性闭经、经期综合征、崩漏、不孕症、输卵管阻塞、宫外孕、子宫内膜异位症、习惯性流产、产后恶露不绝、高血压病、甲状腺肿大、慢性肝炎、结肠炎、冠心病、心房颤动、支气管哮喘、多囊肝、慢性肾炎、肝硬化腹水、结缔组织病、前列腺肥大、血栓性静脉炎、阑尾炎、风疹块、黄褐斑、痤疮、色素沉着、面部脂瘤、皮肤血管炎、慢性鼻窦炎、白内障、中心性视网膜炎等病，而必须症见少腹有症结痞块、按之疼痛、月经不调或闭经、脉弦涩者之患者。

硬皮病系结缔组织的一种弥漫性病变，以皮肤失去弹性而硬化，继而出现萎缩和色素变化为其特点，好发于20~50岁之青壮年，以女性多见。现代医学认为本病与自身免疫机制失调有关，其确切病因不明，迄今国内外尚无理想的治疗方法。

（一）香附与姜黄配对治疗硬皮病

本病在中医学中无相应的病名，根据本病的临床表现，可归属于"皮痹""肤胀""风湿痹"等范畴。早在《黄帝内经》中即有"皮痹"的记载，还提到了本病的转归。如《素问·痹论》有"痹入脏者死"的论述。说明本病日久可影响脏腑，甚至导致死亡。隋代《诸病源候论》云："痹者，其状肌肉顽厚，或肌肉疼痛，由血气虚则受风湿而成此病。"对本病的证候和病因有进一步的认识。宋代吴彦夔在《传信适用方》中形象地描述："四肢坚如石，以物击似钟磬，日渐瘦恶。"更接近于硬皮病的临床表现。肤胀者为阳气不足，寒气留于皮肤而见肿胀之证。主证为全身肿胀、腹大、皮厚。《灵枢·水胀》："肤胀者，寒气客于皮肤之间，鼕鼕然不坚，腹大，身尽肿，皮厚，按其腹窅而不起，腹色不变，此其候也。"《黄帝内经素问·痹论》也有称寒痹者，是指以皮肤肿胀、硬化，后期发生萎缩为主要表现的皮肤疾病。《医醇剩义》谓因宗气失守，虚气无归，寒气流窜周身皮肤，故见腹大、身肿、皮厚。在治疗上，明代《医学入门》提出"初起强硬作痛者，宜疏风豁痰；沉重者宜流湿行气；久病须分气血虚实，痰瘀多少治之"的治疗原则，临床辨证分型大抵有以下几个证型：气血痹阻、风湿痹阻、气滞血瘀、肺脾气虚、脾肾阳虚型。兹以脾肾阳虚型皮痹举隅如下。

患者女，31岁，因全身肌肉僵硬，皮肤作胀半年，于2021年12月4日首诊。诉初起四肢皮肤顽硬而肿，表面光滑发紧，不易捏起，遇寒冷或情绪激动时加剧，逐渐泛发全身性水肿，屡医迭药，寸效未进，遂来就诊。

临床表现：患者体胖，刻下症见全身性水肿伴有乏力，畏寒怕冷，晨起手指关节僵硬，肌肉僵硬，口苦口黏。双手不能上举，肘关节与膝关节以下胀痛水肿，按其腹窅而不起，腹色不变，关节不灵活严重，走路多则小腿酸痛；进餐咀嚼则嚼肌发酸作胀，饭后腹胀嗝逆，胸部满闷；伴有甲减病，睡眠欠佳，大便不溏泄，小便正常。余尚可。舌质淡嫩无华，舌形龟背，肝区凹陷，舌苔湿润，舌下静脉青紫有瘀斑（图3.2），脉沉弦而细数。

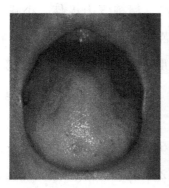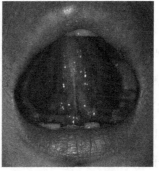

图3.2

临床诊断：察其舌形见龟背舌，六维舌鉴认为此舌形多为气血不足之候，舌体肝区内陷，其病厥阴虚寒之故。肝为风木之脏，木曰曲直，罢极之本。肝藏血而主筋，血不养筋，其病全身疲乏无力，肘关节与膝关节活动受限，指关节晨僵，肌筋酸胀。察其舌象见舌质淡嫩无华，舌苔湿润，为脾肾阳虚、气化不利、寒气客于皮肤之故，其病皮肤发紧而厚胀，全身性水肿，四肢肿甚，按其腹窅而不起，腹色不变，大便溏泄等症。舌下静脉青紫有瘀斑，此为血液循环功能障碍。

简而言之，舌形凹凸，舌象乖张，虚实夹杂，虚则气血阴阳具虚，易感风寒湿邪外袭皮毛所致的皮痹，症见肢体关节疼痛肿胀，活动受限，全身性水肿，甲减等阴实证候；实则肝气郁结，气机逆乱，症见腹胀，饭后饱胀，嗝逆，胸部满闷，口苦口黏，睡眠欠佳等证候。故临床诊断为气血不足、脾肾阳虚、肝气郁结所致的皮痹症，治宜扶正祛寒、理气化浊，方用祛寒建中汤主之。

处方用药：北黄芪24g、岷当归6g、酒炒白芍12g、生白术9g、云茯苓12g、黑附子9g、筠干姜6g、吴茱萸3g、刺五加12g、制香附12g、姜黄片12g、白豆蔻9g、炙甘草6g。予以7剂，每日一剂，水煎内服，日服两次，早晚各温服一次。

2021年12月11日复诊：上方剂尽，精神气力极佳，小腿酸痛、乏力、骨关节活动受限明显好转；口苦口黏、下肢水肿、肌肉硬明显减轻；饭后胸部满闷、多梦、大便不成形等均见好转。夜间醒两次（4点和6点），舌象亦见明显改善，脉沉弦。上方去吴茱萸易姜厚朴9g、炒枳实9g，处方如下。

处方用药：北黄芪24g、岷当归6g、杭白芍9g、生白术9g、云茯苓12g、黑附子9g、筠干姜6g、刺五加12g、制香附12g、姜黄片6g、白豆蔻9g、姜厚朴9g、炒枳实9g、炙甘草6g。予以7剂，每日一剂，水煎内服，日服两次，早晚各温服一次。剂尽三诊疗效显著，继服一周，四诊期间春节假期，原方予以30剂，剂尽诸症悉除，一共四诊，舌象如图3.3所示。于2022年3月16日与8月3日两次电话回访，一切良好，未见复发。

按语：中医认为，本病是由络脉闭塞、肌肤失养、风寒所阻而成。其

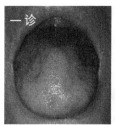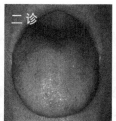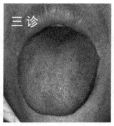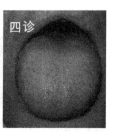

图3.3

中肾阳不足、卫外不固是重要内因。所以，用黑附子、刺五加温补肾阳而通络；用吴茱萸温肝润肝而祛寒；补益气血，用黄芪、当归、白芍；温中健脾，用干姜、白术、茯苓、炙甘草；白豆蔻、厚朴、枳实行气化滞；姜黄兼入脾以益火生气，辛温达火化气，气生化则津液行于三阴三阳，清者注于肺，浊者注于经、溜于海而血自行，与香附为伍能理气散结而兼泄血也，以其辛苦之力，破血除风热，消痈肿，其能事也，兼能治气，故又云下气，如气证、痞证、胀满、喘息、噎嗝、胃脘胀痛、腹胁、肩背及臂痛，故能以治四肢风寒湿痹。方中香附与甘草配对，缘香附行肝气于脾胃，以祛郁宣滞，此用治内，而与甘草配对以缓肝和中，如斯将舒肝行气的香附和清热解毒调心益气的甘草配对为伍，既能浇灭心中的燥火、熄灭旺盛的肝火，又能疏肝理气、健脾和胃、温肺润肺，通调三焦气机兼以理血等。全方既能益气养血，温中健脾而化气，又能疏肝解郁，逐阴祛风而除湿，共奏扶正祛寒、理气化浊的作用，因此在2个月内能取得比较满意的效果。

（二）柴胡黄荆汤治疗肝郁气滞型胆囊炎

胆囊慢性炎症性病变，大多为慢性结石性胆囊炎，占85%～95%，少数为非结石性胆囊炎，如伤寒带菌者，肝内胆管结石系因太阳寒水袭表，少阳郁热导致肝胆疏泄不利、胃肠壅滞、肝胃阴虚、胆汁淤积而成。本病可由急性胆囊炎反复发作迁延而来，也可慢性起病。临床表现无特异性，常见的是右上腹部或心窝部隐痛，食后饱胀不适，嗳气，进食油腻食物后可有恶心，偶有呕吐。在老年人中，可无临床症状，称无症状性胆囊炎。

胆囊炎属中医"胁痛"范畴，多由情志抑郁，或暴怒伤肝，肝失条达，疏泄不利，气阻络痹，而致胁痛。如《金匮翼·胁痛统论·肝郁胁痛》说："肝郁胁痛者，悲哀恼怒，郁伤肝气。"气郁日久，瘀血停着，血流不畅，胁络痹阻，致使胁痛。经临床实践经验总结，按六经辨证而言，此病在太阳、少阳、阳明，临证多见太阳少阳合病、少阳阳明合病，治以和解气机，行气活血为贵。凡少阳阳明合病之肝郁气滞型胆囊炎、胆结石者，柴胡黄荆汤随证佐之。

柴胡黄荆汤：北柴胡12g、细黄芩9g、醋香附15g、醋姜黄15g、炒黄荆子12g、生鸡内金18g、大叶金钱草30g。水煎内服，日服两次。

本方具有疏肝利胆、行气化滞、消瘀止痛的作用，数十年来应用此方治疗肝郁气滞型胆囊炎，若诊断精准，用药得当，一般1～3剂可愈。若肝郁气滞甚者加广青皮；瘀血甚者加广郁金、延胡索；肝乘脾虚者加生白芍、炙甘草。当然，随证佐之，还可治疗肝郁气滞所致的肝胆病、肝胃病，如肝硬化腹水、胆结石，加预知子、穿破石、硝石矾石散。

三、香附与姜黄配对的应用小结

凡气机逆乱，气血不和，痰瘀互结，而病"癥瘕积聚，痃癖窠囊"。然香附生则上行胸膈，外达皮肤；熟则下走肝肾，旁彻腰膝；炒则入血分而润燥，故为血中气药，能调气开郁化滞，通行十二经，阴中快气之药，引血药至气分而生血。姜黄既入血分，能活血化瘀，又入气分，能行气散滞，荡积行瘀，清邪热，解温毒，降阴中之浊阴。二药为伍之理，同气相求，升降相因，相辅相成，能行气中之血滞，又能化血中之气滞，内外通达，使表里三焦气机通畅，令胸中窒郁大气畅快；两者为伍之功，能调畅气血，阴阳升降得复，药至病所，使气行而水散，经通而胀除，故而为调和气血、消癥散结之药对，亦为"香黄散"。纵观诸家用法配伍灵活，为治疗癥瘕积聚、疝癖窠囊之臣药或佐使药对，这就是两者相辅相成之妙用，疗效出其不意，值得推介。

附

二香丸：三棱15g、莪术（醋煮）15g、炒曲15g、姜黄15g、南星15g、山楂2两、木香15g、沉香15g、香附15g、净黄连（用茱萸炒、去茱萸）6g、莱菔子9g、桃仁9g、山栀子9g、炒枳核25g。上为末，姜汁浸蒸饼为丸，如梧桐子，每服6g，每日两次，食远服。

沉檀快膈丸：香附子500g，姜黄200g，炙甘草500g，丁香皮250g，桂枝、甘松、莪术、檀香、益智仁、南山楂、丁香各200g，藿香45g，沉香45g。上为末，用砂仁杵碎，取仁作母，豆粉700g，炒黄色，和匀，加前药末为丸，如梧桐子大。每服6g，加数丸亦可，细嚼，以酒送下，不拘时候。

香黄散：用醋炒香附，醋炒姜黄，二药各等量，研为细末，每服3~6g，早晚温开水送服。

第三节　桂枝与甘草配对的临床应用

　　中医临床医师在遣方用药的法则上，须从《伤寒论》《金匮要略》之经方中学药物配伍心法，谙熟医圣仲景用药精当、配伍严谨的组合规律，在临证实践中应用经方注重"观其脉证，知犯何逆，随证治之"的辨证思维，从历代医家之医案中领会药物元素有机组合之理法进而配对，方能在组方时做到细致分析，弄清病变的主次矛盾或主次环节，并周密谋划，区分出君臣佐使，力求既能突出主题，显现出协同作用，又能物尽其用，扬长避短，即所谓"方有合群之妙用"。这一过程犹如管理一个团队，每个个体都有自己的角色，既要明确定位，各司其职，各尽其能，又要服从大局，密切配合，团结协作，为实现共同的目标而发挥最佳的群体效用。这就需要管理者对问题的症结、任务的细节了然于胸，同时还应对团队成员的个体情况有充分的了解。

　　药物元素独具个性之专长，即每一味药物都有性味、归经及功能等方面的特点。不难理解，只有做到谙熟个性，"用药如用兵"，且能知己知彼，才能用药如神，药中肯綮。当然，由于每一味药物个性不同，配伍之后发生的变化千差万别，因而为中药的临床应用留下了广阔的体悟空间。不可否认，中医历代也重视一方一药的研究，但这种"效在于药"的现象绝非主流，不能显示中医治病的规律和对疾病认识的全貌。如黄连止痢在民间早已沿用，但宋代寇宗奭即指出："今人多用黄连治痢，盖执以苦燥之义，亦有但见肠虚渗泄，微似有血便即用之，又不顾寒热多少，惟欲尽剂，由是多致危困。若气实初病，热多血痢，服之便止，不必尽剂；若虚而冷者，慎勿轻用。"因此，必须在中医理法的指导下，结合有特殊疗效的方药，易"对症用药"而为"对证用药"，才能取得更好的疗效，这就要"多读医案，诊籍启微，可师可法"。

由上述可知，中医学的理法方药是一个完整且完善的体系，可谓环环相扣，自然而然，浑然一体，理、法是方、药之据，方、药是理、法之具。坚持理法方药的一体化原则，并做到原则性与灵活性相结合，才是中医学的生存之道，也是实现中医方剂学可持续发展的必由之路。就辛甘合化的药物元素组合而言，历代医家常用辛温、辛热之品与甘温甘平之剂合用以扶助阳气。其实不然，在寒凉之品中辛甘合用亦可有扶阳之能，又可制其温燥之性，从而化生无穷妙用，此理法可多元化地广泛应用在伤寒、温病及杂病的各个系统。

譬如，仲景伤寒以此衍用发挥助卫解肌、温通心阳、扶阳固阴、温肺化饮、补心阳而定悸、降逆平冲、散寒通痹、温阳复脉、表里两解、利水消肿等，无不蕴含辛甘合化的有机组合。倘若患者素体心阳不足，发汗过多，耗散心阳，心为阳中之太阳，今阳虚失护，心下悸动之故。此时，凡医者首先考虑汗为心液，由阳气蒸化而成，今因上述而病心悸，首当其冲地运用补心阳而定悸的治疗法则，同时也会应用到辛甘化阳的配伍理法，故而效法医圣仲景用桂枝辛甘温补心阳，甘草甘温滋心阴，辛甘合化阳，以补心阳为主，心阳得复则悸动自安。足以体现仲景用之精心还在于桂枝与炙甘草，以辛甘化阳、补心阳而定悸，药力集中、功专力锐之意。

诸如，吴鞠通《温病条辨》用辛甘化阳配伍法以扶正阻邪深入，护阳守津液，扶正清余邪，扶阳化浊，通阳调气，生津润燥，护心通窍。倘若太阴温病寸脉大，舌绛而干，不渴，热在营中，法当扶心通窍，予成寒苦甘之清营汤去黄连以清营透热。以其生地黄、元参、麦冬、银花甘寒之品养阴清热之时，配合竹叶心辛甘之剂，化阳护心营而养心体，通心络以免其邪扰神明。若湿温气分痹郁而哕，法当通阳调气，故而用宣痹汤以苦辛通调气，以开上焦清阳之膹郁。方中以郁金、射干、豆豉辛凉、辛平开宣，合枇杷、通草之甘味，化阳调气，清气得顺，痹郁得开，哕自除。

由斯以观，辛甘合用，以化阳气，但其应用不当局限于温热之方中，应于配伍之中灵活运用，以助药剂之长，化药剂之弊，更利于临证之用。以四两拨千斤之势，化除病邪于无形，达事半功倍之效。本章节直陈木中之木的桂枝，发汗解肌，温经通脉之功；与土中之木的甘草，和中缓急之力，两者药物元素，以辛甘合化的作用机制在临床中的发挥，以飨学者参考。

一、桂枝与甘草配对的作用

药对是临床上常用的、相对固定的两味药物的配伍形式，是中药配伍中的最小单位。其组成虽然简单，但具备中药配伍的基本特点，故为复方药理研究的重要内容之一。在《伤寒杂病论》中，张仲景运用哲学上所说的因果关系，建立了六经辨证理论体系，奠定了理、法、方、药的医学理论基础。如桂枝与甘草配对，被命名为桂枝甘草汤，并以此围绕桂枝的功效及桂甘温化心阳的作用而衍变诸多经方，因疗效确切而被世人沿用至今，也是经方中常用的药对。以此衍变的代表方据统计《伤寒论》《金匮要略》方中除重复方剂以外，含桂枝、甘草者共计57方，《金匮要略》至少占六成以上，《伤寒论》更是高达九成以上，可见桂甘在经方中与不同药物配伍而体现着不同的功用。

东汉《神农本草经》之药典，略早于仲景经典著作，披阅桂枝一物，在籍中只载有牡桂和箇桂，无桂枝之名。至《伤寒杂病论》才有桂枝的记载。但《伤寒杂病论》所讲桂枝与今之桂枝不完全相同。据唐代本草名著《新修本草》载："其牡桂嫩枝，皮名为肉桂，亦名桂枝。"《本草衍义》

说:"《本经》止言桂,仲景又言桂枝者,盖亦取其枝上皮。其本身粗厚处,亦不中用。"说明唐宋以前肉桂与桂枝不分。可见仲景《伤寒杂病论》中肉桂与桂枝尚不分,桂枝用嫩枝的枝皮。

(一)桂枝与甘草配对的功能

桂枝为木中之木,《本经疏证》言桂枝:"其用之道有六:曰和营,曰通阳,曰利水,曰下气,曰行瘀,曰补中。其功最大,施之最广,无如桂枝汤,则和营其居首功也。"素问辛甘发散为阳,此固不易之至理,然亦看用法何如。桂枝与甘草为伍,纯乎辛甘,反能止汗,以甘过于辛也。辛若兼苦,发汗斯峻,诸如麻黄。桂枝辛而不苦,且与甘埒,色赤气温,有条理如脉络,质复轻扬,故只能于营卫之间,调和其气血,俾风寒之邪,无所容而自解。桂枝所优为,在温经通脉,内外证咸宜,不得认桂枝为汗药也。厥阴风木属肝,肝主营血,故风当伤营。无汗用麻黄,明是治卫气之药。有汗用桂枝,明是治营血之药。桂枝证啬啬恶寒者,是言皮毛一层,自汗皮毛开,故遇寒则欲闭而作啬啬之状,因皮毛开卫气无守,故恶寒也。淅淅恶风者,是言肌肉一层,汗既漏出如淅米之状,故曰淅淅。风来乘之,直入肌肉,则营血受伤,故恶风也。

然桂枝发汗解肌,温经止痛,助阳化气。本品为肉桂的嫩枝,体轻、色赤,有升无降。桂枝辛散温通,能振奋气血,透达营卫。可外行于表解散肌腠风寒,横走四肢温通经脉寒滞,且能散寒止痛,活血通络,故为风寒感冒、风湿痹痛及胃寒腹痛、血寒经闭等症的常用要药。因其发汗作用和缓,凡感冒风寒不论有汗无汗皆可应用。尤对体虚感冒,上肢肩臂疼痛,或体虚新感风寒而引起的痹痛,最为相宜。桂枝通阳化气的作用,能增强化湿利水功能,所以亦常配合利水化湿药物以治痰饮、蓄水之症。

甘草中黄皮赤,为土中之木,确是心脾二经之药,然五脏六腑皆受气于脾,心为一身之宰,甘草味至甘,性至平,故能由心脾及于他脏他腑,无处不到，无邪不祛。其功能全在于甘，甘则补，甘则缓。凡仲圣方补虚缓急，必以炙用，泻火则生用，虽泻亦兼有缓意。如治咽痛肺痿，火在上焦者为多。以其为心药也，甘草泻心汤，是泻心痞非泻心火，泻痞有黄连芩夏，甘草特以补胃，故炙用。炙用而以甘草泻心名汤者，甘草之奏绩可思也。

然甘草补脾润肺，益气复脉，缓急止痛，清热解毒，调和药性。本品味甘，生用偏凉，能清热解毒，可治咽喉肿痛、疮疡肿毒诸症。炙用性温，能益气补虚，可治中气不足、气虚血少。甘缓之性，又能缓急止痛，可治腹痛弯急。甘草与热药同用可缓其热，与寒药间用可缓其寒，能使补而不骤，使泻而不速，具有调和药性、解百药毒之功。故本药临床应用最为广泛。

桂枝辛、甘，温，归心、肺、膀胱经，功能发汗解肌，入心助阳，温通经脉，助阳化气，平冲降逆，可见桂辛甘而温，出入气营之间，具有温经通阳之功；炙甘草之甘温，归心、肺、脾、胃经，功能益气和中，清热解毒，祛痰止咳，缓急止痛，调和药性，可见甘草甘平健脾益气。桂枝与甘草相伍，专行营分而走里，有辛甘化阳之力。二药合用，同气相求，且辛从甘化，使阳中有阴，内补营气而养血，留恋中宫而载运阳气，故益心气、通心阳之功较著。其代表方为桂枝甘草汤，是医家治心悸最简方（悸，包括心动悸、心下悸、脐下悸、奔豚、欲作奔豚、气上冲）。仲景治悸之祖方，并以此方为基础衍生治疗各系统的经方。

（二）桂枝与甘草配对的作用机制

天地间凡名阴名阳之物，皆阴中有阳，阳中有阴，非判然各出。始名之为阴为阳者，风与卫皆阳也，风自伤卫，寒与营皆阴也，寒自伤营。但中风岂是有风无寒，伤寒岂是有寒无风。仲圣文多前后详略互见，与夫言外之旨，要在人潜思而得之，识得阴阳之颠倒，寒热之异同，始可用药立方，以名神医也。夫人身荣、卫之不同也，邪入卫则寒，邪入荣则热，正不可谓荣、卫俱属太阳，混看而不分别也。故古人有看症不看脉之论，然而脉亦未可不讲也。仲景夫子论症，未尝不论脉，而无如世人之昧也。昌喻尚论仲景夫子伤寒之书，卓识明眼，超越前人，近今未有其亚。

阳气主防御，主温煦，主温养，主推动，主气化，故可治疗外感表证、阳虚寒凝、阳虚水停，失于温养诸证；又卫属气属阳，营属血属阴，营行脉中，卫行脉外，气为血帅，相互影响，卫气不行，则血行不利而为瘀为水，血不濡养则为诸虚之证。然桂甘同气相求，入心助阳，心主血脉、主神志，故药物配伍相应，实质上是围绕桂甘温化心阳，以桂枝甘温使血得温而行血脉，心得血而神明自安。可见桂甘为"辛甘相合"的配伍法则，具有"滋生阳气"的作用，从而使补益之力倍增，祛邪之功殊胜，阴平阳秘，病体康复。

桂枝、甘草配对简称"桂甘法"，主要是桂枝辛甘，温通经脉，入心助阳，故以桂枝补心阳；甘草甘温，补心以益血脉，且二药相合，同气相求，辛甘化合为阳，阳生阴化而奉心，心阳得复，心悸自愈。桂甘法以复阳为主，阳生阴化是其宗旨，其助阳而不燥，滋阴而不寒，实为此方之特点。考仲景治心阳虚弱，桂枝、甘草为必备之药对。

基于桂甘配伍法，其作用机制有：①益气养阴，和营强心，益气生津；②温阳散寒，潜镇安神；③温化痰饮，益气健脾；④解表散邪，调和营卫；⑤振奋心阳，平冲降逆；⑥活血行血，清热通下。

（三）桂枝与甘草配对应用点睛

桂枝辛温，既可温中，又可通阳；甘草性缓，补中虽佳，温通不足。《绛雪园古方选注》有："桂枝轻扬走表，佐以甘草留恋中宫，载还阳气。"桂甘法旨在"辛甘相合，阳气乃生，温中补中，温通心阳"，是著名的经方药对。

1.益气养阴，和营强心

桂枝辛温，"色赤属心，纵横通脉络，故能利关节，温经通脉"（邹澍《本经疏证》），清阔岩《本草思辨录》中也说桂枝"能于营卫之间调其气血""所优为在温经通脉，不得认桂枝为汗药也"，与甘草相伍，温通心阳，若再配伍养血和营、益气生津之品，则补益之力更著。然厥阴风木，肝主营血，桂甘伍以白芍药，名曰"桂枝汤"，旨在以芍药甘酸微寒而入肝，善养血柔肝养肝，缓急止痛，于土中泻木，乃补血养血之良药，二者相合，调和营卫，卫属气，营属血，故可调和气血。尤其当芍药重用时，可温养气血而止痛，如桂枝加芍药汤、小建中汤、黄芪建中汤等。若再加人参、黄芪之类，补养营气之力更著，如桂枝新加汤治营气不足身疼痛，黄芪桂枝五物汤治气血阴阳俱虚之血痹。

桂甘法佐以人参、阿胶、生地黄之类，诸如炙甘草汤、温经汤等。但凡见脉结代，心动悸，虚羸少气，舌光红少苔，或质干而瘦小者，或干咳无痰，咳吐涎沫量少，形瘦短气，虚烦不眠，自汗盗汗，咽干舌燥，大便干结，脉虚数。本方是《伤寒论》治疗心动悸、脉结代的名方。其证是由伤寒汗、吐、下或失血后，或由杂病阴血不足、阳气不振所致。阴血不足，血脉无以充盈，加之阳气不振，无力鼓动血脉，脉气不相接续，故脉结代；阴血不足，心体失养，或心阳虚弱，不能温养心脉，故心动悸。治宜滋心阴，养心血，益心气，温心阳，以复脉定悸。方中重用生地黄滋阴养血为君，《名医别录》谓地黄"补五脏内伤不足，通血脉，益气力"。配伍炙甘草、人参、大枣益心气，补脾气，以滋气血生化之源；阿胶、麦冬、麻仁滋心阴，养心血，充血脉，共为臣药。佐以桂枝、生姜辛行温通，温心阳，通血脉，诸厚味滋腻之品得姜、桂则滋而不腻。至于桂枝辛热，似有不宜，而不知桂枝能通荣卫，致津液，荣卫通，津液致，则肺气转输，浊沫以渐而下，尤为要药，所以云治心中温温液液者。用法中加清酒煎服，以清酒辛热，可温通血脉，以劫药力上行则为使药。

但凡见冲任虚寒、瘀血阻滞证。漏下不止，血色暗而有块，淋漓不畅，或月经超前或延后，或逾期不止，或一月再行，或经停不至，而见少腹里急，腹满，傍晚发热，手心烦热，唇口干燥，舌质暗红，脉细而涩。桂甘之法与吴茱萸温经散寒，通利血脉，其中吴茱萸功擅散寒止痛，桂枝长于温通血脉，故吴桂共为君药。当归、川芎活血祛瘀，养血调经；牡丹皮既助诸药活血散瘀，又能清血分虚热，共为臣药。阿胶甘平，养血止血，滋阴润燥；白芍酸苦微寒，养血敛阴，柔肝止痛；麦冬甘苦微寒，养阴清热。三药合用，养血调肝，滋阴润燥，且清虚热，并制吴茱萸、桂枝之温燥。人参、甘草益气健脾，以资生化之源，阳生阴长，气旺血充；半夏、生姜辛开散结，通降胃气，以助祛瘀调经；其中，生姜又温胃气以助生化，且助吴茱萸、桂枝以温经散寒，以上均为佐药。甘草尚能调和诸药，兼为使药。诸药合用，仲景名曰"温经汤"，本方证因冲任虚寒、瘀血阻滞所致而立。

冲为血海，任主胞胎，二脉皆起于胞宫，循行于少腹，且与胎、产、经、带存在密切关系。冲任虚寒，血凝气滞，故少腹里急、腹满、月经不调，甚或久不受孕；若瘀血阻滞，血不循经，加之冲任不固，则月经先期或一月再行，甚或崩中漏下；若寒凝血瘀，经脉不畅，则致痛经；瘀血不去，新血不生，不能濡润，故唇口干燥；至于傍晚发热、手心烦热，为阴血耗损、虚热内生之象。本方证虽属瘀、寒、虚、热错杂，然以冲任虚寒、瘀血阻滞为主，治当温经散寒、祛瘀养血、兼清虚热之法。佐入鹿角霜、紫石英，亦治妇人宫冷，久不受孕。全方共奏温经散寒、养血祛瘀之功。

但凡见风入心经，阴虚血热，病如狂状，妄行，独语不休，无寒热，

脉浮；或血虚风胜，手足蠕动，瘛疭，舌红少苔，脉虚神倦，阴虚风湿化
热，肌肤红斑疼痛，状如游火。法当滋阴凉血，祛风通络，桂甘二防生地
黄以治，名曰"防己地黄汤"。方中重用生地黄滋补真阴，凉血养血为君；
防己善搜经络风湿，兼可清热为臣；防风、桂枝调和营卫，解肌疏风为
佐；甘草调补脾胃，和协诸药为使。配合成方，共奏滋阴凉血、祛风通络
之功。现用于风湿性关节炎、类风湿关节炎、精神病、癔症、癫痫等证属
阴虚热伏者。

2.温阳散寒，潜镇安神

桂枝辛温入心助阳通脉，与甘温之甘草相伍，辛甘化阳，可温通心
阳，即《伤寒论》中之桂枝甘草汤，主治心阳虚、心无所主之心下悸、欲
得按，为温壮心阳之祖方。又阳气主固摄，故桂枝加附子汤加用附子治阳
虚汗漏不止兼表者。

心主血脉，亦主神明，若心阳不足、心神浮越、心神失养、烦躁不
安，或心肾不交，则见烦躁、失眠梦交，甚或惊狂；或心悸心慌，心烦失
眠，心胸憋闷，畏寒肢冷，气短自汗，面色苍白，舌淡苔白，脉迟无力。
桂甘法佐入生龙骨、生牡蛎为佐药，旨在重镇潜敛，安神定悸，令神志安
静而烦躁庶几可解。四药合力，阳气得复，心神得安，血行得畅，则诸症
悉除，名曰"桂枝甘草龙骨牡蛎汤"。倘若心胸阳气不足，久病则易生痰
浊，阻塞心窍；抑或下焦痰饮水湿，往往呈虚上扰心神，影响神明鉴照，
故见神怯易惊，惊恐不安，甚至狂躁，卧起不安。治宜温补心阳，涤痰镇
惊，安神定志。故心阳虚损，易生痰浊，阻塞心窍，或痰饮水湿上扰心神
者，以其桂枝甘草龙骨牡蛎汤中佐以味辛、苦性泄之蜀漆（或铅丹、赤石
脂、紫石英类），涤痰化浊，开窍定志，通畅神明之路；使以生姜与大枣
相合，辛甘温补益中焦阳气，以启化源，以助心阳，诸药共奏重镇安神定
惊，潜敛浮越之心神。据此之理，衍生了治疗情志抑郁、癫狂、癔症等精

神病及癫痫的经方，如柴胡加龙牡汤、风引汤等。

　　阳气主温煦，阳虚者易生内寒，寒性收引凝滞而主痛。桂甘二味再配姜、附、乌头、细辛等温里散寒之品，温阳止痛之力效彰。如竹皮大丸（桂甘加竹茹、生石膏、白薇、大枣）、桂枝去芍药加附子汤中皆加附子治阳虚；桂枝附子汤（桂、甘、附、姜、草、枣）、甘草附子汤（桂、甘、术、附）、桂枝芍药知母汤重用附子，主治风寒湿痹者肌肉关节之痹证；桂枝去芍药加麻辛附子汤再加细辛治阳虚阴凝；黄连汤（半夏泻心汤去黄芩加桂枝）用干姜治寒凝于腹之腹痛；冲任虚寒，瘀血阻滞证，漏下不止，月经不调，或前或后，或一月再行，或经停不至，而见入暮发热，手心烦热，唇口干燥，亦治妇人久不受孕，当归四逆加吴茱萸生姜汤，抑或温经汤中均用吴茱萸、生姜治虚寒腹痛，或佐入鹿角霜、紫石英为治女科妙方。

　　但凡寒疝腹中痛，逆冷，手足不仁，若身疼痛，灸刺诸药不能治；贼风入腹，攻刺五脏，拘急不得转侧，呼叫发作，有时使人阴缩。此乃寒淫于内，则腹中痛，寒胜于外，则手足逆冷，甚则至于不仁而身疼痛，此内外有寒，寒疝兼表证候。《医略六书》："寒邪外束，营血不能统运于经府之间，故身腹疼痛，寒疝厥冷不仁焉。"桂甘法与乌头煎，方中制乌头热药也，既能散腹中寒痛，又能祛风逐冷而治疝除痹。桂枝汤，表药也，既能解外证身疼痛，又能以调和内外营卫之气。白蜜润燥益虚，缓中止痛。二方相合，则能达脏腑而利营卫，和气血而播阴阳。其药势翕翕行于肌肉之间，恍如醉状，如此则外之凝寒以行，得吐则内之冷结将去，故为中病。务使寒邪外解则营气内和，而阳得敷于肢体，何思逆冷不仁，身腹疼痛之不除哉。

　　3.温化痰饮，益气健脾

　　阳气主推动，能推动水湿津液输布于全身，若阳气不足，则易水停聚而为痰为饮。故桂甘法佐入茯苓、白术等健脾利水药可温阳化饮利水。但凡见心下停饮，心悸，汗出不渴，小便不利；咳而遗溺；奔豚。伤寒汗出不渴者；伤寒厥而心下悸者。伤寒发汗后，腹下气满，小便不利。膀胱腑发咳，咳而遗溺。疝作奔豚。然心悸一证，有过汗而悸者，有吐下而悸者，有气虚而悸者。唯饮之为悸，甚于他邪，以水停心下，无所不入，侵于肺则咳，传于胃为呕，溢于皮肤为肿，渍于肠间为利。故经曰：先治其水，后治其厥。厥为邪之深者，犹先治水，况病之浅者乎。太阳证饮水过多，水停心下必悸；火畏水，故心惕惕然动，不自安也。

桂甘法佐入茯苓、生姜以治，名曰"茯苓甘草汤"。此厥明伤寒发散内邪之汗剂，凡伤寒厥而心下悸者，宜先治水，后治其厥，不尔，水渍入胃，必作利也。此方本欲利水，反取表药为里证用，故虽重用姜、桂，而以里药名方耳。厥明伤寒，先热者后必厥，先热时必消渴。今厥而心下悸，是下利之源，斯时不热不渴可知矣。因消渴时饮水多，心下之水气不能入心为汗，蓄而不消，故四肢逆冷而心下悸也。肺为水母，肺气不化，则水气不行。茯苓为化气之品，故能清水之源；桂枝、生姜，则从辛入肺，使水气通于肺，以行营卫阴阳，则外走肌表而为汗矣；佐甘草以缓之，汗出周身，而厥自止，水精四布，而悸自安。以之治水者，即所以治厥也。伤寒心悸无汗而不渴者，津液未亏，故也用此方大发其汗。用姜、桂与茯苓等量，而不用芍药、大枣，是大发其汗。佐甘草者，一以协辛发汗，且恐水渍入胃也。

由斯以观，仲景桂甘法佐入一味茯苓，健脾益气，温化痰饮，责成治阳虚水停之常用药组，随证佐之。如茯苓甘草汤、苓桂术甘汤、苓桂草枣汤、苓桂味甘汤分别治疗心阳虚不能下制肾水、脾阳虚水停中焦，及胃阳虚水停心下之证；水饮较重、胃反、吐而渴欲饮水者，可再加泽泻、半夏、生姜以利水散水，如茯苓泽泻汤。另有柴胡加龙牡汤中配茯苓以通阳利水，防己茯苓汤加防己、茯苓治脾虚皮水等。若饮停于肺，肺气上逆而见咳喘者，可加细辛、干姜、五味子之类温肺化饮止咳，如小青龙汤、小青龙汤加石膏汤；或加泽漆、紫参消痰逐水，如泽漆汤。脾虚水停中焦或胁下者亦可加干姜温脾化饮，如桂枝去芍药加麻辛附子汤、柴胡桂枝干姜汤等。若以痰湿为主，则可配伍化痰燥湿类药，如麻黄加术汤、甘草附子汤中伍白术治寒湿在表或关节；桂枝加黄芪汤中伍黄芪健脾益气、利水消肿，主治湿邪在表之黄汗；另外，柴胡桂枝干姜汤中加牡蛎软坚化痰，桂枝去芍药加皂荚汤用皂荚祛痰开闭等。

4.解表散邪，调和营卫

桂枝辛温发散，能解肌发表，常伍以麻黄、芍药、生姜等药以解表。若伍以辛散发汗力峻之麻黄，两者相须为用，发汗力峻，再配甘草调和，则能治疗风寒束表，无汗表实之太阳伤寒证，如麻黄汤、大小青龙汤之类。桂甘法伍以芍药，其中桂枝发散表邪、宣通卫阳，芍药敛阴和营、调卫敛汗，合有调和营卫之功，炙草调和，主治风寒袭表、营卫不和之太阳中风表虚证，如桂枝汤、桂枝加厚朴杏子汤之类。桂甘法伍以姜、枣，亦可调和营卫而解表，如桂枝去芍药汤及桂枝汤类方。亦有桂甘法伍防风、葛根等疏风散邪之品，如《金匮要略》之竹叶汤（葛根、防风、人参、附子、桔梗、姜枣）；其中葛根还能升（生）津液舒筋脉，治风寒表证兼项背强痛之证，如桂枝加葛根汤、葛根汤。

竹叶汤与桂枝加葛根汤证相比，两者同为太阳温病，然桂枝加葛根汤证仅为津伤而已，而竹叶汤证则为血虚津伤也。其表证较桂枝加葛根汤证为轻，彼尚有轻微之恶寒，故曰恶风，本汤证则仅为头痛而已，即使有恶风寒之症，亦极轻微；然其血虚津伤较桂枝加葛根汤证更重，故其人发热更甚，而面正赤；因二证同为表闭不开，故可见喘也；血虚津伤，则口燥渴自不在言下也。血虚津伤之人，以其血虚，故里多虚寒。胃肠虚寒之人则喜汗出，其理已于桂枝汤证处详解也。喜汗之人则表虚津伤，故易受风而病痉，其理已于葛根汤证处详解之。喜汗之人多津伤，胃肠缺津液之濡润，故常可见便秘，此即太阳病便秘之理，于桂枝汤处亦有详解。临床有谓"调和营卫，止汗治便秘"之法，其理亦根于此。

但凡表虚者用桂甘法还可加黄芪益气托邪外出，如桂枝加黄芪汤治表虚兼黄疸；桂枝加黄芪、知母、防风治疗表虚之感冒咳嗽、高热不退者；兼少阳半表半里之证，可配伍柴胡、黄芩等，如柴胡桂枝汤治太少合病等。

5.振奋心阳，平冲降逆

桂甘法重用桂枝，振奋心阳，平冲降逆。《本经》中言桂枝"主治上气咳逆"，桂甘法相合可治诸气上冲逆，如宋本《伤寒论》15条有"太阳病，下之后，其气上冲者，可与桂枝汤，方用前法"之语。若桂枝用量加重，其效更佳，可治奔豚，如桂枝加桂汤重用桂枝，主治心阳虚不能下温肾水，而致寒气上冲之气从少腹上冲心；茯苓桂枝甘草大枣汤治欲作奔豚之脐下悸；苓桂术甘汤主治脾阳虚水停中焦兼水气上冲之心下逆满，气上冲胸。心为阳中之太阳，可以镇摄寒水，若心阳虚损，不能镇摄寒水，则可致寒水上冲。治宜以桂甘法为基础，旨在振奋心阳，平冲降逆。诸如烧针劫汗损伤心阳，阳虚阴乘，寒气乘虚上犯心胸，故发奔豚。桂枝加桂汤乃桂枝汤加重桂枝用量而成。

张隐庵曰：桂本凌冬不凋，气味辛温，其色紫赤，水中所生之木火也。肺肾不交，则为上气咳逆之证；桂启水中之生阳，上交于肺，则上气平而咳逆除矣。结气喉痹者，三焦之气不行于肌腠，则结气而为喉痹；桂禀少阳之木气，通利三焦，则结气通而喉痹可治矣。吐吸者，吸不归根即吐出也；桂能引下气与上气相接，则吸之气直至丹田而后入，故治吐吸也。关节者，两肘、两腋、两髀、两皆机关之室，周身三百六十五节，皆神气之周行；桂助君火之气，使心主之神气出入于机关，游行于骨节，故利关节也。补中益气者，补中焦而益上下之气也。久服则阳气盛而光明，故通神明。三焦通会元真于肌腠，故轻身不老。桂甘法重用桂枝通心阳而平冲逆，更佐甘草、生姜、大枣，辛甘合化，振奋心阳，以镇摄下焦寒气而平冲降逆，即方后注所言"能泄奔豚气"。

桂甘法共同的病机是过汗伤阳，而水邪上逆，是以有气上冲胸，而心悸不安、头脑眩晕的症状。也正因为是水邪上逆，所以重用桂枝通心阳，入三焦，通过三焦而调通水道，而更严重以至于水泛土流者，则更加镇水健脾之药，如桂甘法佐入茯苓白术之类。而从此也可以看得出张仲景临证施方之精准，完全是从病机入手，如果单从症状入手，把桂枝归为平冲降逆之药，误用在阴虚肝气上逆之病，问题该有多严重呢？此当不言而喻，故而临证应用经方，单纯方证相应，实乃断章取义，不可取矣。

然桂甘法佐入半夏以平冲降逆治疗咽喉肿痛，声音嘶哑，胸部憋胀，烧心泛酸，舌苔薄白而微腻或润滑者，半夏桂枝汤或半夏散及汤主之。但今医对桂甘法伍以半夏治疗咽喉疾病的理解中，容易陷入半夏"止呕"、桂枝"解表"的片面思维。其实，早在《神农本草经》就说半夏、桂枝主"咽喉肿痛"和"结气喉痹"。因此，运用桂甘法加半夏不应局限于"当有恶寒痰多、呕吐"的成见。柯韵伯说本方证"此必有恶寒欲呕证，故加桂枝以散寒，半夏以除呕……"此注未必可信。当然，还可以根据《神农本草经》对桂枝、甘草、半夏的阐述加以发挥以扩大其用。如《神农本草经》言半夏主"心下坚、下气"，桂枝主"补中益气"。仲景有依"气上冲"之证加桂枝之法。所以临证见心下痞痛，或呕或吐或嗳气或呃逆的患者，根据其唇舌俱淡、口淡、畏食凉物，单用半夏汤不加减服之有佳效。以此举一反三之师法，半夏汤在心悸、咳喘、关节痛、痛经等病均有用武之地。拓展应用时，煎服法不必拘于"煮三沸""少少咽之"之法。经方中温经汤含有半夏汤，上述的方证可以出现在温经汤证中。本方用于咽喉诸疾，具体服法当少量多次，徐徐含咽，以利药物直接作用于患处。

仲景设苦酒汤主治"少阴病，咽中伤，生疮，不能语言，声不出者"。其方为"半夏（洗、破如枣核）十四枚，鸡子一枚（去黄、内上苦酒，着鸡子壳中），上二味，内半夏苦酒中，以鸡子壳置刀环，安火上，令三沸，去滓，少少含咽之。不差，更作三剂"。伤寒家们对此方也有较多论述，如钱天来说："少阴之阴火上攻，非辛温滑利，不足以开上焦痰热之结郁，故用半夏为君。咽中伤烂，肺受火刑，金实无声，故语言不能，声音不出，故以鸡子白之清凉滑窍为臣，阴火上逆，非寒凉可治，当用酸敛以收之，故用味酸性敛之苦酒为佐，使阴中热淫之邪敛降，如雾敛云收，则天晴气朗而清明如故矣。今之优人，每遇声哑，即以鸡子白啖之，声音即出，亦此方之遗意也。"（《伤寒溯源集》）唐容川说："此生疮，即今之喉痈，喉蛾。肿塞不得出声，今有用刀针破之者，有用巴豆烧焦烙之者。皆是攻破之法，使不壅塞也。仲景用生半夏，正是破之也。余亲见治重舌，敷生半夏，立即破，即知咽喉肿闭，亦能消而破之矣。"（《伤寒浅注补正》）予每用仲景诸方，即为生心之化裁，亦若是而已矣。但凡食管癌、淋巴结节、甲状腺结节、乳腺疾病者，习用桂甘法重用桂枝平冲降逆，佐以半夏、皂角刺、牡蛎、香贝为基础方，佐证佐之。

桂甘法于振奋心阳，平冲降逆。凡以饮水，水性寒，下应于肾，肾气上逆于肺，肺为之不利，肺主行营卫，肺不利则营卫受病，犹外感风寒，心中有水饮也，故亦用小青龙汤治。服后未已，为水停未散，故多唾；津液未行，故口燥；水在膈上，则阳气衰，寸口脉沉；麻黄发阳，则阴血虚，故尺脉微；尺脉微则肾气不固守于下，冲、任二脉相挟，从小腹冲逆而起矣。夫冲、任二脉与肾之大络同起于肾下，出胞中，主血海；冲脉卜行者至胸，下行者并足少阴人阴股，下抵足蹠上，是动则厥逆；任脉至咽喉，上颐循面，故气冲胸咽；荣卫之行涩，经络时疏不通，手足不仁而痹，其面盒热如醉状，因复下流阴股，小便难；水在膈间，饮火冲逆，削气不得输上，故时复冒也。《内经》曰："诸逆冲上皆属于火。"又曰："冲脉为病气逆里急。"故用桂苓五味甘草汤先治冲气与肾燥（《金匮玉函经二注》）。

凡气上冲、痰饮水湿内停者，抑或支饮、水饮者均可随证佐之。若兼肺气上逆之咳喘，则伍以麻黄、杏仁、厚朴、桔梗等宣肺下气平喘，如麻黄汤、桂枝加厚朴杏子汤、竹叶汤；若兼胃气上逆之呕吐者，可伍半夏、生姜、竹茹之类，如葛根加半夏汤、竹皮大丸、茯苓泽泻汤等；若虚阳上浮，冲气上逆，见"手足厥逆，气从小腹上冲胸咽，手足痹，其而盒热如醉状……时复冒"，症见咳嗽气喘，气从少腹上冲咽喉，头眩心悸，汗自出，面色潮红，或手足厥冷，察舌见舌质淡，舌苔白而滑腻者，寸脉沉，水未去也。尺脉微，下元骤虚也。此乃虚则寒气下并，手足厥逆，于是肾邪乘心，而气从小腹上冲胸咽，自腹及胸，自胸及咽，高之至也。手足痹者，不止于厥，而直不用也。画盒热如醉状，所谓面若妆朱，真阳上浮也。然未至于脱，则阳复下流阴股，谓浮于面之阳，旋复在两股之阴，作热气也。阳复归于下，似较浮出时稍可，然不归于肾，而或上熏于面，或下微于股，是狂阳无主，故小便得其燥气而难。又复随经犯上而为冒，为眩，总是肾邪动，而龙雷之火无归，如电光之闪烁无主。故以桂、苓伐肾邪，加五味敛其肺气，恐咳甚而火愈不能辑，则冲气愈不能下也。甘草调其中土以制水也。肾邪去而气自不冲，故归治其冲气，见初时以去饮止咳为主，即冲气发，其病大，即不得旁图以分其药力也（《金匮要略沦注》）。其病常见于支气管哮喘、慢性支气管炎、肺不张、肺气肿、肺心病、过敏性哮喘等，以桂甘法佐入茯苓为药组，再加五味子收敛浮阳，责成茯苓桂枝五味甘草汤。

6.活血行血，清热通下

桂甘法旨在温通心阳，而心主血脉，心阳不足常致脉道不利，血行不畅。且桂枝温经通脉，《本草纲目》言其"通血脉"，故加用归、芍等可养血活血，如薯蓣丸主治气血两虚之虚劳不足，温经汤治冲任虚寒兼瘀。若加桃仁则活血之力更著，如桃核承气汤治下焦蓄血；亦可加通草、细辛等通脉之品，如当归四逆汤主治血虚寒凝之厥。若气血不畅，郁而化热，则在桂枝甘草通血脉的同时，可伍以石膏、芩、连等清热之品。若风寒外束，卫遏营郁，阳郁内热，内扰心神见发热恶寒，无汗烦躁者，则用石膏，如大青龙汤、桂枝二越婢一汤；若饮郁化热，可伍石膏、细辛、干姜清热化饮，如小青龙加石膏汤；风寒湿日久，郁而化热之热痹，可加知母清热，如桂枝芍药知母汤；若里热明显，无寒但热或伤络动血者，可以石膏、知母相须为用，如白虎加桂枝汤、麻黄升麻汤；若产后虚热烦呕，加石膏、白薇、竹茹以清热降逆，如竹皮大丸；若痰热挟风，加石膏、寒水石、滑石、大黄、牡蛎以清热泻火、息风化痰，如风引汤。

若表证兼少阳郁热较轻者，可配柴胡、黄芩以和解少阳，如柴胡桂枝汤；若手足少阳同病，少阳郁热兼水饮，可再加干姜、茯苓等，配合桂枝温阳利水，如柴胡桂枝干姜汤、柴胡加龙牡汤等。若热结肠腑，大便不通，可加大黄泻热通下，配桂枝甘草通达郁阳，如柴胡加龙牡汤、风引汤等。若瘀热互结下焦，亦可加大黄、芒硝通下瘀热，一则活血祛瘀，一则引瘀热从大便而出，如桃核承气汤。若气滞里实腹满、热象不显者，可加小量大黄及厚朴、枳实等药，如桂枝加大黄汤、厚朴七物汤等。若寒热夹杂者，可用辛温之桂甘，配以苦寒之芩、连等，如黄连汤中用黄连配姜、夏治上热下寒，麻黄升麻汤、泽漆汤中加黄芩分别治肺热脾寒、寒饮挟郁热等。

二、桂枝与甘草配对的临床发挥

（一）桂甘法治疗划痕症医案举隅

基本资料：患者女，46岁，妇产科医师，2021年9月17日来诊。全身性皮肤瘙痒，抓后起条索状物反复3年，经多方中西药治疗无效。近1个月来症状加重，每晚3点开始瘙痒更难忍，在地方市中医院吃过中药（药名不详），疗效不佳，需口服抗过敏药（西替利嗪，依巴司汀类）才能缓解。有时还用凉水洗一下，也可缓解。伴有恶寒，四肢发凉，但无发热、无汗，月经延后而痛经，色暗血块，近2个月小便黄，窘迫欲解不能，尿道刺痛，淋漓不尽，昼夜数十次，亦经多方治疗未效。察舌形见V形舌（厚尖舌），其舌象见舌质黯红，舌苔散布，苔色黄白相间，舌底脉络青暗有瘀斑点（图3.4），脉细弦。

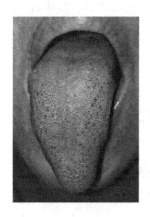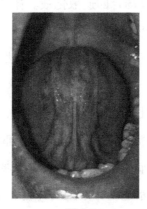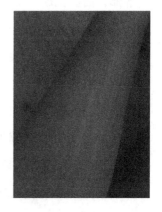

图3.4

临床诊断：依据六维舌鉴理论分析，察舌形见V形舌，亦称厚尖舌，主肝郁气滞，久郁化热，故舌象见舌质黯红，舌苔黄白相间，可诊断为少阳气郁，枢机不利，气郁上逆，遂成厚尖舌；素体卫表不固，复感风寒风热之邪，郁于皮毛肌腠之间而发病。此乃厥明郁热，独抓少阴之枢，治宜清解郁热，宣畅气机，化阴通腑，方用桂枝汤合四逆散化裁。

处方用药：柳桂枝12g、白茯苓12g、生甘草9g、北柴胡12g、生白芍12g、炒枳实12g、苦桔梗12g、生香附15g、五灵脂12g、牵牛子9g。予以7剂，每日一剂，水煎内服，日服两次，早晚空腹各温服一次。

9月24日复诊：诉回去就不痒了，且两个月来第一次安稳舒服地睡了一觉，剂尽虽见身痒，但抓起条随即消失，小便通畅且无刺痛，其效甚速。上方去桔梗、茯苓，佐入疏肝解郁、理气和血之苏叶（6g），以助香附调经止痛，继服7剂，剂尽未见皮肤瘙痒，皮肤划痕症阴性。继服一周巩固疗效，随访未见复发。

按语：本案现代医学认为划痕症，经中医脉舌征合参，此乃少阳枢机不利，气郁、气滞病机非常突出。恶寒厥冷、痛经、小便刺痛、脉弦，皆气机阻滞、阳气不能畅行之象。气滞则血瘀，故经来色暗有血块。治当行气解郁，活血化瘀，予桂枝汤合四逆散化裁。桂甘法伍以芍药，其中桂枝发散表邪、宣通卫阳，芍药敛阴和营、调卫敛汗，合有调和营卫之功，炙草调和，主治风寒袭表，营卫不和之太阳中风表虚证。四逆散以理气解郁、宣畅气机。肺主皮毛，主一身之气，朝百脉，主治节，主宣发肃降、通调水道。因此，临证时凡属于气机失常之病证，除了对病变脏腑进行直接调理外，均宜加入调理肺气的药物。若是肝郁证，桔梗则能宣肺气之壅；阳亢证，桔梗则可降肺气之逆；食积证，桔梗亦可泻肺气之实；水肿证，桔梗亦能降肺气以利水道。方中柴胡味苦、辛，性微寒，入肝、胆、心包络、三焦经，体质轻清，气味俱薄，具升发之性，能行肝气之郁结，助脾气之运化，顺肝脏之性，引肝经清气上升。桔梗味苦、辛，性平，入肺经，辛开苦泄，辛而不燥，苦而不峻，既为宣通肺气、疏通肠胃之要药，又是引药上行之佳品。茯苓味甘、淡，性平，入心、肺、脾、胃、膀胱经，甘能补脾气之不足，淡能渗水湿之内停。三者参合，柴胡疏肝，制肝气之横逆；桔梗宣肺利气，以通肠胃之气滞；茯苓健脾和中除湿。从而使后天之本得壮，气血生化之源得旺，虚劳不足之体得康。故三药配伍中用桔梗之深意，不可不思。

生香附芳香走窜，入肝、胃经。生者既能上行胸膈，顺气逐痰，外达皮肤，又能疏肝理气、调经止痛；五灵脂气味俱厚，专走血分，既能通利血脉，行气活血，又能降浊气而和阴阳；牵牛子下气行水，消痰涤饮。诸药参合，顺气行水、消痰逐饮、活血散瘀、脱敏平喘益甚，专攻气机郁热而不畅，痰浊气滞而郁于皮毛所致的皮肤过敏，如过敏性哮喘、划痕症、荨麻疹等疾病。

（二）桂甘法治疗精神病医案举隅

基本资料：患者男，35岁，未婚，2022年8月10日就诊。诉心烦乏力两天。患者素体阳气亏虚，平时胃纳谷不香，心烦易怒，肢体困乏无力。因两天前与家人怄气后开始出现心烦加重，身困乏力，心悸胸闷，头昏头蒙，烦躁不安，遂来就诊。

临床表现：刻下症见患者面色黄白，缺乏光泽，抑郁神情，表情淡漠，神疲乏力，情绪激动时面色微红。精神表现症见不避亲疏，谩骂不休，就诊过程中尚自谩

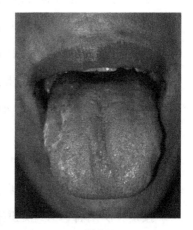

图3.5

骂不能自控。腹诊见腹部平，触之软，两侧腹直肌紧张，重按无力，眼神躲闪，追问患者手淫习惯多年，不能控制自己的欲望。察舌形见缨线舌，舌边齿痕，舌象见舌质淡红，舌苔微黄而腻，右侧舌边稍见舌苔剥脱（图3.5），脉弦数少力空大。

临床诊断：本病因素体精气神匮乏，超龄未婚，思欲不遂，罹患手淫，则脏气不足，故见舌边齿痕，抑或因情志抑郁，肝失疏泄，气机不

畅，则邪热内伏少阳，枢机不利，其舌形见缨线舌，舌象见舌质淡红，舌苔微黄而腻。症见头昏头蒙、心悸胸满、烦躁不安、谵语身重等典型综合征。然细致分析，胸阳虚则邪气内陷，故见心悸胸闷；心神亏虚，心无所主，则烦躁不安；阳明燥热，则不避亲疏，谩骂不休；少阳郁陷不能转枢，则一身困重。故诊断为肝郁气滞，痰热互结，表里俱病，虚实夹杂，三阳杂合而病以致精神病。治宜和解少阳，通阳泻热，重镇安神，方用柴胡加龙骨牡蛎汤施治。

处方用药：北柴胡24g、枯黄芩12g、法半夏12g、柳桂枝12g、生龙骨24g、生牡蛎24g、生大黄12g、灵磁石15g、白茯苓15g、生甘草6g、鲜生姜12g、大枣6枚，予以7剂，每日一剂，水煎内服，日服两次，早晚各温服一次。

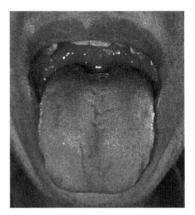

图3.6

8月17日复诊：剂尽诸症消失，脉弦，舌象如图3.6所示。此乃邪去正安，原方继续服用一周，巩固疗效。

按语：阴阳者，天地之道也，万物之纲纪。抑郁症、精神病常以抑郁不欢、心烦失眠、急躁易怒、焦虑不安、紧张恐惧等情志异常表现为特征。此病由于情志过极，五脏六腑气血不畅，机体阴阳失调，最终导致三焦气机不利、气血津液运行失调而病。今从所见分析，是由肝气抑郁，胃气失调。肝郁则气逆神乱，胃滞则内热蒸熏，土木相乘，气血悖逆，神不守舍，诞妄由生。其治固以安神定志、清郁调肝为主，但寒热错综，虚实互见，证杂而药当繁，殊不可以常规范之。

然胆本中清之脏，其性升发而主决断，在病理情况下多表现为阳亢火旺之症，而火热煎熬其精汁又易为痰，故胆病多郁、多瘀、多情志之变。心主血脉，亦主神明。若心阳虚，心神浮越，心神失养，或心肾不交，则见烦躁，失眠梦交，甚或惊狂。仲景多在桂枝甘草基础上加入龙骨、牡蛎以潜镇安神，如桂甘龙牡汤，本案因痰火扰心，神志症状尤重，其与肾虚精亏、心虚胆弱者截然不同，故补法无效，然择用柴胡加龙牡汤，因全方既能燮理阴阳，扶正祛邪，又能清热通下，潜镇安神。方中以柴胡、黄芩、大黄疏肝而泄阳明之热，俾少阳之气枢转，生气升而三阳之枢续矣；生龙骨、生牡蛎、灵磁石镇静化痰，启水中之生阳，以助少阳之气；辅以桂枝、茯苓、甘草通阳祛湿，以助心主之神，而达少阳之气，俾枢机畅利，热清痰消，胆复清静，决断自行，故神安病愈。

（三）桂甘法温化水饮治疗头汗症医案举隅

基本资料：患者男，52岁，因烦渴、头汗5年，于2022年7月15日遂来就诊。诉2013年患有早幼粒白血病，化疗3年，术后患有高血糖9年（肌注胰岛素控制）。临床表现：刻下症见患者头胸颈项汗出，夜间汗出亦甚，口干口苦，烦渴，眼睛干涩，肢体乏力，眠差易醒。纳可，大便两天一次，脉沉滑。血压132/84mmHg。脉搏73次/分。观舌形见舌体肥厚，舌边齿痕，舌面凹凸不平，察舌象见舌质淡红，舌尖边红，舌苔水

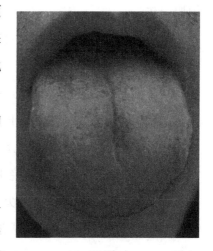

图3.7

滑，左路少苔，右路苔微黄而腻，舌底未见异常（图3.7）。

临床诊断：依据六维舌象理论细致辨证分析，患者素体正虚，脾阳不振，痰湿内生，故见舌体肥厚，舌边齿痕之舌形；由于常年疾病缠身，情

志抑郁，故见舌面凹凸不平之形；舌质淡红，舌尖边红，舌面水滑，左路少苔，右路苔微黄而腻，此乃少阳水郁。

证候分析：少阳水郁，则水道不畅，阳郁不能宣达全身，反蒸腾于上部，故见头胸颈项汗出而身无汗。经曰："上至头，下至项，不过胸，为太阳虚汗。"少阳水郁，枢机不利，上焦郁热，故见烦渴，口干口苦。其病因为邪入少阳，损伤三焦气化功能，责成少阳水郁证候。治宜清热调气，温化水饮（不呕渴烦头汗出，少阳枢病要精详；八柴二草蛎干姜，芩桂宜三栝四尝），方用柴胡桂枝汤加味施治。

处方用药：北柴胡125g、细黄芩45g、法半夏30g、柳桂枝45g、筲干姜30g、天花粉60g、生牡蛎30g、山茱萸30g、云茯神45g、制香附18g、炙甘草30g。予以9剂，每日一剂，水煎内服，日服两次，早晚各温服一次。

医嘱：若服药后汗出较为明显，抑或有发热之感，此为火郁发之之象，厥阴出太阳之功，实乃正常之理，毋庸置疑。

8月7日复诊：诉剂尽出汗明显改善，眼干消失，余同前。守方继服九剂。三诊剂尽，头胸及颈项汗出基本痊愈，晚上睡觉未见盗汗、口干口苦、眼睛干涩消失，睡眠好转，酣睡到天明，大便日一解且成形。舌象亦见

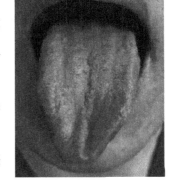

图3.8

明显改变，如图3.8所示，由于舌象见皱褶舌，为肝气亏虚证候，故易理脾涤饮汤加味，巩固疗效。

处方用药：北黄芪24g、当归6g、杭白芍12g、潞党参12g、生白术12g、法半夏18g、缩砂仁24g、云茯苓24g、山萸肉30g、上肉桂9g、黑附子9g、炮干姜9g、炙甘草6g，予以9剂，每日一剂，水煎内服，日服两

次，早晚各温服一次。

按语：《伤寒论》第97条云："血弱气尽腠理开，邪气因入，与正气相搏，此乃少阳病发病之总因，冠于少阳水郁，亦契合也。久病则正气虚弱，卫外不固，邪气循腠理而入，舌上苔水滑，暗言此非典型少阳，也非阳明燥结，实乃三焦少阳水郁。无论是少阳水郁，还是少阳郁火，皆用小柴胡汤同治，实有可探之妙。"柴胡秉少阳春生之气，其性升散，入三焦油膜透少阳之邪外出。黄芩一药在少阳郁火病中，主要用来清泻火热，而在水郁病中，则是用其特性。张锡纯解黄芩："黄芩味苦性凉，中空象肺，最善清肺经气分，由脾而下通三焦，达于膀胱以利小便。"而此取其擅入上焦，通调水道，以利膀胱之性，配以半夏生姜辛开苦降，散水饮，利水湿之意。此病为少阳水郁之主，阳气主推动，能推动水湿津液输布于全身，今阳气不足，则易水停聚而为痰为饮。故以桂枝入膀胱，化气行水，且助利水以通下焦；干姜入肺强治节，散水气；并以天花粉生津润肺助上焦，上行下利，温阳化气，用以调理三焦水道。炙甘草入脾健运强中焦。可见桂甘法配茯神健脾利水药可温阳化饮利水。其中桂枝、茯神、甘草为治阳虚水停之常用药组，如此组方，三焦同调，标本同治，气水同利，则三焦通利，气机调畅，少阳水郁便可迎刃而解。而方中香附行气开郁，畅行三焦气机，茯神解郁忘忧，温阳化气，两者使心肾交通，水火既济，增强葡萄糖吸收而降血糖，并治一切抑郁烦恼，七情所伤，不思饮食，面黄行羸，胸膈诸症，极有神效。诸药合用，共奏恢复三焦气机升降之功。气机得复，津液得下，外来之邪随三焦腠理截然汗出而解。此即《内经》中"肾和三焦膀胱，三焦膀胱者，腠理毫毛其应也"之意。

三、桂枝与甘草配对的应用小结

桂枝辛甘温，甘草甘平，桂枝、甘草相配有《内经》中"辛甘发散为阳"之义。桂枝、甘草相配，既可以温通阳气，又可以温振阳气。桂枝气薄升浮，能温经通脉，配甘草后，以甘草内守之功，使桂枝不至于过于走散；又以甘草益气之效，可以使阳气振作。桂枝、甘草相配温通阳气、温振阳气之功效是多方面的，在《伤寒杂病论》中常用辛甘化温之桂甘法，是温阳基础方中最经典的药对组方，尤其擅长温通心阳，对心阳虚衰导致的心悸有特效。在桂甘配伍法的用量方面，若以气阴两补为主，甘草用量宜大于桂枝；若用于通脉、散寒、化饮、降逆、强心、温肾，桂枝用量宜大于甘草。如桂枝甘草汤，出自《伤寒论》第64条："发汗过多，其人叉手自冒心，心下悸，欲得按者，桂枝甘草汤主之。"具有补助心阳，通阳化气的功效。原方由桂枝四两，炙甘草二两组成，煮好后顿服，也就是一次性服完，因此一次服药桂枝用量达四两，相当于现在的60g左右，是经方中桂枝用量最多的一条方，治疗因发汗过多，心阳受损，心悸欲按的心阳虚衰证。桂枝加桂汤中的桂枝用量虽然达五两，但分三次服，每次桂枝用量不足二两，仅为桂枝甘草汤中桂枝用量的一半。《本草纲目》有云："桂枝透达营卫，故能解肌而风邪去，脾主营，肺主卫，甘走脾，辛走肺也。"脾为气血生化之源，主运化水液水谷；肺主气，朝百脉而通调水道，故桂枝与甘草相伍，外而体表、经脉、关节，内而脏腑阴阳营卫气血津液神志，均可涉及。再配以不同药物则体现出上述各种作用。

综上所述，凡因正虚而悸者，桂甘法之药对在经方中的应用配伍，其实质是围绕桂甘温化心阳及桂枝的功效而展开的，如桂枝甘草加茯苓治疗眩悸，桂枝甘草龙骨牡蛎治疗惊悸，桂枝甘草加人参麦冬阿胶治疗动悸。譬如动在脐右，阴虚火动；动在脐左，肝虚痰饮。肚脐属脾，肚脐上方属肾，肚脐以下属心，肚脐左边属肝，肚脐右边属肺。举例来说，若肚脐上方有动悸，就要从肾脏着手去治疗；其他以此类推。如心下悸，发汗多，抑或因内服麻黄汤伤及肺中津液，水停中脘向上冲，桂枝甘草汤；若脐下悸，发汗多，抑或内服桂枝汤伤及胃中津液，茯苓桂枝甘草大枣汤；中膈停水，一动就头晕，不动不晕，苓桂术甘汤，晕得要吐加半夏。简而言之，依据动悸的位置，应用桂甘法佐入相应的药物施治：①肚脐以下（脐下悸），茯苓甘草汤。②肚脐以上（心下悸），桂枝甘草汤。③肚脐后方（肚脐后动悸），小肠热、津液不够，茯苓桂枝甘草大枣汤。④中膈停水，苓桂术甘汤。⑤脐下悸，关元穴，附子证，真武汤；心下悸，膻中穴，桂枝证，苓桂术甘汤。譬如胰脏疾病，由肚脐的左侧（偶尔也会看到右侧），左侧动悸，气会上冲胸口，心下痞，呕吐，胃痛得很厉害。处方是茯苓桂枝甘草大枣汤，茯苓用五钱（一钱＝5克），桂枝用三钱，甘草二钱，红枣十个，佐入枳实五钱、芍药三钱、桔梗二钱，在治疗胰脏疾病的时候，效果非常好。

《伤寒论》为中医辨证之经典，方剂中不止桂枝甘草一个药对，据统计其中药对不下百种，中药药对不同于单味中药，但又是中药学学术的升华；中药药对不同于方剂学，但又是方剂学的基础，是若干方剂的母方，是组成方剂的基本要素。掌握药对，便掌握了处方用药及制定方剂的要领与核心。中药药对不同于治法学，但有些治法学的内容，由此启悟而得。临床医师若掌握这些内容，无疑能提高自己的学术水平，提高临床疗效。

第四节　柴胡与牡蛎配对的临床应用

深邃的中医文化，隐含着我国哲学多个领域：儒家文化是以"中庸之道"论述中医哲学，注释人与人及人与社会环境的关系；释家文化是以"中观正见"演绎中医哲学与人之心性关系；道家思想是以"阴阳五行，天人相应"诠释中医哲学及人与自然环境的关系。中医哲学本身是以人与人体脏腑环境关系，以"整体观、系统观、协调观和平衡观"通释中医哲学之理。然而在治疗上，心病不在心，肾病不在肾，绝对不可孤立某个脏腑而论。就阴阳而言，它是一门简朴而博大的中国古代中医哲学，其哲理特点为统一、对立和互化三个层面，它包罗万象，代表了很多意思和道理，简单笼统分为阴阳对立、阴阳相冲、阴阳转换。阴阳哲学用来说明人体的组织结构、生理功能、疾病的发生发展规律，并指导临床诊断与治疗，用药之要，亦在于知调阴阳，是故中医讲求阴阳平衡，一阴一阳谓之道。学医自有医道，阴与阳互为条件，共生互动，无阴即无阳，无阳即无阴。阴阳失调，百病丛生；阴阳调和，身心健康。

在自然界中，生物的基因存在着新陈代谢、化合组成、遗传变异、基因突变或重组平衡法则，正所谓"孤阴不生，孤阳不长"。故世间万物有阴就有阳，有上就有下，有前就有后，有里就有外，维持整个宇宙的平衡运转。中草药也是大自然的产物，或称之为天然药物，在大自然的生物驱动下，并将其性味分为阴阳，如辛、甘、淡属阳，酸、苦、咸属阴。自古至今，中医将药物之滋味统统纳于五味之中，并将涩味附之于酸，淡味附之于甘，以合药物五味的五行属性归类，便于临证遣方用药。

《内经》是"药有阴阳"理论的创立者，《神农本草经》对这一理论予以践行。所谓"药有阴阳"，其含义甚广。若仅从植物药与矿物药分阴阳，矿物药质地沉重而主降，属性为阴，植物药质地轻清而属阳。若就植物药而言，凡药用其花、其叶、其枝者多属阳，若用其根、其干者多为阴。如若对药物深层的内涵分阴阳，则"阳为气，阴为味……阴味出下窍，阳气出上窍。味厚者为阴，薄为阴之阳。气厚者为阳，薄为阳之阴。味厚则泄，薄则通。气薄则发泄，厚则发热"。又说，"气味辛苦发散为阳，酸苦涌泄为阴"（《素问·阴阳应象大论》）。四气，又称"四性"，药物之寒、热、温、凉是也，四气之中又有阴阳属性之分，具有温、热之性者为阳，具有寒、凉之性者属阴等，皆属于经文所言"药有阴阳"之意。

药物的升降浮沉是指药物作用于人体后的四种不同的趋向性能。升和降、浮和沉都是相对的，升为上升、升提举陷之意，降为下降、平抑之意。浮有外行上浮发散之意，沉有下行泻利之意。一般说来，具有升浮性质的药物，则有向上向外趋势，多用于治疗病位在上在表和病势下陷的病变，分别具有升阳、发表、散寒、催吐和透疹等作用。具有沉降性质的药物，则有下行向内的趋向，多用于治疗病位在下在里和病势上逆的病变，分别具有潜阳、收敛、清热、降逆、渗利、泻下和安神等作用。但有些药物的升降浮沉性能并不明显，有的具有双向性，如川芎既能上行头目，又能下行血海。

升降浮沉的药性与药物的性味、质地有一定的联系。在性味方面，凡味属辛甘、性属温热的药物，大多为升浮药；味属苦、酸、咸，性属寒凉的药物，大多为沉降药，因此有酸咸无升、辛甘无降、寒无浮散、热无沉降之说。在药物质地方面，凡花、叶及质轻的药物，大多为升浮药；种子、果实、矿石及质重的药物，大多为沉降药。但是，上述情况并不是绝对的，还必须从各种药物的功效特点来考虑，例如"诸花皆升，旋复花独降"。在性味和质地方面，药物的升降浮沉也是如此，如苏子辛温、沉香辛微温，从性味来说应是升浮，但因为质重，所以作用为沉降等。

此外，药物的升降浮沉性能还受到加工炮制和配伍应用的影响，药物通过炮制，也能使升降浮沉有所转化，如酒炒则升、姜制则散、醋炒则收敛、盐制则下行。此外，通过药物的配伍应用，一种药物的作用趋向还可受到其他药物的制约。因此，对升降浮沉的性能除了必须掌握一般原则外，还要了解其中的变化，以便更好地辨证施治。

依据上述对中草药的功能简述，医者常以"四气五味"分阴阳，以

"升降浮沉"分性质，兹以柴胡与牡蛎的阴阳属性及其药物的性质，直陈两者配对的作用机制和临床应用。

一、柴胡与牡蛎配对的作用

柴胡气平，禀天中正之气，味苦无毒，得地炎上之火味，胆者中正之官，相火之腑，所以独入足少阳胆经，气味清轻俱升，阴中之阳药，乃少阳药也。牡蛎气平微寒，禀天秋冬金水之气，入手太阴肺经、足太阳寒水膀胱经，味咸无毒，得地北方之水味，入足少阴肾经，气薄味厚俱降，阴中之阴药，乃三阴药，亦为少阳药。两者同气相求，却有相互制约，俾各尽其性。

（一）柴胡与牡蛎配对的功能

柴胡性轻清，主升散，味微苦，乃从太阴地土、阳明中土而外达于太阳之药也。其主心腹肠胃中结气者，心腹肠胃，五脏六腑也。脏腑共十二经，凡十一脏皆取决于胆，柴胡轻清，升达胆气，胆气条达，则十一脏从之宣化，故心腹肠胃中，凡有结气，皆能散之也。其主饮食积聚者，盖饮食入胃散精于肝，肝之疏散，又借少阳胆为生发之主也。柴胡升达胆气，则肝能散精，而饮食积聚自下矣，少阳经行半表半里，少阳受邪，邪并于阴则寒，邪并于阳则热，柴胡和解少阳，故主寒热之邪气也。春气一至，万物俱新，柴胡得天地春升之性，入少阳以生气血，故主推陈出新也。久服清气上行，则阳气日强，所以身轻，五脏六腑之精华上奉，所以明目，清气上行，则阴气下降，所以益精，精者，阴气之英华也。

牡蛎气平微寒，味咸，乃得海中水气结成湿以合感，敛水之融，摄山之结，合感成形。但傀儡联络，坚固不迁，宛若山水之附赘悬疣耳。其启闭候潮，诚应开阖之关键，阴阳之枢纽者，故名牡。牡者，门牡也。蛎者，金坚之用也。故味咸气寒，体于水而用于水，不离水相故尔。其主冬不藏精，水枯火旺，至春木火交炽，发为伤寒热病，病在太阳寒水，所以寒热，一阳枢象之是动。咸寒之味入太阳，壮水清火也。夏伤于暑，但热不寒，名为温疟，温疟阴虚，阴者中之守，守虚所以洒洒然者，一阳枢象之所生，其主之者，咸寒可以消暑热。气平入肺，肺平足以制疟邪也。肝虚则惊，肝实则恚怒，惊者平之，恚怒降之，一阳上逆之从开，气平则降。盖金能制木也，味咸足以软坚，平寒可除拘缓，故主鼠瘘，一阳之不能从开从阖。湿热下注于肾，女子则病带下，气平而寒，一阳下逆之不阖，故可清湿热，所以主之。久服强骨节，咸平益肺肾之功也，杀邪鬼，气寒清肃热邪之力也。能延年者，固涩精气之全功也。

柴胡散邪，散而不收，牡蛎敛而不散，两药合用，可互相牵制，既宣阳气之不达，又展阴气之不舒，能潜浮阳、敛真阴、疏肝郁、软坚癖，自成协同、双向调节之妙。以此解诸高热，便无汗出阳越之虞。《神农本草经》谓柴胡善治往来寒热。《本草别录》谓牡蛎能除骨节营卫之留热。两药配对为用，具有清热驱邪的功能，故外感内伤之热皆可用之。虽可用于内伤外感之热，奈人之发热，天时、地理、禀赋、受邪性质均有不同，则发热之兼夹症状自亦有别。然通过药组中各药物的相互配合，即可针对不同的适应证治疗发热。

柴胡与牡蛎配对具有宣畅气血的功能。所谓宣畅气血，实偏重于调畅气机的升降出入，以气机的流畅来推动血行的畅利，亦即调整功能紊乱性的疾患。然功能之紊乱，如忧郁惊恚、肝阳上亢、奔豚冲逆、痞气胀、肠胃积滞等，病因、病位均有不同。通过药组中药物的协作，就可更切合各种不同的病因病机。

（二）柴胡与牡蛎配对的作用机制

柴胡与牡蛎配伍为对，既具双向性之调节作用，又具同向性的协和作用。柴胡擅治胁下满，王好古《汤液本草》谓以牡蛎佐之有软坚泄结之功，善治结核瘰疬。今人体外实验证明，两药同用有疏通淋巴、推陈出新的作用。推陈出新与宣畅气血相比较而言，较偏重于器质性的病变，如凝瘀症积、瘰疬痰核、水肿膨胀等。故凡是淋巴系统病变，无论病在内外上下，均可引以为主药，贵在可以久服，无不良反应。

柴胡芳香疏达而升散，调畅气血，疏肝解肝，清肠胃积滞，却有煽动肝阳上升之弊；牡蛎气平咸寒而沉降，益阴潜阳，收敛为要。二药伍用，同气相求，一升一降，一散一敛，相互制约，相互促进，调和气血，疏肝软坚，自有调节之妙，增强推陈出新之作用，常用于治疗慢性肝炎，症见食欲缺乏、消化不良、胸胁痞满、脘腹胀满等；慢性胃炎、结肠炎症属肝气犯脾胃者。

（三）柴胡与牡蛎配对应用点睛

柴胡有消炎抗病毒作用，恰恰牡蛎的体外实验证明其亦有抗某种病毒的作用，如小儿脊髓灰质炎病毒等。两者配伍，可谓两美并臻。柴胡有加强非特异性免疫功能，牡蛎亦有促使免疫功能增强的作用，这种同向性的协同作用，增强了机体抗感染能力，又调节了免疫功能。比之单纯用激素而不能排除不良反应，有其安全稳妥的长处。所以先生于一切免疫性失调所致的疾病，无论其为肝炎、肾炎、风湿热、红斑狼疮、过敏性哮喘皆用之。有时佐入搜风通络、解毒利湿之土茯苓、忍冬藤、青连翘、白薇，对拮抗激素不良反应更为应手。

柴胡有抑制疟原虫的发育并消灭之作用，恰恰牡蛎之传统经验亦善治温疟洒洒、寒热往来，故两药合用，其效不在常山、草果之下，而稳妥则过之。

柴胡善能调经解郁，牡蛎善治惊患怒气、妇人带下，除老血癥瘕。两药同用，对女子经带不调、情志忧郁所引起之神经衰弱诸症，有宣畅气血、推陈出新之功，能宣阳气之下达、阴气之不舒，故适用范围极广。举凡一切脾胃气痛、胃溃疡（胃酸过多）、胃下垂、食不甘、寐不安、周身失调之症，服之均宜。所以然者，气血调和则百病自安也。

柴胡为肝胆病必用，可治黄疸肝炎、肝脾大、胁痛等。牡蛎化痰软坚、理脾消积。两药合用，有疏肝利胆化痰去癖、理脾消肿行水泄浊之功，故肝胆脾胃之病证皆适用之。徐徊溪说："柴胡，《本经》谓其功专肠胃。"牡蛎则为制酸和中良药，故胃溃疡、胃脘痛皆尝用之。

配伍剂量：柴胡9 ~ 125g，牡蛎30 ~ 90g。

二、柴胡与牡蛎配对的临床发挥

柴胡与牡蛎配对具有清热驱邪、宣畅气血、推陈出新的作用。临床最常用代表方有柴胡牡蛎汤、柴胡加龙骨牡蛎汤、柴胡桂枝干姜汤，还有炁箴门专病专方，如治疗结节性疾病之香贝柴胡桂枝汤、皂桂散坚汤，治疗情志抑郁之柴芩半夏汤，治疗耳聋耳鸣的柴牡灵蒲汤。

柴胡牡蛎配对，有出自《医学摘粹》的柴胡牡蛎汤，本方由柴胡9g、牡蛎粉3g、全瓜蒌9g、法半夏9g、白芍9g、炙甘草6g、生姜3片组成。如斯组方具有疏肝解郁、制酸止痛之功。常用于治疗肝胃病、心腹疼痛、痛在心胸、热多者。

柴胡与牡蛎配对，有出自《伤寒论》第107条之柴胡加龙骨、牡蛎汤：伤寒八九日，下之，胸满烦惊，小便不利，谵语，一身尽重，不可转侧者，柴胡加龙骨牡蛎汤主之。柴胡60g，龙骨2g，黄芩2g，生姜2g，铅丹2g，人参2g，桂枝（去皮）2g，茯苓2g，牡蛎2g（熬），生半夏30g，大黄30g，大枣（擘）6枚。本方由小柴胡汤原量减半去甘草，加龙骨、牡蛎、铅丹、大黄、桂枝、茯苓组成，具有和解清热、治疗神经症、镇惊安神的功效，临床主要用于治疗精神、神经、泌尿、心血管、消化等多科疾病，如焦虑症、抑郁症、失眠、癫痫、心悸、高血压、胆心综合征、胃病、尿道综合征等病症。

柴胡与牡蛎配对，有出自《伤寒论》第147条之柴胡桂枝干姜汤：伤寒五六日，已发汗而复下之，胸胁满微结，小便不利，渴而不呕，但头汗出，往来寒热，心烦者，此为未解也。本方由小柴胡汤减半去半夏、人参、大枣、生姜，加干姜、桂枝、牡蛎、天花粉而成。如斯组方既能和解少阳，又能温脾家寒湿，与大柴胡汤和解少阳，兼泻阳明里实，一实一虚，相互发明。临床凡见少阳火郁、水郁内停，症见胸胁胀满、小便不利、口渴、头汗出、往来寒热者用之。临床常用于治疗往来寒热、慢性肝炎、肝硬化、胆囊炎、肝胃病、消化性溃疡、肠易激综合征、支气管炎、肺炎、肾盂肾炎等疾病。

（一）治疗甲状腺结节医案举隅

冯箓门崇柴胡牡蛎配对有宣畅气血之功，习用于治疗瘿气病（甲状腺疾病），自拟香贝柴胡桂枝汤治之。凡察其舌象见舌质淡红，舌尖红或暗红，舌体胖大，边有齿痕，舌苔薄白散布舌面，或舌苔白腻，或舌苔微黄。其病甲木化气相火，循经气上逆，相火郁闭，滋生寒热，筋脉壅肿，则生峡瘿。愚认为此病肝郁化火，气滞痰凝，壅滞峡部，病在气分，方用香贝柴胡桂枝汤施治。

本方由柴胡12g、黄芩12g、桂枝30g、生牡蛎18g、当归12g、白芍15g、香附12g、川贝母18g、天花粉12g、石膏45g、干姜12g、炙甘草9g组成。本方具有益气健脾、疏肝之郁热、和胃化饮、调和阴阳、固本正源之功，亦有化痰散结、破癥软坚之作用，常用于治疗多种良性占位性病变，如甲状腺病变、淋巴结病变、乳腺病变、咽喉病变、肝血管瘤、肝囊肿等。本方去石膏加车前子、怀牛膝治疗甲减、前列腺疾病；加楮实子、麻黄、葛根治疗卵巢囊肿；加钩藤、僵蚕、秦艽或秦艽、独活、刺蒺藜、僵蚕治疗妥瑞症。

医案举隅：《临证手镜》摘录一患者女，54岁，咽喉部噎阻感伴精神萎靡，周身乏力2个月余，于2020年7月19日首诊。该患平素性格内向，易怒喜生闷气，1年前发现甲状腺肿大，在佳木斯大学附院诊断为"甲状腺癌"，医院予以右侧甲状腺切除术，并口服优甲乐维持代谢水平，近两个月自觉咽喉部噎阻感，复去原手术医师求治，经甲状腺彩超检查后建议其行左侧甲状腺切除术，因其恐惧手术，求救于我，建议其中医中药治疗。甲状腺彩超及甲功五项如图3.9。

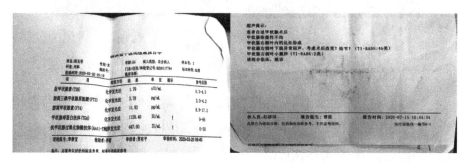

图3.9

临床表现：刻下症见患者精神萎靡，表情焦虑，双眉紧蹙，语气低微，四肢末梢不温，口干口苦，口臭，口干难受，心悸心慌，大便时干时不成形，巅顶疼痛，咽喉有异物感，胸背疼痛。察其舌形见舌体肥厚，舌中根凹陷，舌象见舌质红，舌中黄白相间，苔面有一层滑腻苔覆盖（图3.10）。左脉滑数，右脉沉细。

临床诊断：综上脉舌证合参，可见患者长期情志不调，久则气郁化火，循少阳经气上逆，相火郁闭，则生寒热，故见舌质红、口干口苦、心悸心慌、胸背疼痛等症；寒热夹错，痰气互结，筋脉壅滞颈部，症见颈部肿块、舌体肥厚；木火横逆犯胃，循阳明经上憜于颈，气滞于经脉，则胃失和降，症见口臭，咽喉有阻塞感。皆因七情内伤，虚劳成疾，其病寒热疾或发于内，或发于外，总为痰湿结滞于肝胆经络而发，寒主收引，故症

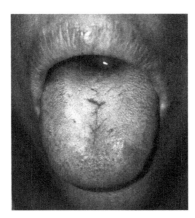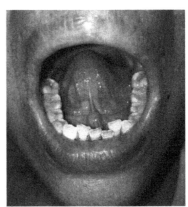

图3.10

见漫肿石硬而痛，甚则滋生恶性肿瘤。

治疗法则：依据上述诊断，在治疗上应着重于扶正祛邪，补虚劳而壮气血，祛邪达表，佐以化痰散结，散坚消肿，使以通瘀导滞，燮理升降之法，方用怎篾门桂皂散坚汤施治。

药物组成：桂枝尖90g、杭白芍15g、当归15g、北柴胡15g、怀牛膝30g、炒白芥子12g、皂角刺45g、制南星15g、云茯苓12g、生龙骨30g、生牡蛎30g、醋鳖甲15g、牡丹皮12g、炙甘草9g、生姜15g。予以7剂，每日一剂，水煎内服，日服三次，早晚饭后各温服一次。

另用蜈蚣60g，焙干研成细末。取鸡蛋一只，在尖的一端打个孔，将蛋清蛋黄置入碗内，放蜈蚣面1g搅拌，再流回蛋内，湿纸贴蛋孔蒸熟食。日服两次，早晚食远各服一次，以助消癥散结。

2020年9月4日复诊：该患者自觉症状明显减轻，心情较前开朗，心悸、胸闷减轻，双手、足心灼热感及怕冷、后背胀痛感、口臭消失。口略苦，双肋部仍觉闷胀感，后背部疼痛。脉弦细。治疗方案不变，汤药予以原方，继服15剂。

2020年9月22日三诊：该患者病情明显好转，咽喉症状明显减轻，性格日见开朗，进行必要心理疏导。舌质变淡，舌中凹陷，舌体变薄。脉较前有力。效不更方，继服一个月，以缓图之。

上方剂尽，于2020年11月11日来诊：该患自觉良好，末梢发凉，偶有怕冷，便不成形，情绪良好，对生活充满信心，脉略弱，舌质淡红，舌体肥厚，舌中凹陷，舌苔薄白，此邪退正安。调整治疗方法，予以益气健脾，温中散寒，调和营卫。处方如下：人参30g、黄芪45g、白术30g、半夏15g、缩砂仁24g、黑附子15g、肉桂9g、干姜15g、补骨脂18g、炒白芥子9g、白豆蔻18g、草果12g、炙甘草9g。予以15剂，每日一剂，水煎内服，日服两次，早晚各温服一次，另用蜈蚣20条陪干，研成细末，与汤药冲服。

2020年11月25日复诊：该患者病情明显好转，在县中医院经甲状腺彩超检查，提示：左侧甲状腺钙化斑。

按语：本案长期情志不遂，久则气郁化火，循经气上逆，相火郁闭，则生寒热，筋脉壅滞颈部。木火横逆犯胃，胃失和降，则循经上逆，气滞于经脉，则颈部肿大。盖面颊、耳下、耳后为肝胆胃诸经循行之位，局部漫肿、其色不变，且石硬而痛，一派寒疾凝聚之象。皆因寒疾或发于内，或发于外，总为痰湿结滞于肝胆经络而发，寒主收引，故症见漫肿石硬而痛，或为淋巴结节，或甲状腺结节，甚则滋生恶性肿瘤。

颈部结节类疾病无不因气血随火热上升所致，方中柴胡与牡蛎宣畅气血，配大剂量的皂角刺，以加强桂枝之通经之力；皂角刺活血散结，消肿，桂枝配皂角刺则经络中寒邪得散、痰湿得化、漫肿得解、瘀血得行，为方中主药，得重用牛膝引其气血下行，并能引其浮越之火下行，是以能愈肝郁化火，循经上逆所致的颈部结节肿块。愚因悟得此理，用以治颈部甲状腺结节病变、淋巴结节，伍以龙骨、牡蛎诸重坠收敛之品，以散结核，攻瘰疬；散恶血，破症结；瘀血阻滞、癥瘕凝结，莫不随手奏效，治愈者不胜枚举。

怪病多由痰瘀作祟，结节性病理产物都是阴成形的产物，或久病多虚，阳不化气，痰浊瘀血便留滞不去，而方中南星、白芥子可散结化痰、消肿止痛，对瘰疬痰核肿痛尤为擅长。柴胡能疏肝解郁、透热解肌，又能升举阳气。白芍养血敛阴柔肝，泻肝缓急，和血固藏肝血。白芍与柴胡相伍，一疏一敛，疏则治肝气郁滞，敛则护阴血内守，相互为用，则疏肝而不伤阴血，敛肝而不郁滞气机。又白芍缓急止痛，泻肝利胆；柴胡清胆疏肝，调理气机；茯苓、甘草健脾除湿。全方扶正祛邪，补虚劳而壮气血，有祛邪达表、化痰散结、散坚消肿、通瘀导滞的作用，将其用治阴疽恶疮，其效神速，真乃辨证用药之精要也。

（二）治疗耳聋耳鸣医案举隅

冼箕门依据柴胡与牡蛎配对有宣畅气血、推陈出新的功能，习用于治疗少阳相火虚衰，内着痰饮水湿上僭之耳聋耳鸣或脑鸣者。凡舌形见舌体胖大或肥厚，或左右形态不均匀，或舌尖凹陷，或舌中跟呈Y形凹陷，或舌尖边齿痕者，舌象见舌质淡白或黯红，舌苔薄白或微黄，或见滑腻或湿润苔，脉沉弦或细弱者，皆因少阴、太阴、厥阴阳虚，致脾湿不升，胃郁不降，饮食不能运化精微，变为饮邪，停于胃口为满闷，溢于膈上为短气，渍满肺窍为喘促，滞腻咽喉为咳吐黏涎，甚或阴霾布满上焦，心肺之阳不能畅舒，转郁而作热，或阴气逼阳外出为身热，迫阳气上僭而病耳聋，方用柴牡苓桂汤主之。

本方由北柴胡9g、细黄芩6g、法半夏12g、柳桂枝9g、筠干姜9g、生白术12g、白茯苓12g、姜厚朴3g、生牡蛎18g、灵磁石18g、石菖蒲12g、炙甘草6g组成。

本方具有和解少阳、通阳行气、温中化饮之功。常用于治疗少阳气郁、湿郁阳气、三焦相火虚衰、痰饮水湿上僭所致的上焦疾病，如头痛头晕、耳聋耳鸣或脑鸣、胸闷气短、心悸心慌、心烦失眠。妇科寒湿带下味秽，乃湿郁阳气使然。

《黄帝内经灵枢·口问》："人之耳中鸣者，何气使然？岐伯曰：耳者宗脉之所聚也。故胃中空，则宗脉虚，虚则下溜，脉有所竭者，故耳鸣。"耳鸣耳聋的发生与多种原因引起的耳窍闭塞有关。除先天性耳窍失聪外，多因急性热病、反复感冒，以致邪热蒙窍，或因痰火、肝热上扰，以及体虚久病、气血不能上濡清窍所致。外有风热上受，客邪蒙窍；内有痰火，肝热，蒸动浊气上壅；或因久病肝肾亏虚，脏真不足，或脾胃气弱，清阳不升，不能上奉清窍，病因颇为复杂。

实证多由血瘀、肝火或痰火上逆所致；虚证多由肾阴亏损或中气下陷所致。慢性耳鸣、耳聋，病因无论内外，多与精气不足有关。如《济生方·耳论治》云："疲劳过度，精气先虚，于是乎风寒暑湿，得以从外入；喜怒忧思，得以内伤，遂致聋聩耳鸣。"所以，劳伤精气是本病的根本原因之一。五脏之中，耳病与脾、肾、肝、胆关系较为密切，尤其与肾的关系更为密切。耳为肾之窍，为十二经宗脉之所灌注，内通于脑，脑为髓之海，肾精充沛，髓海得濡则听觉正常。肾精耗损，则髓海空虚，发为耳鸣、耳聋。此外，少阳经脉上入于耳，肝胆之火，循经上壅，易成耳鸣、耳聋。兹举例如下，以飨同人参考。

医案举隅：患者女，59岁，身高1.56m，体重54kg。患者诉双侧耳鸣16年，在耳鼻喉科检查耳部结构无病变。前医多年来经中西医治疗未见效果，且逐年加重，且遂成耳聋耳鸣。于2022年7月22日予以远程诊疗。

临床表现：最近5年除了入睡，其余时间无论是白天还是夜间，在清静的环境中，耳内响声持续不停，耳鸣声犹如录者机在不停歌唱，是不同的歌曲一首接一首地在耳边响起，都是以前听过的歌；听不清人的说话声音，但对低音杂音敏感。平时怕冷，喜热饮，眼睛干涩，易激惹而生气，便秘，睡眠正常，既往有下肢静脉曲张，左胸有一小于1cm小水囊。察舌象见舌体肥厚，舌中凹陷，舌边齿痕，舌象见舌质紫黯，舌尖边红，舌苔黄白相间（图3.11），因远程诊疗，故未标明脉象。余尚可。

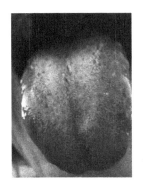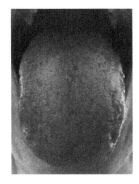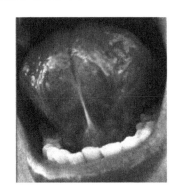

图3.11

临床诊断：宗六维舌鉴分析，舌尖边红或紫黯，舌尖边齿痕，舌苔白或黄白相间者，此为少阳气郁，或三焦相火虚衰，三阴虚寒，致脾湿不升，胃郁不降，饮食不能运化精微，则为饮邪，随郁作热，或阴邪迫阳气上僭而病耳聋耳鸣，法当宣畅气血，通阳行气，治宜和解少阳，温中化饮，方用柴牡苓桂汤加白芍、远志。

处方用药：北柴胡9g、细黄芩6g、法半夏12g、柳桂枝9g、筠干姜9g、杭白芍9g、生白术12g、白茯苓12g、姜厚朴3g、生牡蛎18g、灵磁石18g、炙远志9g、石菖蒲12g、炙甘草6g。予以7剂，每日一剂，水煎内服，日服两次，早晚各温服一次。

2022年8月6日复诊：服药第三剂后，耳鸣耳聋及烦躁易怒明显改善，剂尽症状基本改善，效不更方，继服上方一周。剂尽，病情基本痊愈。

按语：耳聋耳鸣一证，中医一般认为耳鸣、耳聋的病根多责之于肾，因肾开窍以耳，故从肾论治耳聋、耳鸣者众，此为正治之理法。然耳部为足少阳、手少阳三焦、手太阳小肠经所过之处，亦为人体九窍之一。本病不安书而生，其因错综复杂，凡经久不愈者，在治疗上不能只关注肾脏，不能孤立其他脏腑。肝为肾之子，肝火上炎或因肾水不济所致，本案肝火内郁，尤易汲伤肾水，导致耳鸣耳聋绵缠难愈。脾主输精，功在升运，脾弱则清气不能升奉于耳，耳窍反为浊气所蒙，同时，脾虚则运化不健，湿浊不化，痰液内生，痰蕴生热，上壅清窍，所以痰火、湿浊引起的耳鸣、耳聋，多责之于中焦肝胆脾胃血气亏虚有关，是故在治疗上，予从少阳三焦论治，常用柴胡桂枝汤合肾着汤化裁，名曰"柴牡苓桂汤"，方中柴胡桂枝汤可促进六腑的新陈代谢，有消积化食的作用，因而也可推动少阳的枢机而和表调里。湿郁阳气而闭塞耳道，方用肾着汤可燠土以制水，使土健则湿去，脾温则寒除，有温脾祛寒胜湿，温中散寒之功。柴胡、牡蛎配对具有宣畅气血、推陈出新的功能。"肾开窍于耳"，肾气不足，耳为之不聪，故佐入灵磁石以益肾平肝，潜阳安神；脾虚则运化不健，湿浊不化，痰液内生，痰蕴生热，上壅清窍，方中佐入宣泄通达、祛痰开窍之远志，配石菖蒲芳香化浊，宣闭开窍，聪耳健脑。三者伍用，启闭开窍，益肾平肝，聪耳明目益彰。是愚常用治疗肾水不足，虚火上炎，痰湿上蒙清窍以致耳鸣、耳聋，或阴虚阳亢，以致头晕头痛、心悸心烦、失眠等症的角药。

（三）治疗抑郁症医案举隅

冼箓门崇柴胡与牡蛎配对有宣畅气血、推陈出新之功，用于治疗精神抑郁症，自拟柴芩半夏汤。凡少阳相火不足多见轻证，如性情急躁或淡漠，幻听幻觉妄想，无法与人沟通，骂詈不休，不避亲疏，哭笑无常，时发痴呆；少阳郁遏，气郁化火则甚，身体功能极度亢奋，如狂怒不寐，胡言乱语，喧扰不宁，两目怒视，殴人毁物，狂走妄行，时欲行凶打人。面红目赤，目光呆滞，头目眩晕，脐腹动悸，手足颤抖，惊悸不安而谵语，胆小怕事，夜不成寐或疲乏嗜睡，大便干结，小便黄赤，口干口苦，舌质紫黯或尖边红，舌苔白腻或黄腻，或舌苔水滑，或苔黄焦躁者，此乃肝阳横逆，少阳迫向阳明而中焦气分结滞之少阳阳明病，以致上扰清窍，蒙蔽神明而病，方用柴芩半夏汤随证化裁治之。

本方由北柴胡45g、枯黄芩30g、酒大黄12g、生牡蛎45g、法半夏30g、胆南星15g、广郁金12g、炒枳实12g、白茯苓18g、生甘草6g、鲜生姜30g组成。

本方有疏肝利胆、清热化痰之功，亦可用于少阳郁遏、相火失常或气郁化火、上扰神明所致的精神障碍和心理障碍之抑郁症、顽固性失眠、老年性精神分裂症。随证佐之，亦能治疗心脑血管系统、呼吸系统及循环系统疾患，关键在于辨证论治，谨守病机，各司其属。兹举隅如下。

患者刘某，男，18岁，患精神分裂症15个月，曾服用过奥氮平、利醅酮、氯氮平，现服用芮达和奥氮平，效果不理想，于2019年1月24日遂来就诊。

既往病史：其家属诉述，患者于出生后两个月时，因脑外伤导致蛛网膜下腔出血，治愈出院后，出现右手不灵活之后遗症，其他均正常。后期也拍过脑CT，显示脑中线偏移，左脑脑室扩大，为不可逆性脑损伤。在之后上学生活成长过程中，因右手不灵活，体验到自己的缺点与优越感相对，逐渐产生消极的自卑心态，随之出现胆小怕事、孤僻的行为意识，在外面不爱说话。

治疗病史：时至2017年12月，在患者17岁庆生日那天，突然出现幻听症状，凭空听见有人骂他及别人议论他，还会说胡话。经医院诊断为精神分裂症，开始住院服用奥氮平治疗，达到15mg/d，1个月后效果不理想，换用利培酮，2个月内逐步加至最高剂量每次6mg，每日两次，仍不能完全控制症状，换用氯氮平治疗，逐步加至每次300mg，服药2个月效果仍不理想，幻听、胡说等症状依然存在。因听说湖南湘雅二医院精神科比较好，于2018年11月赴湘雅寻医问诊，医师开药早晨服用芮达6mg，晚上服用奥氮平10mg，至此已治疗2个月有余，病情仍未得到控制。至今患者已患病1年多，家人异常担心焦虑，遂来就诊。

临床表现：凭空听到有人骂自己或议论自己是个没用的人等；心里想到什么就能听到什么声音；自己有时控制不住地胡言乱语，时而喜笑；面部表情发怔，走路驼着背、勾着头、伸着脖子；异常胆小，不敢到人多的地方去。平时心理压力大，总想着以后自己能干啥、靠什么生活。兴致不高，懒言少语，精神疲乏，不思饮食。察舌形见舌体上半部分肥厚，舌中凹陷；其舌象见舌尖边红，舌苔水滑，舌中凹陷部分有黄白相间舌苔（图3.12）。脉象因远程未能标注。

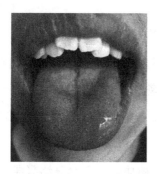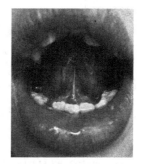

图3.12

临床诊断：依据六维舌鉴分析，舌尖边红，舌中凹陷处舌苔黄白相间，舌苔水滑，此为少阳三焦水郁，疏泄不利而病精分。《伤寒论》第97条云："血弱气尽腠理开，邪气因入，与正气相搏，结于胁下。"亦契合于少阳水郁，正气虚弱，卫外不固，邪气循腠理而入，与水道之水结于上焦胁下，少阳郁火因正气相争，因而与水相结阻滞气机，故见悒悒不乐，兴致不高，懒言少语，精神疲乏，幻听幻觉等精神症状。法当宣畅气血，推陈出新，治宜和解少阳，宣通三焦气机，方用柴芩半夏汤化裁施治。

处方用药：北柴胡60g、枯黄芩30g、柳桂枝30g、生牡蛎90g、酒大黄12g（同煎）、法半夏30g、胆南星15g、广郁金12g、炒枳实12g、白茯苓18g、炮干姜12g、炙甘草6g、鲜生姜30g。予以7剂，每日一剂，水煎内服，日服两次，早晚各温服一次。

2019年2月20日复诊：家属来电反馈，由于上次处方服用一周后，精神面貌改善特别明显，情志意识可、自言自语、胡言乱语、幻听幻觉症状也见明显减轻，故自作主张按原方继续服用三周，并逐渐已停用西药，至今疗效很好，特来电咨询是否需要调整方剂，舌象如图3.13所示，建议稍做调整，书方如下。

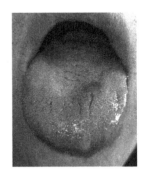

图3.13

处方用药：北柴胡6g、枯黄芩9g、柳桂枝15g、生牡蛎18g、法半夏30g、广郁金12g、炒枳实12g、白茯苓18g、炮干姜12g、炙远志9g、石菖蒲12g、炙甘草6g、鲜生姜30g。予以7剂，每日一剂，水煎内服，日服两次，早晚各温服一次。于2020年7月8日回访基本痊愈。

按语：精神性疾病主要是以精气神缺陷、心脑脉络凝滞，以致行为离奇、思维荒谬、情感变化莫测为特征。精气神源自于三焦。三焦者，水火之藏，输转全身水液，敷布少阳相火。至于少阳三焦为病，故一切水液病皆可归于三焦。少阳属肝木，木喜条达，邪郁少阳，郁而不疏，故默默也。总之病机为上焦不通，津液不下，而后引起一系列症状。本案既然愚谓少阳水郁，必有枢机不利，水道不畅，阳郁不能宣达全身，上焦郁热反蒸腾上部，津液不下等少阳发病之病因，故见舌上部分舌质红，舌中凹陷，舌面满布水滑苔。故本病从少阳三焦论治，方用岽箴门自拟柴芩半夏汤化裁施治，疗效卓著。

方中柴胡辛散、苦泻、寒清，芳香疏泄，具有轻清升发疏泄之性，尤善疏散少阳半表半里之邪而和解少阳，为治少阳证之要药；辛行苦泄，善条达肝气，疏肝解郁，治肝气郁滞证。黄芩苦能燥湿，泄热下气，寒能清热解毒；入胆则清少阳邪热；入脾、大肠则燥肠胃湿热，为清热燥湿、泻火解毒常用之。生牡蛎咸寒，敛阴潜阳，软坚散结，与柴胡合用，相互制约，相互促进，宣畅气血，疏肝软坚，推陈出新之效增强；然与桂枝相合，因其味合化，则为辛咸化滞，入肝胆既能清解肝脏病毒，又能开郁散结、活血化瘀。柴胡、桂枝、黄芩、牡蛎，入手足少阳、太阳，手足厥阴、太阴诸经。入经主气以达阳气，入脏主血以达阴气，散中有升，升中有降，可宣畅气血，运转枢机，畅郁阳而化滞，疏肝解郁，可和解少阳枢机，调畅三焦水道，使机体升降井然有序。

舌苔水滑，乃痰饮水郁。方中半夏、生姜之辛为佐药，既辛能散水湿，又能润真阴行其正道，以蠲中焦之痰饮水湿。茯苓甘淡能益心脾以助生化之源，桂枝辛温能通阳化气，桂枝得茯苓不发表而专于化气行水，茯苓得桂枝温阳除湿，两者合二为用，既蠲痰饮又逐水饮。干姜得桂枝之辅助，畅行中焦，温中除寒，温阳化饮效灵。胆南星、郁金、枳实行气开郁，清热化痰。诸药合用，精气神同调，既能促进少阳相火敷布气血津液，又能恢复三焦气机升降之功，使之宣畅精气，气机得复，津液得下，肠道濡润，脑窍清灵，脑神自安，其病自愈。

脑络阻滞，精气神缺陷之精神类疾病，神者气血濡养。中医从整体观运用形象思维角度分析，精神疾病与肠脑相通有着密切的关系。头为清灵之府，脑为奇恒之腑，九窍之一，位置最上，元神所居之地。倘若气机逆乱，血气失和，血随气逆，痰火浊瘀挟持逆菀，上干头脑，其清旷之区，灵明之府，必为诸邪弥漫，闭阻窍络，清气不升，浊气不降，以致发生脑络阻滞，使神缺陷而病精神类疾病。肠道为传化之腑，腑之最下，大肠槽粕汇集之所，小肠泌别清浊之功。浊气出，精汁藏，则脏腑得养，气机调畅，神乃正常。腑气不通，脑窍多滞，其神不安，其病情志抑郁，烦躁失眠，精神萎靡，或癫或狂，或痴呆或谵语。故脑肠相通，二者在生理上相互促进，在病理上相互影响。

脑神主要以意识、思维活动、精神异常或运动障碍等为主要特征。常见表现有头晕、失眠、多梦、痴呆、健忘、烦躁、精神差、神昏、谵语、昏愦、癫狂等。患者出现上述脑神失常表现时，应详细询问大肠的情况，察其有无便秘、泄泻、排便费力、排便不尽感、带血等大肠腑气不畅的病理。脑神治疗，勿忘大肠；腑气不畅，调神可康；治脑的同时，要立足于改善大肠气机的正常运行，或泻或补以保持腑气通畅。肠病在治肠的同时，要调神、养神、安神以治脑，神安腑自畅。方中黄芩、大黄、牡蛎咸寒，由脾而通达三焦，上既能调畅水道，以清灵明之府而降逆菀，中能燥肠胃湿热而泄浊，下又能达于膀胱以利小便。其大黄少量（3～9g）与诸药同煎，取其味薄而通，气薄而泄，通下以缓上，从而解除脑血管供血障碍；大黄中剂量（9～18g），取其味厚而泄，气浊而通，直降下行，走而不守，可去除肠道积滞，解除脑水肿阻滞脑窍；大黄重剂量（30～60g后下）浓煎，取其量大力宏，气味雄烈，使上逆之气火迅速下降，从而降低颅内压，改善脑组织的缺血缺氧，使脑神自安；酒制大黄3～6g同煎，取其升清降浊，活血行滞，促进脑神功能的恢复。

三、柴胡与牡蛎配对的应用小结

柴胡牡蛎两药相伍，一散一敛，一升一降，具有清热驱邪、宣畅气血、推陈出新的作用，既宣阳气之不达，又展阴气之不舒，能潜浮阳、敛真阴、疏肝郁、软坚癖，自成协同、双向调节之妙。综上三例医案举隅，此药对与某些药物相伍，组成药组，互补增效，更好地发挥了其功效特长。

（一）以清热祛邪之功组成药组

依据柴胡与牡蛎配对，具有清热祛邪的功能。本药对虽可用于内伤外感之热，奈人之发热，天时、地理、禀赋、受邪性质均有不同，则发热之兼夹症状自亦有别。然通过药组中各药物的相互配合，即可针对不同的适应证治疗发热。如愚临床中常与桂枝组成药组（角药），此组角药源自柴胡桂枝干姜汤，愚常用于治疗少阳水郁之证。由于桂枝辛温开腠，外能卫阳，内调肠胃，与柴牡相配能理表虚邪实之证。尤其是素体有寒、骨节烦痛、四肢风痛之外感发热及咳喘痰饮宿恙，而又新感寒邪者，更为相宜。

依据脑肠相通之理念，黄芩上能清肺热，调畅水道，使其津液下行，又能通灵明之府，以清剔逆菀；下能濡润肠道，又能清热燥湿，去宛陈莝，使脑肠相通。愚习用与柴牡配伍治疗少阳郁火循经上僭所致的颈项结节性疾病、精神类疾病、心脑血管疾病，如甲状腺疾病、淋巴结疾病、抑郁症、精神分裂症、半身不遂等疾病。除此以外还可用于治疗湿热黄疸、肠澼下利、发背乳痈。黄芩尚有降压镇静、解痉安胎作用，得柴胡之升清举陷，煅牡蛎之补肾安神、平惊痫，临床可应用于子痫及妊娠期感染性发热者。若患者素来心肺功能不全，复感邪发热不解，而见气促面浮、咳逆倚息、腹满足肿、小便不利、脉来短绌等症者，临床习用柴胡、牡蛎，与附子配伍，组成角药。附子强心，峻补元阳，温通十二经；柴胡善除胸胁苦满；牡蛎敛阴潜阳固脱。三者同用可救阴阳乖戾之重证，以回阳救逆，补而助散，常可稳中取胜。

（二）以宣畅气血之功组成药组

柴胡、牡蛎相伍，功能宣畅气血。所谓宣畅气血，实偏重于调畅气机的升降出入，以气机的流畅来推动血行的畅利，亦指调整功能紊乱性的疾患。然功能之紊乱，如忧郁惊恚、肝阳上亢、奔豚冲逆、痞气胀、肠胃积滞等，病因、病位均有不同。通过药组中药物的协作，可更切合各种不同的病因病机。

如香贝柴胡桂枝汤治疗甲状腺结节，方中应用柴胡与牡蛎配对与香附组成药组，香附辛苦甘平，通利三焦，疏解六郁，得柴胡、牡蛎之镇痛镇静，可通治胸胁脘腹胀痛、经行腹痛等症。常用于治疗心血管系统病证所致之胸闷胸痛，有解痉、镇痛、强心、减慢心率的作用。

在抑郁症医案中的柴苓半夏汤中，应用柴胡、牡蛎配对，主要是宣畅气血为用，于是两者与血中之气药配伍，故选用辛苦之郁金，行血利气止痛，祛血气作痛，平心脏亢阳；柴胡、牡蛎和肝阴、补肝体。凡心脏郁火所致之胸胁刺痛、吐衄尿血、黄疸、月经不调、冠心病和肝病所致之胸腹痞痛，均有很好疗效。

在耳聋耳鸣的医案中，石菖蒲芳香清冽，辟秽浊，发清阳，宣窍开闭；柴胡、牡蛎对中枢神经有安抚调节作用。三者同用对气血痰瘀郁滞所致之神志昏乱、健忘、癫痫、冠心病、肺心之胸痹等有显著临床效果。灵磁石辛咸入肾，功能潜阳纳气，安神镇惊，《神农本草经》云其"除大热烦满"。《名医别录》谓其"养肾脏，强骨气，益精除烦，通关节，消痈肿鼠瘘、颈核喉痛"。灵磁石、石菖蒲与柴胡、牡蛎合用，于肾虚虚火上炎之头晕目眩、耳鸣耳聋，以及虚烦、虚喘等症最为相宜。

（三）以推陈出新之功组成药组

柴胡、牡蛎配对为伍，有推陈出新之功，但与其宣畅气血相比较而言，较偏重于器质性的病变，如凝瘀症积、瘰疬痰核、水肿膨胀等疾病。而治疗这一类疾病的药组多由辛温药组成，常选用咸寒之品与之组成药组，产生辛咸化滞的线性关系，亦正是为了适应各类症情特征。

在治疗抑郁症医案中，其精神疾病往往与肠道疾病有着密切关系，因脑肠相通的理论，血滞于肠道者，腑气不通，痰湿血瘀之浊气上逆，阻滞脑脉而病精神疾病、脑血管疾病，故方中咸寒之大黄入血分而清热，柴胡清气分热，牡蛎能消痈肿，软坚散结，三药合用，扫清邪热，有犁庭扫穴之功。临床应用于心脑血管疾病、抑郁症、精神分裂症、脑出血、脑血栓、半身不遂，感染性发热，各种血证，以及对女性血瘀气滞之经闭、子宫肌瘤等，均有较好的疗效。

　　临床应用辛咸化滞为配伍法则，发挥推陈出新的药物配伍功能，对癥瘕积聚具有攻伐的特定作用，如甲状腺结节医案中，桂皂散坚汤方中以其咸寒之鳖甲补阴软坚，退热散结，去癥瘕息肉，且与柴胡、牡蛎同用，可回缩肿大之肝脾，通利胞宫瘀阻、症积经闭、漏下五色、阴蚀。若前列腺肥大、泌尿系结石所致之小溲余沥、小腹胀痛及慢性咽喉炎等症者，予习用玄参苦咸微寒，咸能软坚，重于解毒；柴胡善于疏泄厥阴；牡蛎长于化痰逐水，三者同用清热利水，软坚散结。

　　本章节直陈柴胡与牡蛎的作用机制及临床应用，二者配伍为用，看似不搭配，法于临证却出其不意，能收到意想不到的效果。依据作用机制，随证佐入相应的药物组成角药，如选用本药对发挥清热祛邪作用时，可佐入甘辛大寒之生石膏，清解实热，与柴胡合力，除渴饮，平谵妄，与牡蛎同功，提高机体抗病能力；或佐入知母苦寒清热与柴牡疏导寒热邪气合用，对肺热咳喘、发热咽痛、痰黄而稠、兼见大便秘结等实热证，以及阴虚劳热消渴，皆有清热泄结之功。若择用本药对发挥宣畅气血作用时，可以佐入滋阴养血、善治阴虚发热之生地黄，与能散十二经血凝气滞之柴胡，能治关节营卫间留热之牡蛎，三者成为角药，用于治疗痹证、历节风、血热紫癜、吐血尿血等，疗效甚佳；也可择用合欢皮之宁神解郁、和营止痛的功能，与柴胡、牡蛎联用能疗愈心神不安、焦虑失眠等神经衰弱的功能性疾患，且由于合欢皮兼能消痈肿瘰疬并治咳嗽，合柴胡、牡蛎之散满泄结、消炎抗感染之力，尚可用于器官实质性病变，如肺痈以及瘰疬痰核（淋巴结核）等；若以本药对发挥推陈出新的作用时，可以择用辛咸、苦咸、咸寒之品成为角药，如葶苈子辛苦寒，能祛痰行水、下气定喘、泄闭开塞，与柴牡为伍，降中有升，通调水道，除肺气郁之瘀血，对肺心病有心力衰竭表现者用之甚合；桃仁活血化瘀，止咳逆上气，消心下坚，通脉止痛，与柴胡气血互用，又加强牡蛎利水清热泄结作用，对过敏性哮喘、老年慢性支气管炎有效，亦用于脑血管病变、血吸虫病肝硬化、瘀阻经闭等症。如斯种种，以其作用机制制定配伍法则，遂成三足鼎立之药组，使之互补增效，更好地发挥药对、角药的功效特长。

第五节　柏子仁与五灵脂配对的临床应用

医虽百工技艺，亦列方技艺术门。医者晨曦攻读，刻苦钻研方术，实属得之不易，故曰："宁帮十吊钱，不把艺来传。"岐黄之术，济世活人，防江陵声绝，仍需后续矣。药物配对、配伍，制方是岐黄之术的重要组成部分，历代医家将其药物各有所长、各有所短的功用，通过合理组合，调其偏性，制其毒性，增强或改变原有功能，消除或缓解其对人体的不良因素，发挥其相辅相成或相反相成的综合作用，使各尽其性的群药组合成一个新的有机整体，才能符合辨证论治、遣方用药的要求。这种运用药物的组合过程，中医药学称之为"配对"或"配伍"。"配"，两味以上责成药组，有组织、搭配之义；"伍"，药组复合责成方剂，有队伍、序列之义。

徐灵胎说："药有个性之专长，方有合群之妙用，方之与药，似合而实离也，得天地之气，成一物之性，各有功能，可以变易气血，以除疾病，此药之力也。然草木之性与人殊体，入人肠胃，何以能如人所欲，以致其效。圣人为之制方，以调剂之，或用以专攻，或用以兼治，或以相辅者，或以相反者，或以相用者，或以相制者。故方之既成，能使药各全其性，亦能使药各失其性。操纵之法，有大权焉，以方之妙也。"(《医学源流论·方药离合论》) 在此，大椿先生明确指出了在组药成方的过程中，必须重视药对配伍这个环节。

众所周知，单味中药都具有多功用的特点，在治疗疾病时往往需要发挥其中部分功用。况且，药物既有其治疗作用的一面，也有因其药性偏胜而致不同程度毒性作用、不良反应的一面。这就要求我们熟悉并把握其药物功用发挥方向的控制因素、控制方法及运用技巧。这些方法和技巧，在古今医家以小生产方式积累的理论和实践总结中有着丰富的内容。因此，正确、全面地学习和掌握有关药对配伍的知识及技能，掌握历代名方中常用的配伍组合规律，对今后正确地遣药组方、灵活运用成方、减少临床运用方药的随意性、提高临床动手能力、保证临床疗效等，均有重要的意义。

形象思维，启悟心智，取类比象，辨识中药，实乃中医大道，非悟性极高者，不得要领，若能窥探一二，登堂入室即非难事矣。凡植物皆喜阳光，故树杪皆向东南，而柏树独向西北，西北者金水合并之方也，且其实成于秋而采于冬，饱经霜露，得金水之气尤多。肝脏属木，中寄相火，性甚暴烈，《内经》名为将军之官，如骄将悍卒，必恩威并用而后能统驭之。柏子仁即禀金水之气，水能滋木，如统师旅者之厚其饷也。金能镇木，如统师旅者之严其律也。滋之镇之，则肝木得其养兼得其平，将军之官安其职矣。然肺脏各种病证，多由外邪侵袭，或痰饮内聚，或肺气肺阴不足所致，亦可因其他脏腑、血脉病证传变而致。因于风寒内饮，痰热郁肺，痰瘀阻肺，痰蒙神窍，肺肾气虚，阳虚水泛而病肺胀，治有祛风宣肺、清热润燥、肃肺化痰、温肺化饮、滋阴降火、益气养阴诸法，总之在治疗上，愚认为肝失疏泄，气郁不宣，枢机不畅，始终离不开祛瘀化痰、敛肺纳肾的治疗法则，故而本章节直陈柏子仁与五灵脂配对的临床应用。

一、柏子仁与五灵脂配对的作用

五灵脂气温味甘，禀天春和之木气，入足厥阴肝经，气味俱厚，为阴中之阴药，故入血分。味甘无毒，得地中正之土味，入足太阴脾经，气味俱升，阴中之阳药也。心腹者，太阴厥阴经行之地也，寒则冷气凝矣，其主之者。气温可以祛寒也，气温可以畅肝，味甘可以益脾，小儿疳虽有五，皆由肝气滞脾气虚而成，所以概主五疳也，味甘能和，所以辟疫，消积化痰，久风入中，乃为肠风，气温达肝，肝主风而藏血，故治肠风，温则通行，故利气脉，脾统血，肝藏血，血温则行，故主月闭也。

柏子仁气平味甘，主惊悸，益气除风湿，安五脏，久服令人润泽美色，耳目聪明，不饥不老，轻身延年。柏子仁气平，禀天秋平之金气，入手太阴肺经。味甘无毒，得地中正之土味，入足太阴脾经，以其仁也，兼入手少阴心经，气升味和，阴中之阳也。心者神之舍也，心神不宁，则病惊悸，柏子仁入心，惊者平之。气平以平惊悸也。益气者，气平益肺气，味甘益脾气，滋润益心气也，治风先治血，血行风自灭，柏子仁味甘益脾血，血行风息而脾健运，湿亦下逐矣。盖太阴乃湿土之经也，五脏藏阴者也，脾为阴气之原，心为生血之脏，肺为津液之腑，柏子仁平甘益阴，阴足则五脏皆安矣，久服甘平益血，令面光华，心为君主，主明则十二官皆安，耳目聪明矣，味甘益脾，不饥不老，气平益肺，轻身延年也。

柏为百木之长，叶独西指，是为金木相媾。仁则色黄白而味辛甘气清香，有脂而燥，虽润不腻。故肝得之而风虚能去，脾得之而湿痹能通，肺得之而大肠虚秘能已。竹皮大丸喘加柏实者，肺病亦肝病也。盖妇人乳中烦呕，是肝气之逆，逆则不下归肾而上冲肺。柏子仁得西指之气，能降肺以辑肝，喘宁有不止。此与他喘证不同，故用药亦异也。

（一）柏子仁与五灵脂配对的功能

柏子仁与五灵脂配对，出自《圣济总录》"皱肺丸"，该方由五灵脂、柏子仁、胡桃仁组成，主治"咳嗽肺胀，动则短气"。具体用法：五灵脂二两，柏子仁半两，胡桃八枚（去壳），上三味，研成末，滴水为丸，如小豆大，煎木香甘草汤下十五丸。五灵脂、柏子仁治疗肺胀组方比较奇特。

柏子仁味甘而兼辛，又得秋金肃降之气而能益肺，引导肺气下行，故能宁嗽定喘，然五脏六腑皆可令人咳，非独肺也。本品益脾气以生金，滋肾水以纳气，且水能涵木，肝不侮肺，均可止咳平喘。五灵脂味苦咸甘而气温，又得春和之木气，入肝经血分，温通疏泄，和利血脉，消积化痰，活血化瘀而止痛，故功善疗气血痰郁，痰挟瘀血，遂成窠囊之疾。二者为伍，同气相求，具有逐瘀化痰，敛肺纳肾之功效。

（二）柏子仁与五灵脂配对的作用机制

万木皆向阳，柏独西指，受金之正气，坚劲不凋，多寿之木，故有千年老翁精之美誉。柏子仁能补助心气，治心虚惊悸怔忡；能涵濡肝木，治肝气横恣，上攻心胸，遂成肺中之窠囊、胸胁肋疼；滋润肾水，补肾纳气，止咳平喘，治肾亏虚热上浮喘咳；虽含油质甚多，而性不湿腻，且气香味甘实能有益脾胃。

《神农本草经疏》中论五灵脂："凡心胸血气刺痛，妇人产后少腹儿枕块诸痛，及痰挟血成窠囊，血凝齿痛诸证，所必需之药。"五灵脂乃寒号虫之所遗，味甘气温，气味俱厚，能入足厥阴、手少阴经。故有温通疏泄、和利血脉、消积化痰、活血化瘀而止痛之功，善疗气血痰郁，痰挟瘀血，遂成窠囊之疾。

由斯以观，柏子仁与五灵脂配对，二者相使为用，同气相求，理气行气，调畅气机，其作用机制既能降浊气而和气血，又能荡涤痰瘀互结之窠囊，是"逐瘀化痰，透达窠囊"常用的最佳药对。但凡气血郁滞、痰瘀互结、宿食不消、疝瘕癥瘕、痰窠结于胞宫而病女科，或结于肺膜、浊气壅塞而致胸腹攻撑作胀而病肺心诸疾，此药组悉可选用，往往可奏浊气下趋、阴阳调和、胀消痛定之效。

（三）柏子仁与五灵脂配对应用点睛

柏子仁与五灵脂配对，其功能与作用机制言简意赅，发人深思，上溯古意，《普济本事方》以五灵脂配乳香、没药组成铁弹丸，《圣济总录》五灵脂配乌头组成铁弹丸，殆取其运行血中之气，通经活络之功，治疗中风偏瘫、半身不遂，两种铁弹丸均由薄荷作引。薄荷有疏散风热，疏肝行气之作用。薄荷茶不仅健胃助消化，还祛风邪。薄荷酒在清利风热的同时有助活血化瘀。故此药引起到增强疗效、保护胃肠道等作用。由斯以观，其降浊气的作用机制从《内经》治"鼓胀"用"鸡矢醴"推衍而来；从"来复丹"和济阴阳、理气止痛、祛痰开闭，治心肾不交、上盛下虚、痰厥气闭、心腹冷痛、大便泄泻，引用之。章次公先生曾创制"灵丑散"（五灵脂、黑丑等量为末，每服3~6g），对痢疾、泄泻初起，胃肠积滞未消者，屡奏佳效，是为善用五灵脂者，引申和参悟逐瘀化痰、透达窠囊的治疗法则，却颇有深意。

1.逐瘀化痰、行气消滞以治痞证

但凡自觉心下痞塞、胸膈胀满、触之无形、按之柔软、压之无痛为主要症状的疾病，谓之痞证。愚认为其基本病机为中焦气机不利，脾胃升降失职，同时与肺、肝关系密切，在治疗上强调调理脾胃升降、行气消痞除满；气之运行不畅而停滞，多因痰、湿、食积、瘀血等有形之邪或外邪侵袭入里阻碍气机而成缩食不消。脾胃位居中焦，职司运化，又是气机升降之枢纽，脾主升清，胃主降浊，脾气以升为用，胃气以降为和，清升浊降则气机调畅，消化系统功能正常。若脾胃受损，外邪乘虚内陷入里，结于心下胃脘，或暴饮暴食、恣食生冷、食谷不化，而成痞满。如《伤寒论》云："胃中不和，心下痞硬……谷不化，腹中雷鸣，心下痞硬而满……脉浮而紧……则作痞，按之自濡，但气痞耳。"又如《兰室秘藏·中满腹胀》曰："脾湿有余，腹满食不化。"《类证治裁·卷之三·痞满论治》论痞证时说："痰挟瘀血，遂成窠囊而作痞，脉沉涩，日久不愈，惟悲哀郁抑之人有之，宜从血郁治。"论述了痞证辨为痰挟瘀血从窠囊论治的具体诊治要点。因此，从窠囊论治痞证、郁证，应用痰瘀同治方药，注重化痰活血、行气导滞散郁，可为临床诊疗提供新的思路，便于遣方用药，愚习用柴胡12g、白芍9g、枳实9g、苍术12g、厚朴6g、制香附12g、莪术9g、炒五灵脂9g、柏子仁12g、炙甘草6g。

2.逐瘀化痰、透达窠囊以治肺病

肺胀属肺病，常继发于肺咳、哮病等之后，因肺气长期壅滞，肺叶恒久膨胀、不能敛降，而胀廓充胸，是以胸中胀闷、咳嗽咳痰、气短而喘为主要表现的肺系疾病。多种慢性肺系疾病反复发作，迁延不愈，肺脾肾三脏虚损，从而导致肺管不利、气道不畅、肺气壅滞、胸膺胀满为病理改变，以喘息气促、咳嗽咳痰、胸部膨满、胸闷如塞，或唇甲发绀、心悸水肿，甚至出现昏迷、喘脱为临床特征的病证。可见于肺炎、急性支气管炎、支气管哮喘、肺气肿合并感染等疾病。

肺胀是多种慢性肺系疾病后期转归而成，故有长期的咳嗽、咳痰、气喘等症状，胸肺膨胀和病变由肺及心的过程是逐渐形成的。早期除咳嗽、咳痰外，仅有疲劳或活动后有心悸气短，随着病程的进展，肺气壅塞肿满逐渐加重，叩之砰砰作响，自觉憋闷如塞、心悸气急加重或颜面爪甲发绀；进一步发展可出现颈脉动甚、右胁下症积、下肢水肿，甚至有腹水。病变后期，喘咳上气进一步加重，倚息不能平卧，白黏痰增多或咳黄绿色脓痰，发绀明显，头痛，有时烦躁不安，有时神志模糊，或嗜睡或谵语，或有疲劳、震颤、抽搐，甚或出现咯血、吐血、便血等。舌质多为暗紫、紫绛，舌下脉络瘀暗增粗。《时方妙用》中论哮喘与窠囊的关系说："哮喘之病，寒邪伏于肺俞，痰窠结于肺膜，内外相应。一旦遇风寒暑湿燥火六气之伤即发，伤酒伤食亦发，动怒动气亦发，劳役房劳亦发。"《张氏医通·卷四·诸气门下·喘（短气、少气、逆气、哮）》也说："以浊气虽居于下，而肺之窠囊，可以侨寓其中，转使清气逼处不安。是虽以治火为先，然治火而不治痰无益也，治痰而不治窠囊之痰，虽治与不治等也。惟姜汁、竹沥，可以透窠囊耳。"详细地分析了哮喘与窠囊的关系。这一观点在临床上广泛应用，且临床实践证明"痰夹瘀血，结成窠臼，潜伏于肺"，是哮喘反复发作的"夙根"。愚根据这观点倡导"治痰治瘀"是哮喘急性发作期的主要治法，同时强调治痰治瘀要以治气为先。

（1）温肺散寒，降逆涤痰，逐瘀化痰，透达窠囊，以治风寒内饮之肺胀。①证候：咳逆喘满不得卧，气短气急，咳痰白稀，呈泡沫状，胸部膨满，恶寒，周身酸楚，或有口干不欲饮，面色青黯，舌体胖大，舌质暗淡，舌苔白滑，脉浮紧。②主方：小青龙汤。③方药：麻黄、桂枝、干姜、细辛、半夏、甘草、白芍、五味子、柏子仁、五灵脂。④若咳而上气，喉中如有水鸣声，表寒不著者，可用射干麻黄汤佐入柏子仁、五灵脂。若饮郁化热，烦躁而喘，脉浮，用小青龙加石膏汤兼清郁热。

（2）清肺泄热，降逆平喘，逐瘀化痰，透达窠囊，以治痰热郁肺之肺胀。①证候：咳逆喘息气粗，痰黄或白，黏稠难咯，胸满烦躁，目胀睛突，或发热汗出，或微恶寒，溲黄便干，口渴欲饮，舌质暗红，苔黄或黄腻，脉滑数。②主方：越婢加半夏汤。③方药：麻黄、石膏、半夏、生香附、柏子仁、五灵脂、牵牛子、竹沥、生姜、甘草、大枣。④若痰热内盛，痰胶黏不易咯出，加鱼腥草、黄芩、瓜蒌皮、贝母、海蛤粉；痰热内盛亦可用桑白皮汤。痰热壅结，便秘腹满者，加大黄、风化硝。痰鸣喘息，不能平卧者，加射干、葶苈子。若痰热伤津，口干舌燥，加天花粉、知母、麦冬。

（3）涤痰祛瘀，泻肺平喘，逐瘀化痰，透达窍囊，以治痰瘀阻肺之肺胀。①证候：咳嗽痰多，色白或呈泡沫，喉间痰鸣，喘息不能平卧，胸部膨满，憋闷如塞，面色灰白而暗，唇甲发绀，舌质暗或紫，舌下瘀筋增粗，苔腻或浊腻，脉弦滑。②主方：葶苈大枣泻肺汤合桂枝茯苓丸。③方药：葶苈子、大枣、桂枝、茯苓、牡丹皮、赤芍、柏子仁、五灵脂。④痰多可加三子养亲汤化痰下气平喘。本证亦可用苏子降气汤加红花、丹参等。若腑气不利，大便不畅者，加大黄、厚朴。

（4）逐瘀化痰，透达窍囊，涤痰开窍，以治痰蒙神窍之肺胀。①证候：咳逆喘促日重，咳痰不爽，表情淡漠，嗜睡，甚或意识蒙眬、谵妄、烦躁不安、入夜尤甚、昏迷、撮空理线，或肢体困重、抽搐，舌质暗红或淡紫，或紫绛，苔白腻或黄腻，脉细滑数。②主方：涤痰汤合安宫牛黄丸或至宝丹。③方药：半夏、茯苓、甘草、竹沥、胆南星、橘红、枳实、菖蒲、人参、柏子仁、五灵脂。加安宫牛黄丸或至宝丹清心开窍。④若舌苔白腻而有寒象者，以制南星易胆南星，开窍可用苏合香丸。若痰热内盛、身热、烦躁、谵语、神昏、舌红苔黄者，加黄芩、桑白皮、葶苈子、天竺黄、竹沥。热结大肠、腑气不通者，加大黄、风化硝，或用凉膈散或增液承气汤。若痰热引动肝风而有抽搐者，加钩藤、全蝎、羚羊角粉。唇甲发绀，瘀血明者，加红花、桃仁、水蛭。如热伤血络，见皮肤黏膜出血、咯血、便血色鲜者，配清热凉血止血药，如水牛角、生地黄、牡丹皮、紫珠草、生大黄等。如血色晦暗，肢冷，舌淡胖，脉沉微，为阳虚不统，气不摄血者，配温经摄血药，如炮姜、侧柏炭、童便或黄土汤、柏叶汤。

（5）逐瘀化痰，透达窍囊，补肺纳肾，降气平喘，以治肺肾气虚之肺胀。①证候：呼吸浅短难续，咳声低怯，胸满短气，甚则张口抬肩，倚息不能平卧，咳嗽，痰如白沫，咳吐不利，心慌，形寒汗出，面色晦暗，舌淡或黯紫，苔白润，脉沉细无力。②主方：补虚汤合参蛤散。③方药：人参、黄芪、茯苓、甘草、蛤蚧、五味子、干姜、半夏、厚朴、陈皮、柏子仁、五灵脂、核桃仁。还可加桃仁、川芎、水蛭。④若肺虚有寒，怕冷，舌质淡，加桂枝、细辛。兼阴伤，低热，舌红苔少，加麦冬、玉竹、知母。如见面色苍白、冷汗淋漓、四肢厥冷、血压下降、脉微欲绝等喘脱危象者，急加参附汤送服蛤蚧粉或黑锡丹。也可酌情选用参附、生脉、参麦、参附青注射液。

（6）温阳化饮，渗湿利水，逐瘀化痰，透达窠囊，以治阳虚水泛之肺胀。①证候：面浮，下肢肿，甚或一身悉肿，脘痞腹胀，或腹满有水、尿少、心悸，喘咳不能平卧，咳痰清稀，怕冷，面唇青紫，舌胖质黯，苔白滑，脉沉虚数或结代。②主方：真武汤合五苓散，四仁蠲饮汤。③方药：附子、桂枝、茯苓、白术、猪苓、泽泻、生姜、白芍，柏子仁、五灵脂，核桃仁。还可加红花、赤芍、泽兰、益母草、刺五加皮。④水肿势剧，上渍心肺，心悸喘满，倚息不得卧，咳吐白色泡沫痰涎者，加沉香、牵牛子、椒目、葶苈子。

二、柏子仁与五灵脂配对的临床发挥

凡痰瘀交阻、宿食不消、浊气撑塞胸膈而咳喘者，用之可奏浊气下趋使喘平咳止。缘痰和瘀均为致病之阴邪，同气相求，相互影响，故临证常见痰瘀夹杂，遂成痰瘀互结，水饮结成癖囊而病结胸证。兹以柏子仁、五灵脂治疗脏结证之哮喘临床举隅。

结胸辨证：结胸与脏结是两类截然不同的病证，结胸证以实热证为多，脏结证以虚寒证为多，两者性质相反但临床症状类似，故应相互鉴别。结胸证为邪气化热内陷，与痰水等有形之邪凝结于胸膈，所以按之有压痛的感觉。寸脉候上焦，寸脉浮则上焦有热；关脉候中焦，关脉沉则痰水结于胸脘。仲景以脉象喻病机，示结胸证的基本病机为邪热与痰水互结于胸膈脘腹。《伤寒论》第131条的"病发于阳"和"病发于阴"，系指病位和病性而言，前者指邪盛于表，后者指正虚于里。邪盛于表，治当发汗解表，若妄用下法，可使表邪化热内陷而与痰水有形之邪互结形成结胸证，"下之太早"一语，则进一步强调了结胸证的成因。正虚于里自也不能妄行攻下，下之则使脾胃受损，气机滞塞而致痞证。因痞证内无有形痰水，故不疼痛，而结胸为有形痰水凝聚，故按之疼痛。

《伤寒论》中论述"脏结"的原文虽只有三条，但实际上却概括了五脏的阳气衰竭病变。如第129条原文："何谓脏结？如结胸状，饮食如故，时时下利，寸脉浮，关脉小细沉紧，名曰脏结。舌上白苔滑者，难治。"此条所述为肺脏结，其病在气，病多难治。因为肺是机体的生气本源，它依靠先天真气而起着与天气直接交换气体的作用。故谓"肺主一身之气"，只有机体的真气作用于肺，肺气才能与天气交换，发挥全身的气化作用，所以说肺能呼吸天气。若是真气亏损，失去对肺脏的支配作用，则肺脏呼吸、气化等功能衰竭，而致肺脏结。

《内经》病机十九条："诸气膹郁，皆属于肺。""膹"是喘急上逆。"郁"有痞闷不通之意。肺脏气机衰竭，必然会导致胸部痞塞满闷，甚或呼吸困难，肺气结而不通，其原文所说的如"结胸状"，实际就是指这些证候。肺之经脉起于中焦，上属于肺而下络大肠，故肺与大肠的位置虽有一上一下之别，而在具体的生理活动过程中却构成了有机联系，即一脏一腑的表里关系。因此，肺的疾病每能导致大肠的功能失常，反之，大肠的疾病亦能影响于肺。本证因肺气结于上，气化不能下及，而致肠腑失其传导之常，所以出现大便时时下利、摄纳无权的不正常现象。由于病之症结在肺，中焦胃气未受损伤，故而尚能饮食如故。其脉浮大是因肺气之虚，必按之无力，小细沉紧则是肺气衰竭阴寒内盛所致，其苔白而滑，为肺虚气结湿浊不行所致。

总之，本证病机为真气亏损，肺气不足，失其肃降之常，已呈衰竭之象，故临床上多见脏虚邪恋本虚标实之证。

附：脏结证哮喘医案举隅

基本资料：患者男，86岁，北京人，军政退休首长，因咳嗽哮喘，首诊于2021年12月18日。患者于4年前开始常年便秘、失眠，流清鼻涕，咳嗽哮喘，头部及左手间断性颤抖，医院诊断为鼻炎、支气管哮喘、帕金森病，多年来经医院治疗未见好转，近一年病情加重，慕名前来就诊。

临床表现：察患者脸色㿠白无华，哮鸣音，气短喘促，精神萎靡，犹伸颈昏昏欲睡之状。刻下症见左肩臂疼痛，流清鼻涕，干咳吐清浓痰；全身乏力，言语低微，下肢沉重伴有水肿；入睡困难，服用两种安眠药，易醒多梦，晨起胸背汗出；食欲缺乏，尿频，夜尿4～5次；便秘数天一解，有胆结石病史。察舌形见舌体肥厚，舌根凹陷，舌象见舌质淡嫩，舌苔滑腻，舌下静脉斑点（图3.14）。双脉浮大而滑涩。

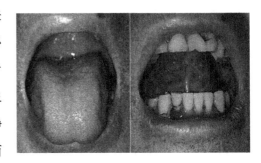

图3.14

临床诊断：依据六维舌鉴理论分析病机，舌体肥厚为痰邪作祟，舌质淡白、舌苔滑腻为脾肾阳虚，舌根凹陷为肾气虚，舌下静脉斑点为经脉血气瘀阻，双脉浮大无力为结胸证之脏结症脉象，属于危候之证。综上脉舌证合参，此为久病脏气虚衰，阴寒凝结和痰水结于胸膈而病上述诸证，可诊断痰瘀互结之阴实结胸证。治宜温补脾肾，蠲阴降浊，行气活血，方用四仁蠲饮汤合理脾涤饮化裁施治。

处方用药：核桃仁90g、黑芝麻45g、苦杏仁12g、柏子仁12g、燀桃仁24g、炒五灵脂15g、炙麻黄12g、葶苈子15g、黑附子12g、细辛12g、煅鱼脑石18g、北黄芪24g、生白术12g、法半夏15g、缩砂仁24g、白豆蔻18g、炮干姜9g，予以7剂，每日一剂，水煎内服，日服两次，早晚各温服一次。

2020年12月24日：上方剂尽，咳喘气短、流鼻涕、晨起盗汗等均见明显改善，精力充沛，大便日一次，小便正常，饮食有味。守方继服。

2021年1月25日：服药后大便通畅，下肢未见水肿，诸症均见明显改善。但因外感发热，诱发胆道炎症，故症见口干口苦，舌质红、苔黄腻（图3.15）。实则治其标，应兼顾胆汁分泌，故原方稍做调整，方用柴胡陷胸汤合四仁蠲饮汤化裁，处方如下。

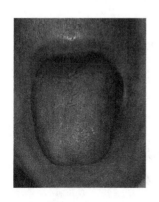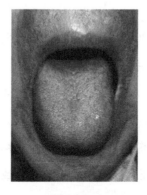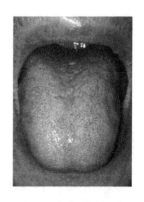

图3.15

药物组成：核桃仁90g、苦杏仁12g、柏子仁12g、燀桃仁2g、炒五灵脂15g、片姜黄9g、蓬莪术9g、北柴胡12g、枯黄芩6g、川黄连3g、法半夏12g、瓜蒌仁15g、炒枳实9g、苦桔梗6g。予以7剂，水煎内服，日服两次，早晚各温服一次。剂尽口干口苦消失，舌质淡、苔微黄而腻，于外感后舌象对比，邪热已退（图3.16），以原方继服15剂调理。

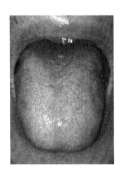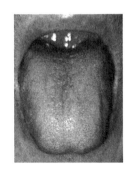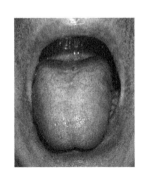

图3.16

2021年6月21日：通过长达10个月的调理，结胸证之临床症状基本消失，危象解除，舌质淡、苔白滑而腻，脉象弦滑。但左肩臂疼痛，夜间因痛而醒，此乃少阳经气瘀阻而病臂痛。症状虽见消失，痰瘀互结之象未见完全消除，原方稍做调整，佐入片姜黄、蓬莪术疏肝利胆以治胆道结石，桂枝、片姜黄助五灵脂治疗血气痹阻之肩臂夜间痛甚之证，处方如下。

药物组成：核桃仁90g、瓜蒌仁12g、苦杏仁12g、柏子仁12g、燀桃仁24g、炒五灵脂15g、片姜黄9g、蓬莪术9g、柳桂枝12g、北黄芪24g、生白术12g、法半夏30g、炮干姜12g、缩砂仁24g。予以30剂，每日一剂，水煎内服，日服两次，早晚各温服一次。

上方剂尽复诊，结胸证未见复发，肩臂疼痛明显改善，舌淡、苔滑腻，脉弦滑。本案结胸证之根源在于胆结石导致少阳经气不利，相火虚衰而病痰饮水郁瘀结，虽然症状已消除，若胆结石不除，可能随时激发结胸证，故方用柴胡桂枝干姜汤加味调理肝脾，疏肝利胆以治疗胆结石，巩固疗效，便于临床收官。

处方如下：北柴胡24g、条黄芩9g、柳桂枝18g、筠干姜12g、天花粉12g、生牡蛎30g、蓬莪术12g、片姜黄9g、炒五灵脂12g、柏子仁12g、炙甘草6g。予以30剂，水煎内服，日服两次，早晚各温服一次。

按语：结胸证是以有形之邪阻结胸膈脘腹而不局限于某一脏腑为主要病机，以胸脘硬满胀痛拒按为证候特点的病证。本案患者素有胆道系统疾患、久病久郁以治少阳经气不利，相火虚衰，痰饮水郁瘀结胸膈而病结胸证之支气管炎，现代医学谓之胸膜炎疾病。在《伤寒论》中把结胸证分为热实结胸和寒实结胸两大类。热实结胸中，又分大结胸和小结胸两类。大结胸是邪热和水饮邪气相结于胸膈脘腹；小结胸证病势和缓，病位局限，仅仅是痰和热结于心下，病位比较局限。寒实结胸是寒邪和痰水结于胸膈脘腹的证候。本案在治疗过程中，因胆结石作祟，在此期间由虚证转为邪实，由邪实转虚，反反复复，虚虚实实，着实棘手，待正盛之时再予以治疗胆结石，以便巩固疗效，预防复发。

痰乃因脏腑气化功能失调，水液代谢障碍而导致体内津液停聚所形成稠浊而黏滞的病理产物，所以痰的形成与津液的代谢异常相关；而瘀即指瘀血，瘀血的形成与血液运行的异常相关，所以痰与瘀的关系，归根结底是津与血的关系。津血原本同源，皆由中焦脾胃对饮食进行消化吸收而产生，皆源于饮食水谷的精华之气，而津和血均通过五脏的输布而循行于人体的全身上下，共同滋养周身脏腑组织器官。血行脉中，津行脉外，两者相互作用，互为补充。所以痰滞则血瘀，瘀滞亦可加重痰阻，最后形成痰瘀同病，两者在病理上相关，可以相互转化，相兼为病。痰瘀之间这种同根同源的关系，是窠囊之所以形成的理论基础。是故哮喘之病，寒邪伏于肺俞，痰窠结于肺膜，内外相应，遇风寒暑湿燥火六气之伤即发，或伤酒伤食亦发，动怒动气亦发，劳役房劳亦发。痰夹瘀血，结成窠臼，潜伏于肺，是哮喘反复发作的夙根。

四仁蠲饮汤具有补气温阳、化饮利水、降逆平喘、活血化瘀、温肾纳气、润肺止咳的功效，是为痰瘀互结，水饮结成窠囊之哮喘、慢性肺源性心脏病出现慢性心力衰竭者而设，适应于气滞血瘀、肺肾两虚之久咳久喘、咳嗽肺胀、动则气喘等症。方中五灵脂味苦甘，其性温而归肝经，活血化瘀，行气止痛。柏子仁止咳平喘，收敛止血，润肺健胃，利尿消炎。显然，五灵脂、柏子仁相伍具有祛瘀化痰、敛肺纳肾的功效，适用于肺肾两虚之久咳久喘证候，故以本案叙述，以飨同人共同探讨。

三、柏子仁与五灵脂配对的临床应用小结

五灵脂首见于《开宝本草》，记载了它的主要功用："主疗心腹冷气，小儿五疳，辟疫，治肠风，通利气脉，女子月闭。"嗣后《本草纲目》在功效上有所补充，在理论上有所阐发，颇多启迪。五灵脂善入血分以行营气，能降浊气而和阴阳，它的多种效能均可据此引申。故凡一切心腹胁肋血气凝滞作痛、女性经闭实证、产后瘀血腹痛、痛经、滞下腹痛、痰瘀兼夹、小儿五疳、重舌喉痹、骨折肿痛诸症均可用之。

清气在下则生飧泄，浊气在上则生膜胀。凡慢性杂病，只要见到痰瘀交阻、宿食不消、浊气膜塞，而致腹痛撑胀者，悉可参用。炒用则有止血固崩之功，适用于女性血崩、月经过多、赤带不绝、肠风血痢。由于本品长于活血化瘀，善于通利血脉，故今人用之治疗冠心病、心绞痛，亦获佳效。又以其具有化痰散瘀之功，引申之而用于肺气肿，亦甚恰当。

人参最怕五灵脂，但张石顽说："人参与五灵脂并用，最能浚血，为血蛊之的方也。"又在《本经逢原》中指出："治月闭用四物加人参、五灵脂，是畏而不畏也。"在近代医家医案中，章次公曩日亦经常选用五灵脂，如与理气和胃之品同用治疗胃溃疡；痢疾或消化不良之腹胀痛者，与黑丑组成"灵丑散"，颇具佳效；肠痉挛、肠狭窄，与行气药同用；经闭或月经愆期而腹痛者，与活血通经药同用；痛经，与行瘀理气之品同用；产后腹有硬块者，选用失笑散等；又治胃痛大吐血后，与朝鲜参等同用。是以张、章二公可谓善用五灵脂者，值得学习。

《本事方》以本品配合乳、没组成"铁弹圆"，伍以草乌组"黑神圆"，治一切瘫痪风；《济生方》以此配合元胡、莪术、良姜、当归组成"愈痛散"，治急心痛、胃痛；《重订广温热论》"宽膨散"，以五灵脂、砂仁填入活蟾蜍腹中，泥裹煅研内服，专治气胀气鼓、小儿疳积腹大、妇人胸痞脘痛等症，均有较好疗效。尤其是《太平惠民和剂局方》用本品与蒲黄组成的失笑散，更是治疗血瘀内阻、脘腹疼痛的著名成方。用于治疗气滞血瘀之痛经者，辄与当归、川芎、丹参、香附、白芍、桃仁、九香虫组成，奏效更佳，此方具有活血行瘀、散结止痛之功，凡心气痛、胃气痛、月经不调、小腹急痛、产后腹痛、恶露不行均可用之。

但凡痰、食、水、湿积聚，气郁血瘀及痰迷心窍诸症，均可用五灵脂、香附、黑白丑牛，半生不熟，醋糊为丸，每服3g，生姜汤送下，临卧服一次。能奏化痰散瘀、利水消胀、行滞止痛之功，使诸症消弭于无形，可广泛应用于新恙宿疾，是一种具有佳效的通治方。曩年曾制备施用于慢性支气管炎、消化不良、肝胃气痛、水肿、脚气、痢疾、痛经、月经不调等症，颇多应手。

基于历代医家对五灵脂的临床实践，诞生了柏子仁与五灵脂组成药对，用于治疗肺气肿多继发于慢性支气管炎、哮喘等症。《百一选方》《圣济总录》《世医得效方》《普济方》中均载有皱肺丸，治久嗽、喘咳、痰红，其中《普济方》之关于皱肺丸，明确指出"治咳嗽肺胀，动则短气"，是完全符合肺气肿的证治的。

由于肺脏膨胀，古代虽无X线胸透，但先贤根据症状推理而定名为"肺胀"，是十分确切的，同时在治疗上有"皱肺丸"。该丸由五灵脂二两，柏子仁半两，胡桃八枚（去壳）组成，共研成膏，滴水为丸，如小豆大，甘草汤送下，每服15粒，每日二次。有和瘀化痰、皱肺纳肾之功，对肺气肿亦有疗效。然依据病因病机，在相应的方剂中随证佐之，值得推荐。

第六节　黄芪与知母配对的临床应用

中医经典方法论主要存在道、法、术三个不同层次的境界：道是万物变化最根本的动力，是最简明又最深邃的事物发展规律，故道为天道，自然之根本，而中医之道是效法自然，天人相应，谨守永恒不变的规律。法是建立在道的基础上的正确的基本原则，中医之法的最高境界，贵在纲纪，法于阴阳。宋代李曾伯的《题张医谕活庵》云："用药如用兵，医良则身安，表里孰虚实，能出康济方，活法虽指间；命医犹命将，将良则师壮，存亡在俯仰，忧虑危急状，活机寓心上。"直接道明中医遣方用药与战场排兵布阵虽然法不同而道却相同。术是经知行合一的实践经验得出的结论，是实际操作中的方式方法。术的最高境界为行为和操作上的无限自由度，随心所欲，不逾矩；无为而无不为。宋末名臣文天祥有诗云："世间之事，术虽不同，道却相通。"是故道为法之体，法为术之用，无道是为道，无法是为法，无术是为术，洞察并遵循天道，建立法则，掌握方法和技术，基于形势，运用工具。古有"工欲善其事必先利其器"之医训，激励医者勤耕中医道法术之达成。

辄热病一说，《素问·评热病论》云："邪之所凑，其气必虚，阴虚者，阳必凑之，故少气时热而汗出也。小便黄者，少腹中有热也。不能正偃者，胃中不和也。正偃则咳甚，上迫肺也。诸有水气者，微肿先见于目下也。"从整段文字分析，言简意赅地阐明了邪气之所以能够侵犯人体，是由于其正气先虚。肾脏属阴，风邪属阳。肾阴不足，风阳便乘虚侵入，所以呼吸少气，时时发热而汗出。小便色黄，是因为腹中有热。不能仰卧，是以内水气上乘于胃，而胃中不和。仰卧则咳嗽加剧，是因为水气上迫于肺。也就是说，只要被外邪侵入了必然是卫气不足。卫气不足原因有五：第一，元精不足，化元气量少；第二，脾胃不好，水谷精微之气量少；第三，肺活量小，清气量少；第四，营卫分配比例紊乱；第五，宗气存内，未能全数化成营卫。所以在治疗上岐伯曰："正气存内，邪气可干。避其毒气，天牝从来，复得其往。"关于避免被病毒入侵，就得用从天牝来的一种气。"天牝"就是元精，"天牝从来"。这种正气是从元精化生而来的，就是"元气"。元气出于脑，即邪不可干。以下的"气出于脑，即室先想心如日"等都是有为的难度极高的内视之法，所以不适合现代人。但是我们可以将《素问·刺法论》《素问·痹论》《黄帝内经·灵枢》《素问·评热病论》等综合起来，整理出一个预防传染病的完整方法：由天牝化生的元气出于脑之后与水谷精微之气和肺吸入的清气合和相抟成为"宗气"聚于胸，然后阴柔阳刚分开，阴柔之气溶于血为"营气"；阳刚之气由此散出成为"卫气"。卫气是抵御外邪的第一道屏障，它慄疾滑利行于脉外散于胸腔，时刻识别皮里脉外的非己之物与无用之气，再将其清理肃降至双脚经涌泉排出至体外。所以只要卫气充足，腠理通畅，外邪就不能入脉。故素体肾阴不足，风阳便乘虚侵入，所以呼吸少气，时时发热而汗出。症见神疲乏力，高热复作，缠绵不愈，方用《伤寒论》桂枝汤加黄芪防风知母主之。

　　《黄帝内经》曰："谷始入于胃，其精微者，先出于胃之两焦，以溉五脏，别出两行营卫之道，其大气之抟而不行者，积于胸中，命曰气海。"由此可见，大气虽本于先天，实赖后天水谷之气培养而成。桂枝汤证，因大气虚损，致卫气漫散，邪得越卫而侵营，所以于服药之后，即啜热粥，一是能补助胸中大气以胜邪，二是能宣通姜、桂以逐邪。倘若桂枝汤加黄芪升补大气，以代粥补益之力；加防风宣通营卫，以代粥发表之力。但在加上述药物的同时，因黄芪温补之性，恐服后而化热，所以酌情加知母佐之，此为中医之法的最高境界。

　　人咸四六为万物之纲纪，至春夏而得以生长，至秋冬而肃杀者，以有温热与寒冷之分也。不见夫春夏之时，草木之葱茏畅茂，百花之艳丽争妍，天地为之光华。秋冬之时，草木之萧条枯槁，山川之黯淡无神，天地亦为之失色，然则春夏之生长者，何也？即湿暖之气使然也。秋冬之肃杀者，何也？即寒冷之气使然也。天地犹如此，人身亦莫不然。

　　盖人之有生，全赖乎命门之真火。真火足则脾胃强健，饮食易于腐化，而元气充盈。且形骸之动作，气血之流通，耳目之视听，口舌之言语，溲便之通畅，无不以此火使之也。故张景岳以天非此火不生物，人非此火不能生。因有相火以位之辨，而制右归丸以补此真火也。是以古人谓附桂八味丸可治百病，试之诚然。亦即补火之力，可谓知其要者矣。况脾胃为中州之土，是后天之本，喜甘温而恶苦寒，多服苦寒，则脾胃必败。脾胃一败，则人之生机绝矣。故《内经》云："四时百病，胃气为本。"又云："有胃气则生，无胃气则死。"可见苦寒之药，足伤脾胃。犹秋冬寒冷之气，肃杀万物者也。

　　治病法轨，大抵择用甘温与苦寒之治，以甘温如春夏之生长万物，较之苦寒如秋冬之肃杀万物，则存心活人者，亟当猛省而取择以用之者也。故霖每遇胃呆而有实火者，必取甘寒咸寒之品，无不亟亟以保养胃气为前提，用之而无不效者。若会服发表攻里药而热不退，脉现虚数不静，或浮散无根，或沉细且微者，投以大剂甘湿，必解肌而热退，无不奏效如神，历验不爽。且苦从火化，不但败胃伤元，抑且火反炽盛。是以苦寒之药，暂用于胃口未败，正气未损，脉之洪数有力者尚可。唯用之须专，而决不可杂。尤须用甘草白蜜等和之，毋使伤其胃也。若用之不专，孟浪妄施，岂不草菅人命乎。

　　总而言之，误于甘温者，如君子之过，人皆见之，而挽回也易；误于苦寒者，如小人之谮，不知不觉而无可挽救矣。初学记云："实而误补，虽则增邪，犹可解救，其祸小。虚而误攻，正气忽去，莫可挽回，其祸大。"是以古人有与其误于寒凉，毋宁误于温补之说也。王太仆云："壮水之主，以制阳光。"故赵献可注重命门之火，以六味地黄汤治温热证，李东恒亦云参芪甘草为泻火圣药，故制补中益气汤，以治劳倦发热，此即甘温治大热之义也。薛立齐变云："凡气血两亏，变生诸症，不论何症，用人参养荣汤治之，诸恙悉退。"尤可见甘温之治火，比之苦寒，神效而且稳妥。虽然为苦寒之药，非无用也。若有余之实火，非甘温之药所可治也。甘温之药，为治不足之虚火设也。不足之虚火，则苦寒之药在所大禁。是以医者贵乎识病。若辨证明确，则用甘温当，而用苦寒亦当。否则苦寒用之杀人，甘温用之亦未必活人也。其医者之杀人活人，全在识证与不识证之间而已。苦寒与甘温，神农采取之，皆所以活人者也。其治病之所以杀人活人者，非药之优劣有别，在乎善用与不善用而已矣，唯病者虚火多而实火少。是以程钟龄之论火，以邪火为实火，宜驱，虚火为子火，宜补。谓唯有养子之法，可借为驱贼之方；断无以驱贼之法，而为养子之理。盖养正则邪自除，理之所有；伐正而能保身，理之所无也。薛立齐云："今人体质薄弱，宜多用温补，少用寒凉。"可见古人以甘温为活人之药。如春夏之生长万物，对患者之身体，有益而无损也。以苦寒须实火实体，必不得已而暂用之。因其如秋冬之肃杀万物，对于患者之虚体，多所不利也。是故以黄芪甘温与知母苦寒配对为伍，全在存心活人之法，悉心省察，善于取择以用之者也。

一、黄芪与知母配对的作用

人体左右者，阴阳之道路，升降之出路，从者顺而反之逆。阳气多少皆从左，阴气多少皆从右。右肾命门，其气与肾通，肾间动气为生气之源，呼吸之门，守邪之神。人体生命之气与十二经气盛衰，在于天牝元精充盈与否。然养生之道，在于黄庭，黄庭者，即中宫之阳气，乃发育之元，先天之宰，养生之火种也。黄庭贞固，真阳不露；黄庭寂灭，真阳立亡。故有肾痿精绝而不死者，黄庭之火种在也。道家修炼，进阳火归于黄庭，以造天牝之基，可见主宰先天之权在是矣。而中医之道，注重黄芪以补中宫以翊之，使其火种不灭，修炼造基归于黄庭之妙旨。中医之法，当顾扶黄庭，驱阴回阳，滋其化源，复得其往。中医之术，治病法轨，必重芪之举者，意谓虚寒之体虽有表证，必须先温其里，中宫阳旺，外邪自溃，所谓扶正以祛邪。否则虚阳不能回，甚至酿成不治。

（一）黄芪与知母配对的功能

仲景用黄芪重在扶正祛邪，他在益气补虚的基础上，配以淡渗祛湿药、通经活络药、祛风散寒药等，治疗疑难疾病。在他拟定的方药中，黄芪既走肌表又入脏腑，既能止汗又能发汗，这正是黄芪功用之奇特处。清代邹澍《本经疏证》在分析仲景用黄芪后说："殊不知黄芪专通营卫二气，升而降，降而复升，一日一夜五十周于身。升即降之源，降即升之根。凡病营卫不通，上下两截者，唯此能使不滞于一偏，此即非升非降之谓也。"可见黄芪在补虚功效上，并非单一走向，后世医家对此多有发挥。

李东垣对内伤热证，不随时俗，提出"甘温除大热"新论。他说："受病之人，饮食失节，劳役所伤，因而饱食内伤者极多，外伤者间而有之，世俗不知，往往将元气不足之证，便作外伤风寒表实之证，而反泻心肺，是重绝其表也，安得不死乎？"（《内外伤辨惑论》）他认为这是"无阳以护其营卫，不任风寒，乃生寒热，皆脾胃之气不足所致也"。由此，他提出"当以甘温之剂，补其中，升其阳，甘寒以泻其火而愈"。《内经》曰："劳者温之，损者益之。盖温能除大热，大忌苦寒之药泻胃土耳。"（《内外伤辨惑论》）而甘温之剂的代表方就是补中益气汤。

综上所述，黄芪甘温，是一味强壮剂、补益剂，以补益脾（胃）肺之气为主，而兼以护肝、补肾、益心，可以说是一味补益五脏、利于六腑、外护皮肤、内养筋骨的良药。凡遇气虚失血、气虚失津、气虚失精、气虚夹瘀、气虚夹湿、气虚水肿、气虚寒凝、气虚厥逆等病症，必以黄芪为主帅，配以对证之药，常可获预期之效。

知母味苦，性寒，液浓而滑，其色在黄白之间，故能入胃以清外感之热。伍以石膏可名白虎（二药再加甘草、粳米和之，名白虎汤，治伤寒温病热入阳明），入肺以润肺金之燥，而肺为肾之上源；伍以黄柏兼能滋肾（二药少加肉桂向导，名滋肾丸），治阴虚不能化阳，小便不利。为其寒而多液，故能壮水以制火，治骨蒸劳热，目病胬肉遮掩白睛；为其液寒而滑，有流通之性故能消疮疡热毒肿痛。《本经》谓主消渴者，以其滋阴壮水而渴自止也。谓其主肢体水肿者，以其寒滑能通利水道而肿自消也。谓其益气者，以其能除食气之壮火而气自得其益也。

（二）黄芪与知母配对的作用机制

人禀天地之气化以生，人身之气化即天地之气化。天地将雨之时，必阳气温暖上升，而后阴云四合，大雨随之。知母原不甚寒，亦不甚苦，尝以之与黄芪等量并用，即分毫不觉凉热，其性非大寒可知。又以知母一两加甘草二钱煮饮之，即甘胜于苦，其味非大苦可知。寒苦皆非甚大，而又多液，是以能滋阴也。有谓知母但能退热、不能滋阴者，犹浅之乎视知母也。是以愚治热实脉数之证，必用知母，若用黄芪补气之方，恐其有热不受者，亦恒辅以知母，唯有液滑能通大便，其人大便不实者忌之。

黄芪温升补气，乃将雨时上升之阳气也。知母寒润滋阴，乃将雨时四合之阴云也。二药并用，大具阳升阴应、云行雨施之妙。膏泽优渥，烦热自退，此不治之治也。况虚劳者多损肾，黄芪能大补肺气以益肾水之上源，使气旺自能生水，而知母又能滋润肺中津液，《名医别录》上记载，知母可治烦热阴虚。此举犹如从天而降之甘霖露雨，从肺水上源，顺流而下，上清肺火（黄芩、知母），中降胃热（生石膏、知母），下滋肾水（盐黄柏、盐知母），从肺胃到肾，通利水道以救火解渴而除烦，真是一味降本流末之妙药。

众所周知，李东垣甘温除大热之法，血虚发热可用归脾汤化裁，阴虚发热择用知柏地黄丸、大补阴丸、鳖甲煎丸之属。然而黄芪甘温，益气升阳而固涩；知母苦寒，滋阴苦降而滑利。临床上遇到虚证发热证候，并不常见应用黄芪配知母以治。既然虚证发热是本虚表实证候，黄芪益气助阳，以启生水之力，知母布施甘露，以滋肾水之源，二药为伍，甘寒同用并施，补虚泻实，营卫自和，虚热自退，辄可达到标本同治，以平为期之目的。诚如张锡纯所云："黄芪配知母，有云升雨降之功，即黄芪甘温能益气升阳，令白云之清气朝灌顶上，知母苦寒能清三焦气分热，令甘霖之雨露降撒须弥。"此乃甘寒相伍以清虚热之法，治气阴两虚、气虚发热、阴虚发热之锦囊妙计，如能谨遵其言，必能得心应手，治病求本，不至于对病欲愈，执方愈加，流散无穷。

（三）黄芪与知母配对应用点睛

临床应用黄芪与知母配对时，大多加于复方中，酌情制定配对剂量比例。譬如气虚甚者黄芪佐知母，阴虚甚者知母佐黄芪。实证之发热者，诸如邪热化火、君相之火、五脏之火；内伤之发热者，诸如肝郁发热、瘀而发热，以及阴寒格阳之浮阳上越，均非黄芪与知母所胜任。因本药对为气阴两虚、气虚发热之配伍，故邪实发热者应禁之。

然命门相火因属虚实并存，虚火上炎与虚证发热类似，而气虚发热表现为上午潮热，下午退热，身热心烦，懒言体困；血虚发热主要表现为稍作即热，常伴汗出，头面烘热，手足心热；阴虚发热主要表现为下午发热，自觉热自肌骨之间蒸发而出，并伴有五心烦热、盗汗等症，均可应用。为了便于掌握黄芪与知母配对的临床应用，兹以配伍剂量解析如下。

1.黄芪与知母等量配伍的功能

气阴双补如布云雨。人与自然界密切相关，相互参应。《灵枢·岁露》曰："人与天地相参，与日月相应。"张锡纯认为，人禀天地以生，人身之气化即天地之气化，天地将雨之时，必阳气温暖上升，而后阴云会合大雨随之。黄芪味甘温升补气，乃将雨时上升之阳气；知母味苦液浓，寒润滋阴，乃将雨时四合之阴云。二药并用，甘苦合化，大具阳升、阴应、云行、雨施之妙，膏泽优渥烦热自退。故张氏凡遇阴虚有热之虚劳，于方中皆以黄芪、知母为主药。二药虽可并用以退虚热，然遇阴虚热甚者，又必须加生地黄八钱或至一两，方能服之有效。孙思邈在其所著《备急千金要方》中以蜀漆汤治产后虚热往来，心胸烦满，方中用黄芪知母配伍以滋阴清热、清心除烦，其义同也。

清补同用息内外风。《内经·至真要大论》病机十九条："诸风掉眩，皆属于肝。"寿甫先生亦认为，人之脏腑，无论何处受风，其风皆与肝木相应，夫脉弦长，因肝受风助，倍形其盛而失其舒和所致。因肝属木而应春令，其气温而性喜条达，黄芪性温而升以之疏肝，又直上无曲，故能理肝而散风，原有同气相求之妙用，故《神农本草经》谓黄芪主大风，有透表、膨胀之力，以其与发表药同用，能祛外风，与知母等清热药同用，更能息内风。临证犹恐元气虚弱，不能运化药力以逐风外出，故用黄芪以大补元气，扶正即以胜邪。用知母者，因风蕴脏腑多生内热，黄芪补气助阳分亦能生热，知母味苦、性寒又流通，其苦寒之性，既可清脏腑、气分之热，又可解黄芪之热。

寒温同调相制为用。寿甫先生在治肺脏阴阳失调、阴虚有热，而致劳热咳嗽，或咯吐脓血等肺脏损烂病症时，究其本源，顾肺阖辟之机，用黄芪以补肺之阳，知母、生地黄、玄参以滋肺之阴，再以牛蒡子、沙参、川贝母宣肺解毒、润肺止咳，用甘草者，因其味甘，归脾益土，即以生金也，如此则肺脏阴阳调和，窍络贯通，阖辟之机自若。《类经》曰："营属阴而主里，卫属阳而主外。"故张锡纯在治疗伤寒时，在桂枝汤基础上加黄芪、知母以大补阴阳，助其调和营卫，阴平阳秘，营卫乃和。芪知等量，使黄芪之热力与知母之寒力亦无轩轾，可久服无弊。

2.黄芪佐知母的配伍功能

培本升陷防涣固脱。寿甫先生在治"大气下陷"方篇中，明确胸中大气即宗气，认为胸中大气以元气为根本，以水谷之气为养料，以胸中之地为宅窟，为诸气之纲领包举肺外，以司肺脏之呼吸。其大气下陷之证，多得之"力小任重，或枵腹力作，或病后气力未复勤于动作，或因泄泻日久，或服破气药太过，或气分虚极自下陷"，种种病因不同，不外乎气分损伤、气虚下陷两类。故张氏在自拟升陷汤方中，以黄芪为主，取黄芪甘温之性以补气升气，且其质轻松，中含氧气，与胸中大气有同气相求之妙用，又因黄芪善补肺脾、元气，则胸中大气益旺也。《素问·阴阳应象大论》曰："壮火之气衰，壮火食气。"知母性寒，以其能除食气之壮火而气自得其益，唯黄芪性稍热，以知母之凉润者济之。寿甫治疗下陷之证多配伍柴胡、升麻，"柴胡为少阳之药，能引大气之陷者自左上升；升麻为阳明之药，能引大气之陷者自右上升"，或更加山茱萸以防气之涣。培气之本，升气之陷，防气之涣，如此气能撑持全身，振作精神，诸症自愈。

举陷通利气化有司。黄芪性温，知母味苦，温者升也，苦者降也，升可举陷，降可通利，温苦升降兼施，气机调畅，气化有司。寿甫先生擅用黄芪之归经与性味之长，以重芪轻知药量治上焦气化下陷瘀滞而成淋证（气淋汤），气化不足而成痹症（健运汤），气化不能升降致下焦不能如渎而成小便不利（升陷汤），痰涎郁塞经络、气化不能流通而致痿证（振颓汤）。在治疗石淋所用砂淋丸时，虽芪知等量，但二药剂量达八钱，以此来大力升陷，大力降利，从而宣通三焦气化瘀滞，又可引砂石经小便排出。因元气是组织气化活动的原动力，而三焦通行元气又关系到全身气化功能的正常进行，故寿甫先生注重通过补元气而间接助人体气化，其言"补其元气以流通之，用升补之药，补其气化，黄芪以补助气分，气分壮旺，亦能运化药力"。黄芪为气分之主药，能升气更能补气，知母性寒而滑，具有流通之性，二药相配可使气分壮旺，气机升降有序，气化流通。

甘寒齐下消补兼施。寿甫先生认为，妇科寒热往来等证多由于女性忧思气结，以致脏腑经络郁结闭塞，阳气郁遏不能外达，或内陷而得之。众人皆知黄芪为补肺脾之药，却少有知其能补肝气。《内经》曰："厥阴不治，求之阳明。"《金匮要略》曰："见肝之病，知肝传脾，当先实脾。"寿甫先生认为，肝气宜升，非脾土之气上行，则肝气不升，俾中宫气化敦厚，则肝气自理。故寿甫先生在临证中，凡遇肝气虚弱，肝气郁结，不能条达之证，皆重用黄芪、知母，以其补脾土而消肝郁，乃因黄芪味甘温补入脾经，知母寒润苦降入胃经，二药同用可升脾气、降胃气，盖中焦气化强劲，则肝木疏泄有司，再少佐桂枝、川芎等疏肝理气之品，则阳气郁遏者皆能畅发。仲景作《伤寒论》一书，以小柴胡汤治疗少阳寒热往来，方中用人参、甘草、大枣、半夏以调理脾胃，以吴茱萸汤治疗厥阴干呕、吐涎沫，皆以调其中气而使之和平。

3.知母佐黄芪配伍的功能

肺脾同调滋阴固涩。虚劳内热之证，注家多从肾损论治。钱仲阳对于内热之甚者，恒辅六味地黄丸化裁以治，而张景岳擅用左归饮等用地黄退热的经验，必再加生地黄大滋真阴、阴济阳敛，则虚热自退。寿甫先生认为，肾损则阳气不能上升，阴雨不能施布，阴阳不交故发热。补气益肾水之源者莫如黄芪，滋肺壮水制火者莫如知母。二药并用，"大有阳升阴应、云行雨施之妙"。凡遇阴虚有热之证，其稍有根抵可挽回者，于方中重用黄芪、知母，莫不随手奏效。以消渴证而言，其病多由元气不升，即清气不能上达于肺，与吸进之氧气相和而生水则口渴；或因脾气不能散精达肺则津液少，津少不能通调水道则小便无节。故寿甫在治疗消渴时，对肺脾的治疗尤为重视。玉液汤中以黄芪为主药，得葛根能升元气，又可助脾气上升以散精上达于肺，用知母、山药、天花粉以大滋真阴，取黄芪升提之性又能调动真阴润肺以止渴，再佐以鸡内金以助脾胃强健，取黄芪收涩之性，少佐五味子，大能封固肾关，不使水饮急于下趋，此乃标本并治之法。

二、黄芪与知母配对的临床发挥

凡久病与素秉不足之人，或外感风寒过服清凉发散之人，忽然咳嗽异常、无时休息、气阴两虚之象全具者。此乃虚热上干清道，元气有从肺脱之势，咳嗽不已而吐血之故。急宜益气养阴，散寒解表，使其升降相因，以平为期，咳嗽自止。临证切不可仍照滋阴凉血止血与通套治咳嗽之上遣方治之，若因血症而畏麻桂不用，是自寻《内经》"夺汗者无血，夺血者无汗"其意，方得始终。愚在相应的解表方剂中佐入黄芪、知母，莫不随手奏效。兹以外感咳嗽不已吐血、外感高热不退医案举隅如下。

《临证手镜》医案：曾治一女性咯血患者，32岁，首诊于2003年11月9日。诉因外感后咳嗽不休，伴有吐血3个月，起因于8月17日因外感风寒，高热不退，伴咳嗽气喘，倦怠乏力，在当地医院就医，经抗生素治疗后发热已退，症状稍有缓解，但随即复作，一周后咳而吐血，缠绵数月，苦不堪言，在此期间转诊中医，屡医迭药，至今未愈，遂来诊治。

临床表现：刻下症见患者神疲乏力，少气懒言，动则气喘，恶寒畏风，身热无汗，咳嗽不休，痰吐白色黏痰，时而随咳吐血，呈鲜红色无血块；食欲缺乏，口干，睡眠欠佳，二便正常；舌质紫黯，舌尖肺区凹陷，形如肺脏，谓之"肺影舌"，舌尖薄而红，舌边齿痕，苔润略腻（图3.17）。脉浮缓无力。

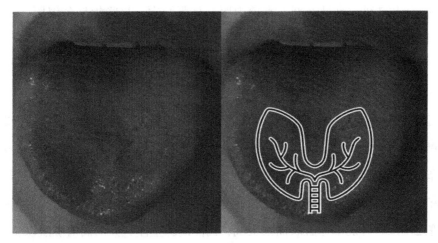

图3.17

临床诊断：综六维舌象诊断分析，观其舌形见舌尖凹陷，形如肺影，舌中凹陷，舌边齿痕，此乃肺脾气虚证候；察其舌象显舌质紫黯，此为肺肾之色外露，实属心肺肾气虚之象，苔润略腻为外有寒形，邪不得舒伸，内有虚热之表现，此乃六淫之邪所致咳而吐血之故，正所谓"邪之所凑，其气必虚"。综上脉舌证合参，患者素秉不足，复感伤寒，诊断为气阴两虚，外感寒邪，虚实互参证候。

治疗法则：本案气阴两虚，外感风寒而病咯血，临证易忽略宣散寒邪，而感性地见血止血，概以清热凉血为治，势必关门缉盗，迁延时日，变生他证。故而在治疗上，宗《内经》"夺汗者无血，夺血者无汗"之理论，应择用补气血、养阴液之品入于散寒解表的方剂中，既能起到散补兼顾，如佐入甘寒之品以达清热养阴，佐入甘温之品以滋其化源。如斯组方外能散表寒而固卫气，内能润肺生津、养阴而清虚热以止咯血。方用麻桂参麦饮施治。

药物组成：潞党参30g、北黄芪18g、岷当归15g、杭白芍15g、肥知母18g、麦冬24g、炙麻黄6g、柳桂枝9g、炮姜9g、五味子12g、炙甘草6g。予以7剂，每日一剂，水煎内服，日服两次，早晚饭后各温服一次。1剂知，2剂已，剂尽诸症悉除。

处方释义：方中参、芪、甘草补益脾肺，固卫实表；归、芍养血敛阴止血，五味子、麦冬养阴生津，收敛肺阴，佐以味苦之炮姜，与方中甘草相配以苦甘化阴，可增强止咳止血之作用；黄芪、知母以大补阴阳，助其调和营卫，阴平阳秘，营卫乃和。尤妙在黄芪、知母等量，甘寒同调，升降相因，相制为用，使黄芪之热力与知母之寒力亦无轩轾，可久服无弊；麻黄、桂枝解表以宣散外入之寒邪。诸药为伍，具调和气血阴阳、协调肺脾之功效，外能散寒解表而固卫气，内能润肺生津、养阴而清虚热以止咳止血。

按语：本方因有麻黄、桂枝，易使人产生顾虑。一畏麻黄发汗，因仲景有"亡血家不可发汗"的禁忌；二畏桂枝动血，既已咯血，再用桂枝则犯"血家禁桂"之戒。为使这一有效之方不致湮没或误解，特论述如下。

外感咯血一证，除内伤所致者（非本方适应证）外多因六淫之邪所致。其中如风、暑、燥、火等阳邪所致咯血易辨，若气阴两虚，外受寒邪所致之咯血，则每易忽视，临证若不宣散寒邪，见血止血，概以清热凉血为治，势必关门揖盗，迁延时日，变生他证。诚然，如果咯血只用单味麻黄、桂枝，显然也是不对的，但经过恰当配伍，功效则异。

本方之所以能收止咳止血退热之功，系与《内经》"夺汗者无血，夺血者无汗"之理论有关。外感恶寒为伤寒，固然用麻黄，外感恶风为表虚，则用桂枝法，二药以开太阳，散寒解表；白芍安太阴血分之用，炙甘草补脾益气，人参益元气而实表，麦冬保肺气，知母清肺热，五味子安肺气，黄芪实表益卫，当归和血养血，炮姜开太阴之生门。三阳之"开"与三阴之"开"间存在着内在联系，太阳之"开"的功能失调，可影响太阴之"开"，使其宣散失常而见咳喘，而太阴之"开"失常，热在太阴肺，开之太过，则影响太阳主卫的功能，而见汗出；又太阳"开"之不及，汗当出反而不出，郁于内则碍及太阴之输布而生湿发郁，太阴不能输布，则太阳也失却营卫化源而不能主司皮毛开合；若太阳能开，汗泄而小便利则太阴宣散、输布如常，咳喘、湿郁自然痊愈。若太阴能够宣散布输，则太阳之气充足，也能正常主司毛孔，故其两者之间联系紧密。观此一方，足以太阳太阴合病立法之楷模，盖取仲景麻黄汤与补剂各半服之，但凡虚人当服仲景方者，当以此为奎臬，既能起到散补兼施，又可使麻黄、桂枝不致宣散太过，既使寒邪有向外宣散之机，又固液敛阴而收止血之效，此方既扶正又解表，既养血又止血，不仅可治气阴两虚外感风寒，亦可治疗体质虚弱、虚热内蕴、外受寒邪的咯血，疗效卓著，值得推荐，特赋歌诀一首。

　　　　参芪归芍益气血，麦味知母养阴液；心肺两虚气分热，治气刺其膈俞穴。
　　　　麻黄桂枝具散表，苦甘化阴炮姜草；大椎启闭开太阳，驱邪外出见真章。
　　　　气阴两虚并外感，苔润滑腻舌鉴寒；外感内伤肺阴热，荥穴鱼际肺热泄。
　　　　虚热内蕴咯血疲，麻桂麦味饮知己；敲响大钟精气归，远近得失继续追。

三、黄芪与知母配对的应用小结

黄芪与知母两药功效不同，其性味与功用亦不同。黄芪是临床上常用的一种补气药物。其药性甘，微温，归于脾、肺经。具有补气升阳、益气固表、托毒生肌、利水消肿的功效。此药在临床上可以用来治疗脾肺气虚导致的倦怠乏力、气短多汗、便溏腹泻等。还可以用来治疗虚汗症等。此外，对气血不足导致的疮疡脓成不溃，或者是溃不收口，以及气虚脾弱、水肿、小便不利等均有一定的治疗效果。而知母是临床上常用的一种清热泻火药物。其药性苦、甘，归于肺、胃、肾经。具有清热泻火、滋阴润燥的功效。此药在临床上可以用来治疗温热病邪在气分，导致的高热、烦渴、汗出、脉洪大等。还可以用来治疗阴虚火旺、骨蒸潮热、盗汗、消渴等。对温热病邪在气分导致的疾病，可以配伍石膏、甘草等一同使用。对肺热咳嗽等，可以配伍黄芩、贝母等一同使用。对阴虚火旺导致的多种疾病，可以配伍黄柏、地黄、山茱萸等一同使用。

黄芪可以弥补知母寒凉的特性，知母可以压制黄芪温热的特质。但两者升降相因，一温一寒、一升一降、一收一散，配伍成对为用，在相互制约的同时又可以相得益彰，倘若用量得当，可以使药性平和，故有益气养阴、滋阴清热、升阳之妙用。本药对出自清末民初中医泰斗寿甫先生手笔，他在临证中擅长应用二药，可补泻兼施，可气血同补，也可升降并用，用法配伍灵活，出其不意。纵观张氏黄芪与知母同用，方知领悟经典精要与熟谙药性配伍的玄妙。

跋

众所周知，仲师在应用麻黄时有一些配伍的心法别出心裁，值得深谙穷究其中奥妙。麻黄配桂枝，发汗解表；麻黄配杏仁，宣肺平喘；麻黄配石膏，清泻肺热；麻黄配附子，助阳解表，疗阳虚感冒，如麻黄附子细辛汤、麻黄附子甘草汤，仲师著作已详细记载。麻黄、附子配在一起的时候，辄不必担心发越人体残阳之气外越，所以少阴阳虚外感发热时，谓之太、少两感，此时麻黄可与附子相配。医咸附子为大热大烈之药，其实一点也不烈，尤其我们临床使用的是制附片，因炮制后减缓了本品之烈性，况且附子无姜不热，在没有配干姜的情况下，附子不具强烈之热性。

另外，有麻黄配升麻可发越郁阳，像麻黄升麻汤是用麻黄配升麻；还有麻黄配苍术来发汗除湿，白术祛腰膝间的湿效果很好，腰膝间就是中间一段，前面是肚脐后面是腰，腰重如带五千贯那种感觉，就是腰特别冷，特别重，也就是肾着汤指征，当然白术用量要重，要在30g以上才能有效。麻黄苍术汤治疗秋冬每夜五更嗽，连声不绝，乃至天晓日高方缓；麻黄白术汤治大便不通，小便赤涩，身面俱肿，色黄，麻木，身重如山，喘促无力，吐痰唾沫，发热时躁，躁已振寒，项额如冰，目中溜火，鼻不闻香，脐有动气，小腹急痛。都是法于发汗除湿，用于治湿邪为患之证。麻黄能彻上彻下，行阳开腠，仲师用麻黄连轺赤小豆汤可发汗退黄，使黄从表解。麻黄可以配射干和半夏，除痰蠲饮，射干麻黄汤、半夏麻黄丸都是用这三味药配合使用。仲师麻黄配对应用手笔，不单纯是两药组合那么简单，其理法涉及生理病理、药理方剂及证候学和治疗学，值得吾辈深究及体悟。

在治疗上，医者必须娴熟掌握麻黄的功能与作用，从仲景麻黄类方剂而言，主要是通达气血、宣发肺气、开痹通窍、逐瘀散寒、破癥瘕积聚的功能，因此麻黄有消水肿、开玄府、止咳喘、开诸窍、祛风寒、止疼痛、通肌腠的作用。

一、麻黄利水消肿的配伍法则

麻黄于消水肿而言，仲师设甘草麻黄汤，最能体现麻黄的消肿功效，它就是配了一味甘草，治疗"一身面目黄肿、小便不利、脉沉"。这样的"里水"用的是麻黄，可见仲景以甘草麻黄汤为利水消肿的祖方，随证佐之以治。譬如越婢汤："恶风，一身悉肿，脉浮不渴，续自汗出，无大热。"医圣用甘草麻黄汤佐入石膏与麻黄配对，使以姜枣成方。这样无论有汗无汗，只要是水肿，只要阳气不虚，不管是里水也好，还是风水也罢，都可以用甘草麻黄汤随证加减应用。临床上也是这样的，医者不太重视麻黄消肿的功效，其实麻黄不单单是发汗，它的消肿功效也是非常重要的。

凡以水肿为主诉的疾病，像肾病、黏液性水肿、血管神经性水肿等均可应用；若太阳阳明病之水肿，可在越婢汤的基础上加一味苍术，名曰"越婢加术汤"；若寒邪外束，湿热内蕴兼血瘀者，在三拗汤的基础上加连翘、赤小豆、桑白皮，名曰"麻黄连翘赤小豆汤"，也可以退一些血管神经性水肿；若寒气水饮相互盘结，聚于胃腑，留积心下，阳运不及，卫气被郁而水肿者，治宜温阳化湿、宣化水饮，可用甘草麻黄汤加桂枝、附子、细辛，名曰"桂枝去芍药加麻黄附子细辛汤"，都有很好的消肿作用。

有些患者一身悉肿，或者是虚浮身重的，按起来不像按泥一样的感觉，按下去可以弹起来，这是在细胞内的水肿，不是在组织间隙的水肿，也可以用麻黄来消肿。这就是《本草纲目》所说的治疗水肿、风肿、产后血滞。产后血滞的一些水肿也可以用麻黄通经，本身还可以利水。所以，我把消肿列为张仲景用麻黄的第一个作用。

二、麻黄发汗解表的配伍法则

麻黄开玄府，发汗解表，治疗以无汗为特征的疾病。毋庸置疑，麻黄是所有发汗药当中发汗作用最强的一味药，中药当中没有任何一个药强于麻黄。大剂量使用麻黄的时候，它的发汗作用更为明显。仲师还是以甘草麻黄汤衍变诸多方剂，如佐入宣肃肺气之杏仁，则成"三拗汤"宣肺解表，治疗风邪感冒之鼻塞身重、语音不出，或伤风伤冷、头痛目眩、四肢拘倦、咳嗽痰多、胸满气短者；再佐入透营达卫的桂枝，则成"麻黄汤"发汗解表、宣肺平喘之剂，治疗外感风寒表实证之恶寒发热、头身疼痛、无汗而喘、舌苔薄白、脉浮紧者。服麻黄汤如果不汗可以再服，意思是说，只要不出汗，只要是麻黄汤证，就可以继续服。根据原文"发汗则愈"的说法，也就是说服药的标准就是汗出而愈。

倘若是风寒束表、卫阳被遏、热伤津液所致的感冒发热者，继麻黄汤佐入石膏、姜枣则成"大青龙汤"方剂，而大青龙汤中重用麻黄剂量，也是主治"脉浮紧，发热，恶寒，身疼痛，不汗出而烦躁者"所制。由于大青龙汤发汗的作用非常强，所以张仲景特别说明它的禁忌证为"脉微弱，汗出恶风"，认为如果误诊，真会出现阳虚动水的真武汤证："服之则厥逆，筋惕肉，此为逆也。"在《神农本草经》当中所说的主中风、伤寒头痛，发表出汗，去邪热气，都是指麻黄发汗作用。

清代有许仲元，他在《三异笔谈》里记载，有一个姓金的人，他善于用药，他用药的时候非常严谨，自己经常制药。他说自己一生非常谨慎，误人性命也不是没有。有一次，有一名五岁的小孩病肺风，他用了三分的麻黄，不好使，益以五分，仍然不应，第三剂益至七分，还没到一钱，而额汗如珠，脉亦欲脱矣。然后，他用了人参、五味子、牡蛎、龙骨来止汗才好了。原因是用三分、五分的时候用的不是真麻黄，用七分的时候用的是真麻黄，用了七分对于这个小孩就过重了。

由斯以观，麻黄有发汗作用。用七分麻黄就出现过重的时候，往往有两个原因：第一个就是小孩的体质比较弱；另外在东南地区，像广州、福建，包括江浙之地，人的体质不耐用麻黄。而在西北高寒之地就没什么，在北京也没什么。如果有时候需要用的话，像阳气虚的时候，可配伍一些其他的药。譬如，仲景用甘草麻黄汤佐入附子，一散一补，固本通阳，病去而不伤阳气，则成"麻黄附子甘草汤"方剂，具有解表散寒、固本通阳的功能，用于治疗少阴病、恶寒身疼、无汗、微发热、脉沉微者。

曾治疗心力衰竭患者，伴有糖尿病、高血压，肾功能也不太好，还有心肌梗死、心功能不全，予以真武汤合麻黄附子细辛汤施治，患者心功能障碍很快恢复正常，而且下肢水肿也明显消退。方中麻黄剂量用了15g，但附子在后面兼治，故而未见患者明显汗出。根据病情不同，使用麻黄配对也是有所区别，对于本案来讲，下肢水肿明显消退，说明麻黄还是有发汗的作用。

《冷庐医话》记载，东吴时期，吴郡某医，就是东吴江浙一带的一个医师，给一个热病无汗的人投麻黄汤，患者死了。这就提醒大家，它有发汗作用，在运用的时候要注意。麻黄发汗作用的强弱有两种情况。如果有热的时候，它发汗作用的强弱可以用石膏来调节。譬如，张仲景用麻黄的时候，越婢汤主治"恶风，一身悉肿，脉浮，不渴，续自汗出，无大热"。

这时候因为汗出而肿消，里面有热，所以要用石膏，麻黄、石膏的比例是6∶8，石膏量大于麻黄，所以麻黄的发汗力就不会太重。这里主要是取其消肿的效果。大青龙汤就不一样，是主治"不汗出而烦躁"，烦躁的时候需要用石膏，但又需要用麻黄发汗，配比的时候，大青龙汤中麻黄、石膏的比例是6∶4，就是麻黄的剂量要比石膏大，这样就有发汗作用。从这两个方子可以看出来，石膏和麻黄相配的时候，它有制约麻黄发汗的功效。另外，麻杏石甘汤中也是用石膏，配上石膏之后它也有发汗作用，但它宣肺平喘的作用就更强一些。所以，现在小孩吃的止咳糖浆，其实很多就是麻杏石甘汤，而真正出汗的情况也不是太多。

麻黄用于杂病的时候还可以和一味药配伍，也可以调节麻黄发汗的强弱，它就是熟地黄。麻黄配上大量熟地黄之后，它的发汗作用就弱了。配上1.5倍以上的熟地黄，麻黄的发汗作用就相当微弱了。要是用量再大，用30g熟地黄，麻黄就用6～9g，比如在阳和汤中，它的发汗作用就微乎其微，主要是靠它通经来通达阴疽气血的功效。所以，配熟地黄也是控制麻黄发汗作用的一个方法。

三、麻黄平喘止咳的配伍法则

仲景发挥麻黄平喘作用时，依然遵循自己的学术思想，由甘草麻黄汤，佐一味杏仁则成"三拗汤"方剂；三拗汤加一味桂枝则成"麻黄汤"方剂；或三拗汤加一味石膏则成"麻黄杏仁石膏甘草汤"方剂，都是治疗咳喘的经方。另外，《金匮要略》防己黄芪汤条文下有"喘者加麻黄半两"，而防己黄芪汤治疗"风湿脉浮，身重汗出恶风者"，提示对汗出水肿而喘的，患者本来就有汗出，但是为了平喘，还是要用麻黄，主要是用麻黄的平喘作用。现在，我们常用的三拗汤及三拗汤衍变的定喘汤，都是用麻黄来平喘。应该说，麻黄是治疗外感实喘的第一药，任何平喘药都赶不上麻黄，不管是苏子，或者降气的杏仁等药，平喘的作用远不如麻黄。

仲景在伤寒咳嗽时，依据证候学、病态学及中医药学拟定经方，譬如外寒里饮证，恶寒发热，头身疼痛，无汗，喘咳，痰涎清稀而量多，胸痞，或干呕，或痰饮喘咳，不得平卧，或身体疼重，头面四肢水肿，舌苔白滑，脉浮。用甘草麻黄汤解表发汗，以利水除湿为基础，因麻黄能宣发肺气而平喘咳，故佐入桂枝化气行水以利里饮之化，使麻黄、桂枝相须为君，发汗散寒以解表邪；佐以五味子敛肺止咳、芍药和养营血，以防辛温发散太过而伤肺气；再伍入干姜、细辛温肺化饮，半夏蠲饮化痰、和胃降逆，与麻黄、桂枝共奏解表散寒、温肺化饮之功。

除此以外，还用麻黄配射干为君之药对，臣以干姜、细辛、半夏、五味子，佐以紫菀、款冬花，使以姜枣，则成"射干麻黄汤"方剂，具有温肺化饮、止咳平喘的功能，凡痰饮郁结，肺气上逆，症见咳而上气，喉中有水鸣声，或胸膈满闷，或吐痰涎，苔白或腻，脉弦紧或沉紧者，均可应用。如小儿咳嗽及变异性哮喘、感染后咳嗽、放射性肺炎、喉源性咳嗽等病症；诸如麻黄配厚朴为君之药对，臣以干姜、细辛、半夏、五味子，佐以杏仁、石膏，使以小麦调和脾胃升发之气，则成"厚朴麻黄汤"，诸药为伍，具有宣肺降逆、化饮止咳之功，常用于治疗咳喘痰多，胸满烦躁，咽喉不利，痰声辘辘，舌苔滑，脉浮或弦滑者，如支气管哮喘、慢性支气管炎、肺气肿等疾病。

综上分析，小青龙汤、射干麻黄汤及厚朴麻黄汤，均用麻黄来止咳，配仲景常用温肺化饮之角药（细辛、干姜、五味子），得麻黄发挥平喘止咳的作用；同时，还隐藏麻黄与半夏的药理作用，因麻黄味辛微苦，性温，入肺与膀胱经，上行则宣肺平喘，下行则利水消肿，外达则解表发汗。而半夏味辛，性温，入脾、胃、肺经，能走能散，能燥能润，既能走脾燥湿化痰，又能入肺降逆止咳平喘。两者相须为用，宣肺平喘、蠲饮化痰、利水化饮功效显著，常用于治疗痰饮内伏所致的咳喘、心下悸。其代表方有射干麻黄汤、厚朴麻黄汤、越婢加半夏汤、小青龙汤、小青龙加石膏汤、半夏麻黄丸、葛根加半夏汤，均为麻黄与半夏配对的应用法则。

四、麻黄蠲痹止痛的配伍法则

麻黄能通经活络，蠲痹止痛，通九窍，调血脉。故仲景设置麻黄附子甘草、麻黄桂枝甘草角药配伍以蠲痹止痛。对于麻黄汤而言，用麻黄、桂枝、炙甘草以治疗"身疼、腰痛、骨节疼痛"，是全身疼痛的经方。医咸麻黄汤治疗由风寒束表引起的全身性疼痛。但细致分析，麻黄配伍桂枝、甘草，若加上乌头或附子治疗历节不可屈伸而疼痛，这就不是麻黄治疗风寒束表所致的疼痛了。诸如桂枝芍药知母汤治疗"诸肢节疼痛，身体尪赢，脚肿如脱"，也是用麻黄配桂枝、黑附子、甘草来治疗关节疼痛，可见麻黄有止痛的作用。愚披阅历代医家的麻黄散治疗骨骼疼痛及杂病，均离不开仲景的麻黄、桂枝、甘草或麻黄、附子、甘草的角药配对，都以麻黄能通经活络、蠲痹止痛、通九窍、调血脉来达到治疗目的，所以治疗风湿历节这些疾病，还有治疗因寒引起的疼痛，效果也是非常显著的。

诸如以关节疼痛为主诉的风湿性关节炎、急性腰扭伤、腰椎间盘突出症，经常用麻杏苡甘汤、麻黄加术汤、麻黄附子细辛汤等。其实，麻黄附子细辛汤加白术、泽泻治疗腰痛是很有效的，若急性腰扭伤、椎间盘突出症，临证可以佐入芍药甘草汤，唐宋时期此方名曰"去杖汤"，就是腰痛的时候拄拐杖，服用此方后可以去掉拐杖。故治疗股骨头无菌性坏死，有一个经验就是用仙方活命饮和芍药甘草汤，这两个方子长期交替服用，可以起到缓解疼痛的作用。麻黄加术汤治疗"湿家身烦疼"，麻杏苡甘汤治疗"病者一身尽痛，发热，日晡所剧者"，像桂枝芍药知母汤、乌头汤中都用到麻黄。所以，中医师，尤其是年轻的中医临床医师，总是以为麻黄只是发汗的。现在麻黄用得少了，感冒发热就吃几片阿司匹林，或者对乙酰氨基酚，都不会想到用麻黄。

五、麻黄配伍的临证应用

以上是我们按照仲景《伤寒论》的心法来应用麻黄，除此之外，在临床实践当中，应用麻黄配对治疗诸多杂病也起着非常重要的作用。譬如，麻黄配熟地黄治疗中风之脑梗死、脑出血之类的疾病，包括中风后遗症之半身不遂，此药对佐入相应方中治疗中风后遗症属瘀血阻络者效果颇佳，故而再造丸类方均含有此两者配伍。麻黄治疗胸痹一证，本病相当于现代冠心病当中的心绞痛，但是一定要知道，这个胸痹不全是心绞痛，很多胸痹根本就不是心绞痛，还有病态窦房结综合征等其他疾病亦有胸痹的证候；麻黄还能退目翳，就是角膜的一些炎症；能止胃痛，通便秘，止遗尿，治疗小便失禁；还能通精窍，治疗不射精、阳痿、性功能障碍；愈顽痹，就是指痹证；温肢厥，即治疗肢端的冷痛；升子脏，就是治疗子宫下垂；还可以下乳汁等。

（一）麻黄如何配伍治疗半身不遂及风痱

古代治疗中风偏瘫（半身不遂）经常用到麻黄，深师最善用麻黄、桂枝（肉桂）、甘草配川芎佐入相应的方剂中治疗半身不遂。古人和我们对中风认识不一样，以前发生中风谓之风痱（瘘症），古人认为是以外风为主，是感受自然界外在的风邪所引起，所以像《古今录验》续命汤及《千金要方》的小续命汤，都是从外风的角度来治疗，我们现在所说的缺血性脑卒中或出血性脑卒中，方子里都有麻黄，用麻黄能够通九窍、活血脉，也可以用来治疗眩晕。虽然金元前后时期，对中风有"内风说"和"外风说"，但两者之间认识不一样，在治疗上，方中却离不开麻黄成分，因麻黄能彻内彻外、彻上彻下，无论是外风还是内风都可以使用，所以，我们不能因为现在以"内风说"为主，就弃麻黄而不用。

在临床上常见到一些缺血性脑卒中患者，其发病机制也差不多，都是由痰瘀阻塞脑络引起的，而麻黄能温通经脉，经过适当的配伍可以通达全身的经络，扩张血管，对长期偏瘫的患者可以起到改善血液供应的作用。愚临证以麻黄与熟地黄相配为君对，伍入桂枝（肉桂）增强温通作用、配伍川芎行气活血，并以生甘草调和诸药成方：生麻黄9～30g、熟地黄30～60g、川芎15～30g、桂枝（肉桂）9～30g、生甘草9～30g，随证遣药佐之，按之而治，若想重用麻黄，可逐渐加量。如中风入脏，热势极盛，闭结不通，便溺阻隔不行，乃风火相搏而为热风者，配厚朴9～12g、羌活6g、枳实6～9g、大黄12～24g（三化汤），取得了比较好的疗效。

（二）麻黄如何配伍治疗胸痹证

大部分胸痹症状是和冠心病有直接关系的，表现为胸痛彻背、背痛彻胸，当然，也有一些患者不是冠心病，尤其是青壮年人群，查心电图也没什么问题，但是总觉得胸痛、胸痹，此时用麻黄与温阳活血药配对成方治疗这种胸痹有很好的疗效。凡胸痛彻背，背痛彻胸，胸痛胸痹，胸闷憋气，胸痛心悸，重度房室传导阻滞，或心电图、超声等检查均无异常，精神萎靡，面色苍白，畏寒肢冷，舌质淡胖或淡紫，或舌尖红，舌边齿痕，舌苔白滑或黄滑，或见舌中心苔黄滑，舌下静脉瘀滞现象明显，脉沉缓或沉滑者，辨证为心阳虚损，心血瘀阻，或寒湿侵袭，寒凝气滞，胸阳痹阻，常用麻黄9g、桂枝（肉桂）12g、黑附片30g（久煎）、辽细辛3g、砂仁24g、筠干姜9g、炙甘草12g。随证加味施治，如舌淡紫或舌下静脉瘀滞明显者，加紫丹参30g、檀香木9g、川芎30g；清阳不升，头痛、身痛、失眠者，加吴茱萸3～6g、云茯神45g或茯苓12g；若肾之阴血亏虚，舌质淡嫩无华者，加熟地黄30g、紫河车12g（研成细末，分两次冲服）、鹿角胶12g；肾阳虚弱，舌根凹陷或裙边舌，舌根苔白者，加补骨脂12g、益智仁12g；肝郁气滞，舌面凹凸不平，舌苔白散布舌面者，加薤白头12g、全瓜蒌12g、广郁金12g，如斯效法仲师，知犯何逆，类证遣药，按之而治。

《金匮要略》有云："气分，心下坚，大如盘，边如旋杯，水饮所作，桂枝去芍药加麻辛附子汤主之。"然胸痛彻背，背痛彻胸，胸痹胸闷，虽无"心下坚，大如盘"之症，又非单纯水气所作，为何移用之？因此证系真阳不足，寒湿之邪壅盛后阳虚而逆僭清阳之位，故不必拘泥"坚"与"盘"及水气之轻与重，亦可辨证投以麻黄配温阳散寒之品以助阳化气，既解太阳之邪，又温少阴之经。阳气升，气化行，寒凝解，胸痹诸症自平。

（三）麻黄如何配伍治疗病态窦房结综合征

现代医学有病态窦房结综合征之名称，简称病窦综合征。本病多由冠心病、高血压性心脏病、风湿性心脏病及各种心肌疾病导致窦房结及其周围组织病变，从而引起窦房传导功能障碍，出现以窦性心动过缓、窦房传导阻滞、窦性停搏为主的心律失常，甚则出现晕厥和猝死。

病窦综合征以其心动过速导致脑、心、肾等脏器供血不足为主要症状，轻者形寒怯冷、心悸心慌、胸闷气短而乏力、手足不温、眩晕或晕厥、自汗、失眠、记忆力减退、反应迟钝等；重者可发生阿-斯综合征、心力衰竭、心绞痛或休克。临床主要以脉舌证辨证论治，其脉严重者则迟脉或结代，舌质淡胖，或舌淡紫黯，舌边齿痕，舌苔白腻或润滑，或苔黑少津，脉迟或数脉交替出现等，似可归属于中医"迟脉证"或"寒厥"范畴，其病位在心、肾、脾；其病机多责之于阳虚阴盛。

在治疗上，《内经》首开"寒者温之、虚则补之"之大法。晋代王叔和则提出"迟者宜温药"的观点。最早的论述见于《黄帝内经》，如"寒厥者阴气盛，阳气衰""其脉迟者病""迟者为阴"，表明本病属阴寒证。

之后，汉代张仲景在《金匮要略》中说："寸口脉迟而涩，迟则为寒，涩则为血不足，趺阳脉微而迟，微则为气，迟则为寒。"寒气不足则手足厥冷，指出了气血不足是寒厥之病机。临床遂用炙麻黄以回阳蠲阴、温经散寒、温化寒饮之功与甘温之品配伍，自当取效，如用炙麻黄12g、桂枝尖30g、黑附子12g、筠干姜9g、细辛6g、法半夏12g、炙甘草18g。临床随证化裁以治，若气血亏虚，舌淡，舌边齿痕者，加高丽参12g、北黄芪30g、岷当归9g；若气阴两虚，舌苔花剥者，加高丽参12g、麦冬24g、五味子6g；若阴邪痰浊，停留胸中，阳气闭阻，气血循行不畅，舌淡红苔滑腻或润滑者，常用上方加全瓜蒌、薤白以通阳行气、润肺祛痰、散结止痛；若气虚下陷，胸阳不足，舌质淡，舌苔薄白，舌面上部凹陷者，佐入北黄芪30g、黑升麻6g、北柴胡6g、苦桔梗6g、肥知母12g、山茱萸30g；若失眠者，改用生麻黄12g，再加北黄芪18g、夜交藤30g。总之，临证应用麻黄配伍，结合经方，知常达变，抓住病机，即有捷效。

（四）麻黄如何配伍治疗诸窍疾病

诸窍，即九窍，大抵分为阳窍和阴窍，阳窍为耳、鼻、口、眼、脑窍（玄牝窍）、心窍、玄府，称为七窍；阴窍者，谓之二窍，前者为精窍（生殖器官），后者为粕窍（肛门），以上统称为诸窍。麻黄之所以能通诸窍，因其形象所注，麻黄细而中空，中有小节，其色青绿，功擅发表出汗，散水气，通阳窍，古医名之为"青龙或草龙"，意为能行云布雨，龙善治水，而用麻黄能扫长空之阴霾而通阳窍。如麻黄配桂枝或配附子佐入相应方剂以开心窍治疗心脏病；麻黄配白芷佐入相应方剂通鼻窍而治疗鼻炎，亦能通精窍以治阳痿早泄，如麻黄、白芷、升麻、黑附子、细辛就是很好的通精窍处方；麻黄配熟地黄佐入相应方剂以治脑出血、脑血栓（真中风）、痿证（中风痱），独具通脑窍而利血脉，麻黄配熟地黄佐入益气建中汤中，或用人参、白术、黄芪、当归益气养血的方剂中佐入麻黄、熟地黄可以治疗子宫脱垂；麻黄配大黄或配生白术以通粕窍，如用麻黄汤加生白术、生地黄或全瓜蒌、前胡治疗老年人习惯性便秘，均可获得良好的效果；常用麻黄汤加山茱萸、桑螵蛸、茯苓、桔梗，取麻黄与山茱萸配对的功能来治疗尿床。如此种种均可以通诸窍概而论之。

就眼病而言，众所周知，眼亦是九窍之一。麦粒肿（睑腺炎）是常见眼病，愚用麻黄6g、白芷12g、炒白芥子6g、炒莱菔子12g、炒苏子12g、蒲公英30g、川牛膝12g，疗效显著。愚临证遵医古训，常用麻黄配风药以治眼病。现代温病医家赵绍琴强调，治疗眼病过程中，一定要注意发散，不能用凉药。凉药用过之后，它会凉遏冰伏，反而发不出来，包括治疗睑腺炎，就是长了一个"针眼"，如果用凉药过多，它往往就会形成瘢痕一样的疙瘩。故而愚谨遵医训，在治眼科疾病时，几乎不用寒凉药物。清代《眼科奇书》专论"外障是寒"，创立了"四味大发散"（麻黄、细辛、蔓荆子、藁本）、"八味大发散"（麻黄15g、细辛3g、藁本12g、蔓荆子15g、羌活6g、防风9g、白芷12g、川芎9g，加生姜5片），治一切寒性眼病、外障眼病。常重用麻黄配祛风散寒之品治疗眼病，如暴风客热之急性结膜炎、时复证之春季卡他性结膜炎或变应性结膜炎、胬肉攀睛、聚星障和混睛障、眉棱骨痛、撞击伤目，均可应用八味大发散，随证化裁施治。

譬如暴风客热，症见胞睑红肿，白睛红赤，眵多胶结，羞明流泪，舌质淡红，舌苔薄白，脉象平和。本病多为外感风热之邪引起，风热毒邪，侵袭于目，风热相搏，致目暴发赤肿。治宜祛风清热散邪，方用八味大发散诸药合用，不仅使风邪得之外散，热邪亦赖之以宣通。白睛属五轮中的气轮，内应于肺，故加桑白皮清肺泄热。

就时复证而言，本病相当于现代医学之春季卡他性结膜炎或变应性结膜炎。症见眼痒不适，重则痒极难忍。白睛淡红，春夏及秋凉前发病，反复发作，舌质淡红，苔薄白。此系风邪侵袭，邪气往来流行于睑眦腠理之间所致，治宜辛温祛风散邪。故以本方驱散风邪止痒，佐入荆芥、黑附子、全蝎、白僵蚕等祛风力强的药物，加以配伍应用可以增强本方祛风的疗效，风去目痒自止。

胬肉攀睛相当于现代医学之翼状胬肉。症见眦部胬肉，攀侵黑睛，赤脉相伴，日久不消，或自觉发痒，或羞明流泪，舌质淡红，舌苔薄白略腻，脉象平和。眼珠露于外，易于外感，加之风尘刺激，邪客眼络瘀滞，胬肉胀起。若素体脾胃结热，邪热上攻，更致瘀滞加重，故胬肉高起赤瘀。治宜辛温祛风散邪，故以本方祛散风邪，散郁化滞，另加蝉蜕、蛇蜕疏风退翳，熟大黄清除脾胃积滞。

聚星障相当于现代医学之单纯疱疹性角膜炎。症见眼部赤涩疼痛，羞明流泪，抱轮微红或红赤。黑睛星翳，或散漫如云雾，或连缀如树枝。风性轻扬，易犯上窍。黑睛骤起星翳，多由风热或风寒之邪犯目所致，舌质淡红，苔薄白，故首以本方祛散风邪。中期加蝉蜕、蛇蜕退翳明目，当归尾补血使邪去而正不伤，又可活血通脉。邪去后，用补中益气丸合明目地黄丸扶正善后。

混睛障相当于现代医学之基质性角膜炎，或盘状角膜炎。症见黑睛深层灰白翳障，混浊不清，白睛微赤，视力障碍。黑睛为风轮，内应于肝。肝经风热，升扰于目，损及黑睛，使之混浊不清，抱轮红赤，舌质淡红，舌苔薄白。故以本方祛散风邪，加蝉蜕、蛇蜕退翳明目，当归尾补血扶正，又可活血通脉。"邪之所凑，其气必虚"，祛风散邪的同时，正气受伐益虚，故中期邪去大半时加黄芪补益中气。邪去后用补中益气丸合明目地黄丸扶正善后。

眉棱骨痛，相当于现代医学之眶上神经痛。症见双眼眶上切迹处压痛明显，轻者眉棱骨痛，按之痛甚，伴有目珠胀痛；重者为眼眶骨和前额板骨皆痛，痛剧拒按，遇风加重，舌质淡红，舌苔薄白，此为风邪上扰清窍所致。风邪外犯，上先受之，故发眉棱骨痛。病属外感风邪，故遇风加重。本方专为祛风，又长于止痛，再加天麻，可使风邪去除，头目清宁。目为肝窍，清阳受阻，脉道不通，疼痛不止，故加香附、刺蒺藜疏肝理气止痛。

撞击伤目相当于现代医学之机械性非穿透性眼位伤。症见胞睑青紫肿胀，疼痛难睁，白睛溢血，色若胭脂，抱轮红赤；若伤及瞳神，可见血灌瞳神；舌质淡红，舌苔薄白，脉细数。本方均为辛味药物，可消散肌肤瘀滞并止痛。加三七止血，防血再出，同时三七又具有化瘀止痛的功效，为血证要药。前房积血为离经瘀血，故加桃仁、红花活血化瘀。桃仁又能通利大便，防大便干燥而加重出血。

（五）麻黄配对用药钩玄

1. 麻黄配对药，主要是治疗风寒感冒、咳嗽痰喘、水肿脚气、风湿痹证、腰腹冷痛、疟疾寒热、疹出不畅、黄疸尿少、阴疽痰核等方面，围绕"发汗解表，宣肺平喘，利尿退肿"三大功效展开，至于麻黄"活血"作用，主要是借其温通之性，辅助活血药物，间接达到"活血"之效，其与活血药直接的行血祛瘀作用存在差异。

2. 张仲景在《伤寒杂病论》中凡用麻黄，不论何方，一律先煎，其合理性尚有待研究，麻黄与桂枝、羌活、葱白、浮萍等发汗解表药相比较，其挥发油成分较为稳定，其各种成分的溶出较缓慢，当与上述药物同用时，适当先煎，是合理的。但本品若与附子、熟地黄、石膏等配对，应该没有先煎的必要，甚至还有煎煮太过之嫌。

3. 麻黄能兴奋中枢神经和升高血压，烦躁、失眠及高血压患者慎用；麻黄碱有兴奋膀胱内括约肌的作用，因过服或久用麻黄而致尿少或尿闭者，亦容易诱发或加重尿潴留，故本品不应过量或久用，尿潴留患者忌多用。

4. 麻黄易产生快速耐受性，用于治疗慢性喘咳症应当间歇给药，持续使用则疗效降低。本品不宜与洋地黄类强心苷药物合用，以免引起室性心律失常。

5. 麻黄用量过大或误用，易引起心悸、气促、失眠、汗出、震颤及心绞痛发作等；严重中毒时可引起视物不清、瞳孔散大、昏迷、呼吸及排尿困难、惊厥等，可死于心力衰竭和心室颤动。麻黄的中毒量为30～45g。针对其引起的血压过高及神经系统兴奋症状，可给予降压药和镇静药。

麻黄作为解表峻剂，因为作用强烈，配伍不当易出现意外，故煎煮法也要求严格，必须先煎去沫，这也是保证疗效、防止不良反应发生的关键所在。而临床医师畏其不良反应及煎药麻烦而少用之，也使其疗效及应用大打折扣。作为解表药之峻剂，如辨证准确，合理配伍，注重煎药法，在临证上可屡起沉疴。

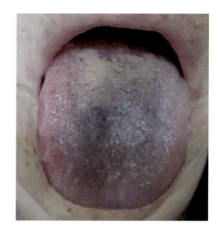

图2.1

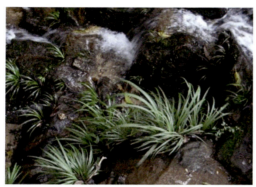

图2.4

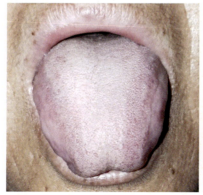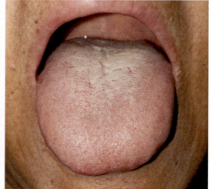

图2.5

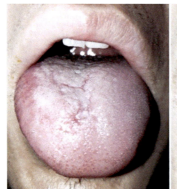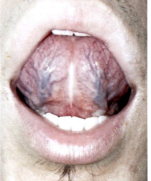

图2.8

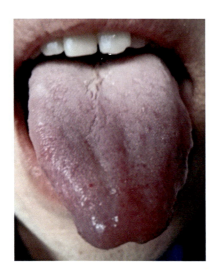

图2.9

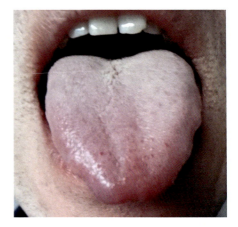

图2.10

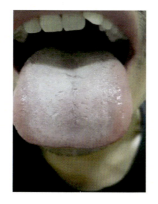

图2.11

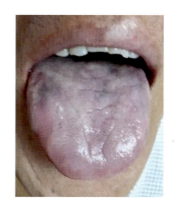

图2.12

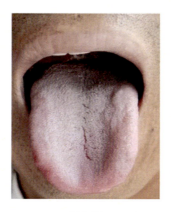

图2.13

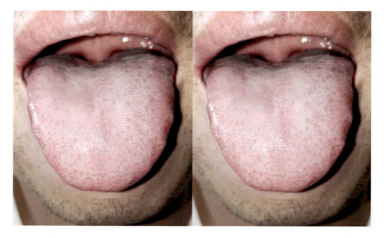

图2.14

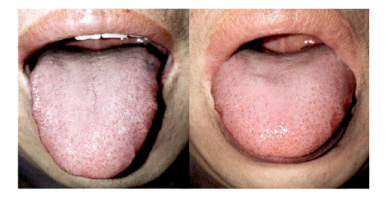

图2.15

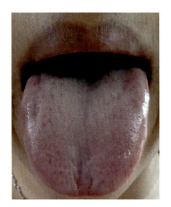

图2.18

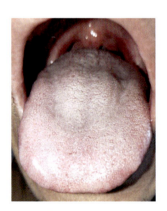

图3.1

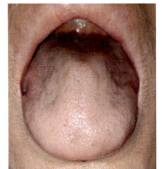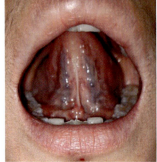

图3.2

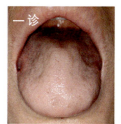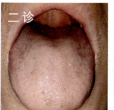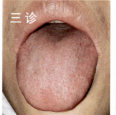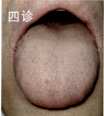

图 3.3

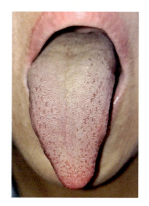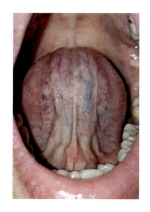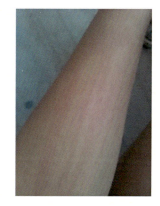

图 3.4

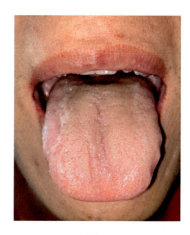

图 3.5

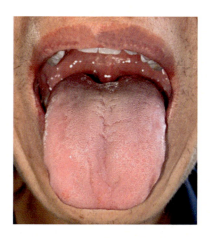

图 3.6

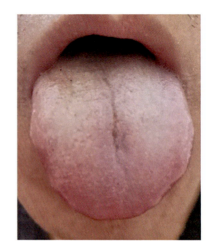

图3.7

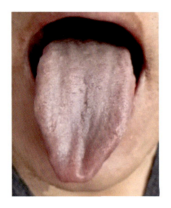

图3.8

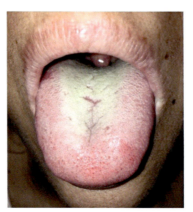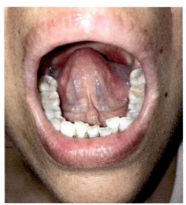

图3.10

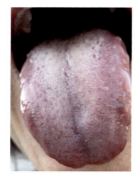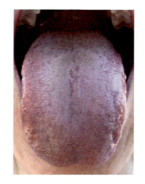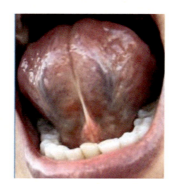

图3.11

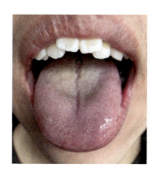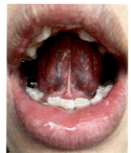

图3.12

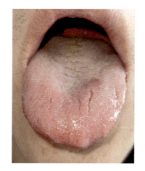

图3.13

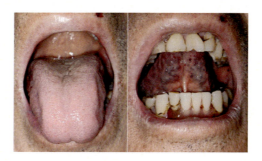

图3.14

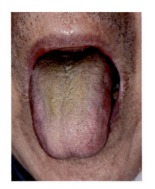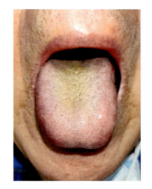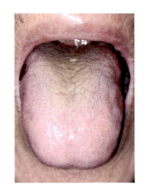

图 3.15

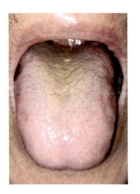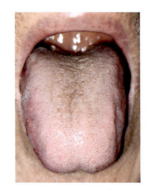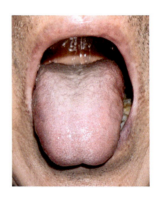

图 3.16

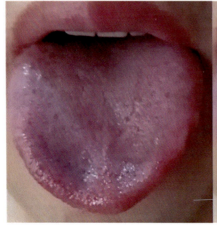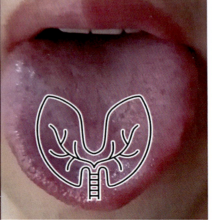

图 3.17